Introduction

Cet ouvrage sur les plantes médicinales est l'un des nombreux livres écrits sur ce sujet. Son format ne permet pas d'inclure la totalité des informations disponibles dont la profusion est vraiment fantastique (par exemple, l'ouvrage classique d'A. Tschirch *Handbuch der Pharmakognosie*, écrit au début du siècle, contient près de 4000 pages!) Son but est de résumer l'information sur les plantes d'intérêt médicinal à la lumière des connaissances scientifiques courantes.

Les espèces illustrées choisies sont accompagnées d'une brève description botanique et de dessins permettant d'identifier facilement la plante. Le texte est basé sur la longue expérience de l'auteur et respecte les importants travaux de la littérature scientifique mondiale, par exemple le remarquable manuel de R. F. Weiss, *Lehrbuch der Phytotherapie*, dont la dernière édition, la sixième, fut publiée en 1985. Pour des raisons pratiques, la nomenclature botanique suit la 13e édition du *Zander Handwörterbuch der Pflanzennamen*, de 1983. Les plantes extrêmement puissantes et toxiques même à faible dose sont indiquées par un symbole de mise en garde.

Ce livre n'est pas conçu comme un manuel pratique d'automédication. Bien que les plantes médicinales [illegible] ogues douces", elles ne peuvent être utilis[illegible] maladies banales, un diagnostic sûr ne pe[illegible] t c'est la raison pour laquelle il faut toujo[illegible] ssionnel avant de se soigner avec des pla[illegible] ourrez profiter sans risque des effets bénéfi[illegible] omme dispose depuis des siècles.

L'importance des plantes médicinales

Les plantes médicinales constituent un groupe numériquement vaste de plantes économiquement importantes. Elles contiennent des composants actifs utilisés dans le traitement de diverses maladies. Outre leur utilisation comme remèdes directs, on les emploie aussi dans les industries pharmaceutique, alimentaire, des cosmétiques et des parfums.

L'industrie pharmaceutique utilise principalement les plantes médicinales qui contiennent des substances chimiques à effet médicinal connu qui ne peuvent pas être produites synthétiquement si ce n'est par un processus coûteux et difficile. Les composants actifs sont d'abord isolés puis utilisés dans la fabrication des médicaments. Comme la production commerciale nécessite de grandes quantités de matière première, les plantes médicinales doivent être cultivées dans ce but, souvent à grande échelle. Ce n'est que dans des cas exceptionnels que la demande peut être satisfaite par une cueillette dans la nature et même alors cette récolte à des fins commerciales doit être organisée et supervisée.

En voici quelques exemples. La digitoxine, le principal ingrédient de nombreuses préparations utilisées pour le traitement de maladies cardiaques, est obtenue à partir de la drogue brute, à partir des feuilles fermentées de la Digitale pourprée. Comme la drogue brute ne contient que quelques dixièmes de un pour cent de digitoxine, il faut traiter plusieurs tonnes de drogue pour obtenir la quantité nécessaire.

Les substances utilisées pour leur action thérapeutique dans les préparations pharmaceutiques pour le traitement des maladies du foie sont les flavono-lignanes des fruits du Chardon Marie. Afin d'obtenir les tonnes d'akènes nécessaires, le Chardon Marie est cultivé sur des vastes parcelles, et jusqu'en Amérique du Sud, pour les besoins des fabricants européens. La Camomille est également cultivée en Amérique du Sud pour être traitée commercialement car la production européenne ne suffit pas à satisfaire la demande pour cette herbe médicinale fort recherchée, aux très nombreuses utilisations médicinales.

La place nous fait défaut pour énumérer les dizaines d'autres exemples similaires.

Une cueillette dans la nature fournit par exemple, les substances naturelles utilisées dans les préparations pharmaceutiques pour le traitement de l'insuffisance veineuse. On utilise l'action de l'aescine obtenue à partir des marrons d'Inde. Ici aussi il faut des tonnes de matière première pour la fabrication de médicaments. La même chose vaut pour la rutine fournie par *Sophora japonica* et dans ce cas la drogue brute est importée de Chine. Une récolte organisée fournit aussi la matière première pour des préparations pharmaceutiques à partir de plantes aromatiques méditerranéennes, par exemple la Sauge commune.

De nos jours quelque 300 espèces de plantes médicinales et aromatiques sont utilisées dans le monde entier pour des préparations pharmaceutiques. Outre leur valeur médicinale, nombre d'entre elles sont également utilisées dans d'autres industries, principalement pour l'alimentation, les produits cosmétiques et les parfums, et les substances médicinales d'autres plantes peuvent aussi être employées comme agents aromatiques et colorants naturels.

En plus des plantes médicinales qui fournissent une importante matière première pour l'industrie pharmaceutique, beaucoup d'autres sont utilisées telles quelles, sous diverses formes — généralement en tisanes, extraits et teintures. On peut raisonnablement les estimer à environ 700 espèces pour le monde entier. Et ce sans tenir compte de celles qui servent traditionnellement de remèdes familiaux.

La médecine populaire européenne utilise couramment quelque 200 espèces de plantes médicinales indigènes qui couvrent pratiquement toute la gamme des maladies courantes. Bon nombre d'entre elles sont récoltées dans la nature, un plus petit nombre est cultivé sur de petites parcelles, dans le jardin. Ces plantes sont généralement ramassées et cultivées dans un intérêt financier. Les plantes médicinales sont achetées par de grandes pharmacies ou d'autres organisations de marché pour transformation ultérieure. Ces derniers organismes soit les revendent, soit les transforment en remèdes simples qui sont alors vendus en pharmacies et magasins spécialisés. Une quantité négligeable est utilisée à des fins personnelles par ceux qui les ramassent ou les font pousser.

Une question est souvent posée, à laquelle nous allons essayer de répondre ici : comment peut-on s'intéresser aux plantes médicinales à l'époque moderne et en cet âge de technologie avancée? L'ancienne tradition de la médecine par les plantes est-elle démodée? La réponse est sans équivoque. La dépendance de l'homme par rapport à la nature est immense, ne serait-ce que parce qu'il est lui-même une partie de cette nature, même si du début à la fin il se montre peu circonspect. Cette dépendance peut avoir diverses formes. Dans la première période de son existence, l'homme considérait cette dépendance comme la volonté des dieux. Il ne comprenait pas grand-chose à ce qui se passait autour de lui. L'ignorance engendra la superstition et ouvrit en grand les portes aux croyances erronées, à la peur, et aussi à l'humilité. Tout acte humain était subordonné à cela, même la prévention des maladies. L'effort pour trouver un moyen d'y parvenir — un remède, n'était pas seulement un instinct de conservation mais un raisonnement rationnel sur la manière de se protéger, l'effort d'assurer sa survie sur la terre. Ceci servit de base à la médecine et aux premières connaissances en matière de guérison. Où l'homme pouvait-il se procurer des remèdes? Seulement dans la nature, dans son environnement. Il ne pouvait expliquer pourquoi telle ou telle plante procurait un soulagement quand elle était ingérée, ni pourquoi telle autre provoquait la mort et c'est la raison pour laquelle mythes et superstitions virent le jour. Le conflit entre ceux-ci et le savoir scientifique se retrouve dans toute l'histoire de l'humanité. L'art de la guérison et les substances médicinales se retrouvaient dans les civilisations anciennes de la Chine, de l'Inde ainsi que de l'Égypte. L'Antiquité et l'école arabe de médecine ont façonné les idées européennes sur la manière de guérir et les remèdes bien mieux et plus clairement que l'obscurantisme du Moyen Âge. Il fallut attendre la Renaissance pour que la voie fût de nouveau ouverte à la raison, à la quête de la connaissance et d'une activité intellectuelle dynamique.

À toutes ces époques, les plantes médicinales ont figuré dans la vie de l'homme. Elles ont toujours été de la plus haute importance comme instruments indispensables pour prévenir la maladie et la mort, aussi bien chez le petit peuple que chez les hommes de pouvoir. On ne peut y renoncer, on ne peut les rejeter comme une philosophie ou une religion démodée, inutile ou naïve. Au contraire, il est nécessaire d'accumuler toutes les connaissances qui existent à leur sujet, de lire la Bible, de rechercher les livres séculaires, depuis longtemps oubliés, des anciens érudits, et d'étudier les notes en marge de leurs pages.

Le XVe siècle marqua le début de la diffusion des connaissances sur les plantes médicinales et sur la pratique médicale sous forme de compilations appelées herbiers. Ceux-ci contiennent de vieilles sources littéraires, souvent présentées sans annotation critique, mais qui sont des travaux importants et remarquables dans leur domaine et dans leur portée. Par exemple, l'ouvrage bien connu, *Der Gart der Gesundheit* (le Petit Hortus sanitatis), publié pour la première fois en 1485, contient des exposés sur 435 espèces de plantes médicinales. *Le Grand Hortus sanitatis*, publié un peu plus tard (1491), fournit des renseignements sur 529 espèces de plantes médicinales et leurs produits. Les auteurs d'herbiers les plus célèbres étaient Otto Brunfels (1489—1534), Jérôme Bock (1498—1554) et Léonard Fuchs ou Fuchsius (1501—1566), connus à juste titre comme les pères de la botanique. Ils furent suivis par J. T. Tabernaemontanus († 1590), P. A. Mattioli (1501—1577), et V. Cordus (1515—1544) dont les travaux servirent encore de puits de science pour les médecins du XIXe siècle. La lumière du plus grand médecin européen de l'époque : Philippus Aureolus Paracelsus-Theophrastus Bombast d'Hohenheim (1493—1541) brillait comme une étoile ; son étude des plantes médicinales donna naissance à l'adage, encore énoncé de nos jours, que la nature est une vaste pharmacie et qu'il n'est pas une plante sur la Terre qui ne puisse être utilisée pour le traitement d'une maladie quelconque.

L'ère des « herborisateurs » marqua aussi la découverte du Nouveau Monde — d'abord les Caraïbes puis l'Amérique du Nord (1492—1500). En 1500, Alvarez Cabral débarqua sur la côte du Brésil et la revendiqua pour le Portugal. Ceci marqua le début non seulement de la conquête avide de l'or mais aussi des richesses naturelles du Nouveau Monde. En plus d'autres choses, les Européens s'intéressèrent aussi aux herbes culinaires, aux plantes médicinales et ornementales. Cette période marqua le début de l'importation de nouvelles espèces de plantes pour les jardins botaniques d'Europe et de produits médicinaux tels que baumes et drogues tropicales pour ses apothicaireries.

Jusqu'au milieu du XIVe siècle, la suprématie absolue de la *materia medica* naturelle à base de plantes, en pharmacie ainsi que pour la pratique médi-

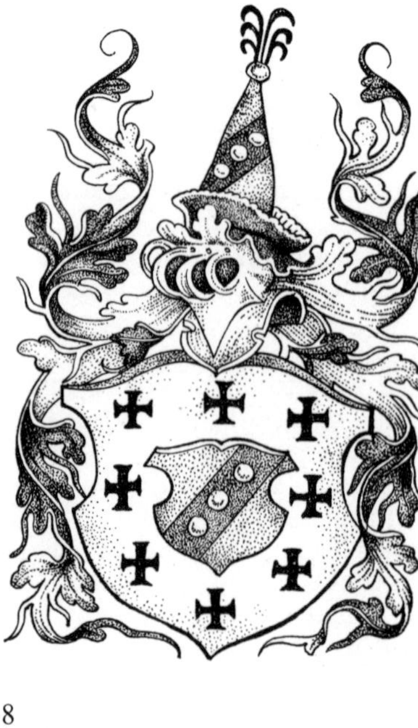

Armoiries de Paracelse : écu Renaissance argent avec les armoiries de Hohenheim au centre, entourées de huit croix noires. Cimier, lambrequins et armes de Hohenheim : or, bleu et argent

Enluminure d'un manuscrit allemand du XIIe siècle.

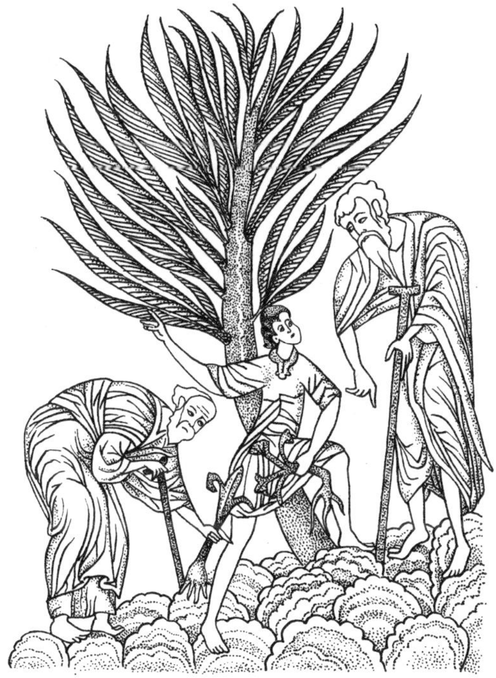

cale, ne faisait aucun doute. Ceci est démontré par l'équipement des pharmacies du sobre Moyen Âge au baroque ornemental. Il comprenait une grande variété de pots et récipients pour stocker les drogues et les remèdes préparés avec celles-ci. Au début l'ameublement et le matériel des pharmacies étaient très simples, voire sommaires.

Peu à peu l'officine (la pièce de la pharmacie ouverte au public et servant aussi à la préparation de remèdes) se remplit d'autres équipements qui ne servaient pas seulement à montrer l'abondance de remèdes mais aussi de décoration. On trouva un nombre croissant de récipients en bois, en verre, en majolique et en porcelaine, de mortiers en bronze et de pilons de toutes tailles, d'ornements fouillés ainsi que d'autres instruments nécessaires à la préparation des remèdes. De nos jours ce matériel est un plaisir pour les yeux. Chaque élément est un joyau — un exemple magnifique de la dextérité des artisans de l'époque. Pas étonnant que ces objets soient des antiquités décoratives recherchées et qu'ils aient séduit plus d'un collectionneur. L'étude de l'ameublement et de l'équipement des pharmacies d'autrefois présente cependant un aspect rationnel, c'est un moyen d'apprendre quels étaient les remèdes utilisés à l'époque et pour ce qui nous concerne, principalement des drogues.

Il fallut attendre le développement de la chimie organique, lancée en 1805

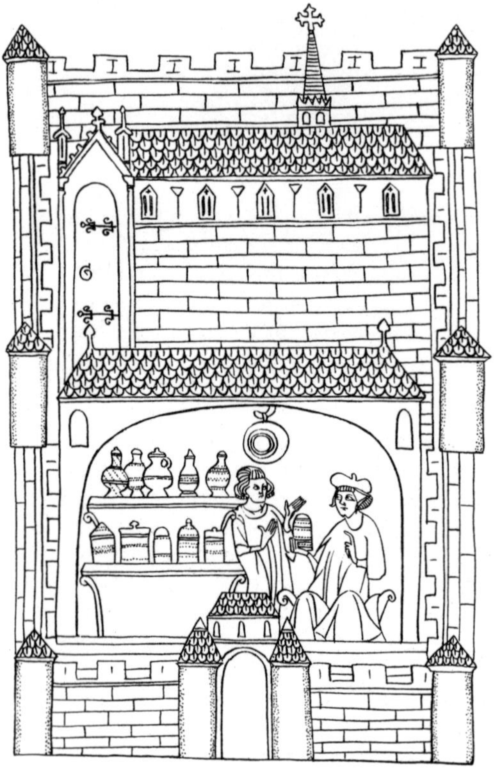

Miniature d'une apothicairerie de monastère, tirée d'un manuscrit du XIIIe siècle, *Chirurgia*, de Roger de Salerno

par le pharmacien Frédéric Guillaume Sertürner (1783—1841) lorsqu'il isola la morphine, alcaloïde de l'opium, pour que le terrain soit préparé pour la chimie pharmaceutique. La fin du XIXe et le début du XXe siècle connurent la production générale de médicaments de synthèse. Avec cette «victoire sur la nature», on s'éloigna rapidement de l'utilisation de plantes médicinales en thérapie.

Il semblait que les traditions millénaires ne pouvaient empêcher les plantes médicinales de tomber en désuétude. Ce fut cependant l'inverse quand on découvrit que malgré leurs nombreux avantages, les médicaments de synthèse avaient aussi souvent des inconvénients : des effets secondaires déplaisants. Les médicaments de synthèse qui furent produits au fil des ans dépassaient de beaucoup, en nombre, les 200 à 300 espèces de plantes médicinales mais combien ont duré d'une manière significative? Peut-être l'acide acétylsalicylique (aspirine) seulement a survécu jusqu'à nos jours avec sa réputation bien méritée. Ce n'est cependant qu'une version semi-synthétique de l'acide salicylique naturel isolé à partir d'une vieille drogue bien connue, l'écorce de saule, qui fut jadis utilisée pour soigner la fièvre dans les maladies associées à un refroidissement. Et ainsi des milliers de préparations de synthèse disparurent de la scène aussi rapidement qu'elles étaient nées. De combien d'éloges a-t-on comblé à l'époque les barbituriques, l'amidopyrine et la phénacétine alors qu'aujourd'hui tous les médicaments contenant ces substances sont en voie d'élimination dans la thérapie en raison de leur effet nocif sur l'organisme humain. Rien que cet exemple suffit à rejeter les affirmations de certains partisans de la chimiothérapie en ce qui concerne l'importance exclusive des médicaments de synthèse.

Les médicaments sont couramment classés en remèdes « durs » ou « doux ». Le premier groupe comporte les médicaments de synthèse, le second la plupart des drogues à base de plantes médicinales et bien sûr aussi les préparations faites avec ces drogues telles que les tisanes, infusions, teintures et extraits. Objectivement il nous faut reconnaître que nous avons besoin des deux types de remèdes, que nous ne pouvons nous passer ni des médicaments durs, ni des remèdes doux.

Les médicaments de synthèse permettent au médecin de fournir un traitement rapide et efficace dans les cas aigus. Les remèdes naturels, par ailleurs, ont généralement une action douce et l'effet n'intervient qu'après une certaine période, souvent plus longue. Ils préviennent les épidémies, sont efficaces pour traiter les maladies chroniques, contribuent à l'amélioration de l'état de santé du convalescent, ont un effet calmant surtout chez les patients âgés et ont aussi une grande importance en pédiatrie en raison de leur relative sûreté. Cependant, toutes les plantes médicinales n'ont pas une action douce. Elles comportent aussi des espèces à effet rapide et qui sont extrêmement toxiques même à petites doses. Par exemple la Morelle, le Colchique et le Muguet. À côté de celles-ci, il y a certaines plantes médicinales potentiellement vénéneuses et donc dangereuses si elles sont utilisées pour l'automédication par le profane, par exemple l'Arnica et la Chélidoine. Néanmoins de nombreuses plantes médicinales ont un effet thérapeutique doux mais bien précis et elles sont utiles comme remèdes de famille. Ce livre traite principalement de celles-là. Il suppose toutefois que le lecteur, personne intelligente, n'hésitera pas à consulter un médecin à temps si les phyto-remèdes de son armoire à pharmacie s'avèrent insuffisants.

On ne peut demander ce qui est le mieux — chimiothérapie ou phytothérapie — car toutes deux sont bonnes si le traitement est correctement choisi et les deux peuvent aussi se combiner avec succès.

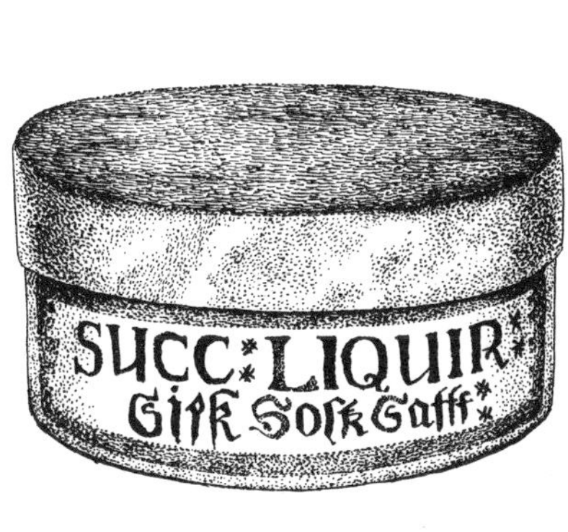

Récipient en bois plaqué du XVIIe siècle pour extrait de Réglisse

De même que la chimie a d'innombrables occasions de mettre au point de nouveaux médicaments de synthèse, la phytothérapie a l'occasion de trouver de nouveaux remèdes naturels dans le domaine des plantes. À ce jour l'homme n'a découvert qu'environ 10 % des nombreuses et diverses espèces de plantes existantes, aussi l'avenir de la recherche dans le domaine des remèdes naturels est-il vraiment brillant. Antibiotiques, hormones, vitamines, prostaglandines — tous ont leur origine et leur base dans la nature. Des signes prometteurs font même penser que l'homme pourra découvrir des remèdes naturels contre le cancer et aussi contre des maladies du vieillissement. De nouvelles méthodes de culture de tissus végétaux montrent la voie pour obtenir de précieuses substances naturelles « in vitro ».

Dans l'avenir, de grandes tâches et de grandes occasions attendent encore à la fois la chimiothérapie et la phytothérapie. Elles ne peuvent être mises en œuvre et accomplies que par la coopération des deux domaines qui ont tous deux pour but le rétablissement des souffreteux et des malades.

Principaux groupes de principes actifs ou de constituants obtenus à partir des plantes

L'action médicinale de certaines espèces de plantes est déterminée par leurs composants. Ceux-ci affectent l'état et le fonctionnement des divers organes du corps humain, dissipent les processus pathologiques résultant de maladies, ou détruisent la cause de la maladie — dans la plupart des cas des micro-organismes infectieux. Ils aident à augmenter la résistance du corps à la maladie, d'autres retardent ou atténuent les processus de vieillissement naturel ou facilitent l'adaptation de l'organisme à certaines conditions déterminées par le milieu.

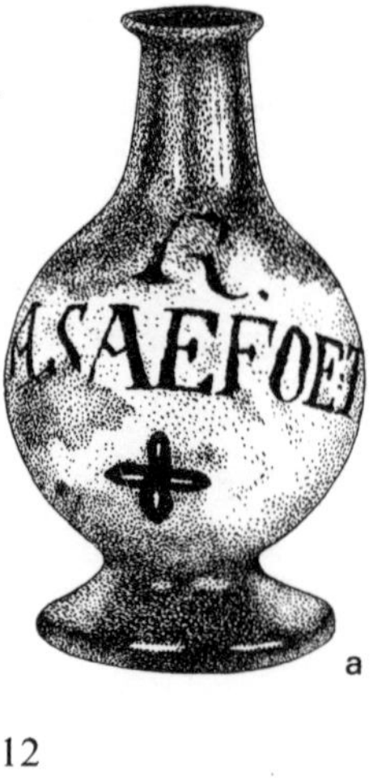

a

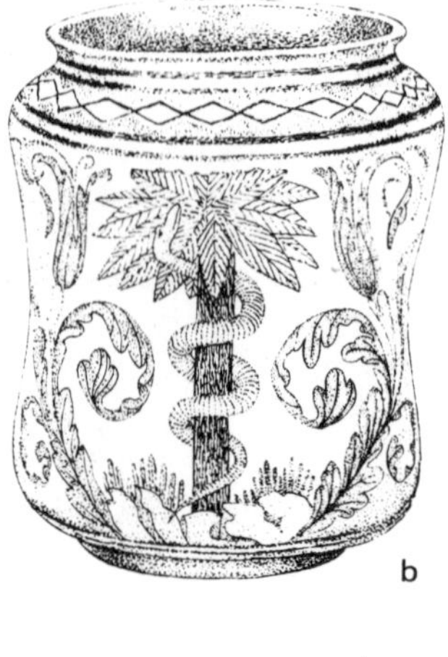

b

Vase d'apothicaire en verre, du XVIIe siècle, provenant des verreries de Thuringe. L'inscription indique que le vase contient (ou plutôt est destiné à contenir) une teinture d'*Asa foetida*

Vase d'apothicaire en majolique, de style italien, fabriqué en Hollande à la fin du XVIe siècle.

Au cours des siècles, l'homme découvrit et utilisa ces qualités des plantes médicinales. Il fut toutefois incapable de trouver une explication rationnelle. Il fallut attendre le XIXe siècle qui vit le développement rapide des sciences naturelles, surtout de la chimie organique et de la pharmacologie, pour que l'homme pût déterminer quels principes actifs ou groupes de principes sont responsables d'un effet thérapeutique donné. La connaissance de ces substances rendit possible non seulement leur application réfléchie en thérapie mais aussi leur dérivation synthétique aboutissant soit à rendre l'effet possible, soit à atténuer les propriétés indésirables de ces substances naturelles modifiées. Souvent les substances naturelles servaient aussi de modèle à la préparation synthétique de nouveaux médicaments. On découvrit rapidement qu'on obtenait souvent un meilleur effet thérapeutique avec tout le groupe de principes actifs naturellement présents dans la plante médicinale qu'avec une seule substance pure isolée. La conséquence de ceci fut un regain d'intérêt marqué pour la phytothérapie « bon genre » de la part des médecins.

Le texte qui suit informera le lecteur des groupes de base de principes actifs thérapeutiquement utiles dans le traitement des maladies. Les composants principaux de chaque espèce illustrée dans cet ouvrage sont indiqués dans la description de la plante. Les composants actifs les plus importants sont les alcaloïdes, les glucosides, les huiles essentielles, les tanins et les principes amers — produits du métabolisme secondaire chez les plantes. Sont également importants les produits du métabolisme primaire des plantes, principalement les sucres, les huiles fixes et les acides organiques. Outre ceux-ci, toutes les plantes contiennent d'autres composants (amino-acides, enzymes, peptides, vitamines) qui n'ont aucun effet thérapeutique mais peuvent servir, directement ou indirectement, à accroître l'efficacité des principes thérapeutiquement importants.

Alcaloïdes

Les alcaloïdes comptent parmi les phyto-substances les plus efficaces et les plus importantes sur le plan thérapeutique. Ils forment un groupe, chimiquement très divers, de substances organiques azotées. Généralement ils sont extrêmement toxiques bien qu'en infimes quantités ils aient un effet thérapeutique marqué. Pour cette raison, les plantes contenant des alcaloïdes n'étaient pas utilisées en médecine populaire ou très occasionnellement en usage externe. Les alcaloïdes purs, extraits de plantes et leurs dérivés de synthèse comptent parmi les agents médicinaux de base dans le monde entier. On utilise principalement leurs effets analgésiques, antispasmodiques, bactéricides et autres effets indispensables. Exemples de plantes alcaloïdes présentées dans ce livre : Chélidoine, Colchique, Pomme épineuse et Vératre blanc. Le nombre d'alcaloïdes isolés atteint toutefois déjà plusieurs milliers, bien que quelques centaines seulement soient utilisés en thérapie. Ces dernières années, l'attention s'est concentrée sur les alcaloïdes présentant des effets antitumoraux.

Glucosides

Les glucosides sont des substances organiques complexes qui, par hydrolyse (décomposées sous l'action de l'eau, d'acides ou d'enzymes), se séparent en deux — un composant sucré (glucone) et un composant non-sucré (aglucone). Certains glucosides ont une action physiologique prononcée sur les tissus animaux et sont toxiques pour l'homme. Ceux-ci comprennent par exemple les glucosides cardiaques affectant les tissus musculaires du cœur, que l'on trouve dans la Digitale, et sans lesquels le traitement des maladies du cœur serait impensable de nos jours, et les glucosides contenus dans l'Adonis et le Muguet. Sont utilisés en thérapie des glucosides à effet laxatif (Bourdaine, Rhubarbe médicinale), anti-inflammatoire (Aigremoine, Souci, Petite Camomille) aux propriétés diurétiques et antiseptiques. L'action des flavonoïdes, flavono-lignanes et dérivés de coumarine sur les processus inflammatoires, les maladies du foie et de la vésicule biliaire, l'insuffisance veineuse et autres choses du même genre est importante (Millepertuis, Aigremoine, Chardon Marie, Sarrasin). Les glucosides comprennent aussi les saponines qui présentent la caractéristique physiologique frappante de produire une mousse savonneuse. Leur action expectorante est très appréciée dans l'inflammation des voies respiratoires supérieures (Primevère).

Huiles essentielles

Les huiles essentielles sont généralement des composés organiques volatils, aromatiques, d'un caractère huileux. Elles contiennent des terpènes, des sesquiterpènes et autres composants. Leurs usages thérapeutiques sont très étendus. L'action bactéricide et phytocide prononcée des huiles essentielles a un usage interne pour traiter les infections de l'appareil digestif (Achillée millefeuille, Acore odorant, Angélique, Fenouil), les infections des reins, de la vessie et des voies urinaires (Genévrier, Persil). En usage externe, sous forme de pommades, compresses et bains, on utilise les propriétés fongicides, bactéricides et antiseptiques dans le traitement des dermites rebelles et des dermatoses chroniques (Petite Camomille, Achillée millefeuille, Sauge, Romarin). Il est également fait bon usage des effets rubéfiants et désensibilisateurs des huiles essentielles dans le traitement des inflammations musculaires et tendineuses et des rhumatismes, sous forme de divers liniments analgésiques (Romarin, Menthe poivrée). Certaines huiles essentielles sont le composant principal de divers agents de sapidité qui ont également un effet bénéfique sur la digestion (Aneth, Cumin, Anis, Fenouil). Elles stimulent l'appétit, provoquent les sécrétions gastriques et biliaires et soulagent de la flatulence. Naturellement il est inutile d'insister sur le fait que les huiles essentielles sont également importantes dans les cosmétiques médicinaux.

Tanins

Les tanins sont des substances organiques de composition diverse, aux propriétés astringentes prononcées qui hâtent la guérison des blessures et des muqueuses enflammées. Ils sont utilisés, en usage externe, pour soigner les ulcères variqueux, les hémorroïdes, les engelures et les brûlures, comme bains de bouche pour le traitement de l'inflammation et des maladies périodontales (écorce de chêne, Alchémille, Aigremoine, Sauge officinale). On en fait un usage interne pour traiter la diarrhée et l'hypersécrétion des muqueuses intestinales.

Principes amers

Les principes amers sont des substances organiques de composition chimique extrêmement variée. À dose thérapeutique ils stimulent les sécrétions gastriques et facilitent la digestion. Ils sont absolument indispensables. L'effet des amers stomacaux et de divers apéritifs tels que les vermouths, est basé sur la teneur en principes amers de ces boissons, tout comme pour les dragées stomachiques (Centaurée, Armoise absinthe, Chardon bénit).

Ceci nous amène à la fin du groupe de constituants actifs, lesdits métabolites secondaires des plantes qui sont responsables de l'effet thérapeutique de la plante. Bien entendu les produits du métabolisme primaire nécessaires au bon fonctionnement des processus vitaux de base de la plante sont d'une importance plus grande pour les plantes elles-mêmes. Ils sont également utiles pour l'homme. Ce groupe comprend les sucres, les huiles fixes et les acides organiques.

Sucres

Les sucres, des monosaccharides aux polysaccharides, sont un élément indispensable d'un grand nombre de préparations médicinales. Le glucose est un composant de préparations nutritives et fortifiantes, le fructose est important pour le régime des diabétiques, et les propriétés curatives du miel ne font pas de doute. Les dextrans sont des polysaccharides obtenus à partir du glucose sous l'action de certains micro-organismes et sont utilisés en solutions comme substitut du plasma sanguin. Les mucilages, composants importants de médicaments pour le traitement de l'inflammation des voies respiratoires supérieures et des intestins, sont aussi des polysaccharides (Tussilage, Mauve, Plantain lancéolé, Molène).

Huiles fixes

Les huiles fixes des plantes servent à emmagasiner l'énergie. Ce sont des composés de glycérol et d'acides gras. Isolées elles sont utilisées en pommades, préparations médicinales et produits cosmétiques. Elles sont importantes dans le traitement de maladies du système digestif.

Acides organiques

Les acides organiques sont un autre groupe de produits du métabolisme primaire des plantes. Biogénétiquement ils sont proches des sucres et on les trouve dans toutes les plantes. Les plus connus sont l'acide malique, l'acide citrique et l'acide tartrique.

Même cette énumération très simplifiée des substances importantes au plan de la thérapeutique montre clairement leur diversité chimique et leur large gamme d'utilisation.

Cueillette des plantes médicinales

Les plantes médicinales sont obtenues soit par la cueillette dans la nature, soit par culture. Les deux méthodes sont des traditions de longue date. Les plantes médicinales étaient récoltées dans l'Antiquité par des herboristes appelés rhizotomes qui les séchaient et les vendaient aux guérisseurs. Même au Moyen Âge il existait des cueilleurs d'herbes professionnels. Un excellent témoignage nous en est fourni par le manuscrit allemand du XIIe siècle d'Apuleius Dioscoride dans lequel la cueillette d'herbes est représentée de manière réaliste sur l'une des enluminures.

On peut faire remonter la tradition de la culture de plantes médicinales aux jardins des moines bénédictins. Plus tard elles furent aussi cultivées dans les monastères des autres ordres. Puis elles firent leur apparition dans les jardins des châteaux et dans ceux des pharmacies, puis dans les jardins des paysans et enfin dans les champs.

Même notre époque ne peut se passer de la cueillette et de la culture de plantes médicinales bien que dans les années à venir la culture l'emportera de plus en plus sur la cueillette dans la nature en raison des avantages que procure la concentration des récoltes.

Pour obtenir des drogues à partir de plantes médicinales, ces dernières doivent subir d'autres opérations qui sont soumises à des règles spécifiques. Afin que les plantes médicinales conservent leur valeur thérapeutique recherchée, il est indispensable d'observer les règles qui concernent leur récolte, leur séchage et leur stockage, règles éprouvées et testées par une longue pratique.

Avant de traiter de ces règles particulières, il est nécessaire d'expliquer la relation entre la plante médicinale et la drogue. Une plante médicinale, qu'elle pousse à l'état sauvage ou qu'elle soit cultivée, contient des substances thérapeutiquement actives convenant pour traiter des maladies. Les composants actifs se trouvent en plus grandes concentrations dans certaines parties de la plante. Ces parties sont récoltées et conservées par la plus simple des méthodes : le séchage. Les parties séchées de la plante — sommités, feuilles, fleurs, fruits, racines — sont appelées *drogues* dans le langage pharmaceutique. De telles drogues n'ont rien à voir avec les stupéfiants, sujets d'abus et d'activité criminelle. Ce dernier sens du mot « drogue » vient probablement du fait que les premières substances stupéfiantes provenaient de drogues également utilisées à des fins médicinales (certains alcaloïdes de l'opium et leurs dérivés, la cocaïne isolée à partir des feuilles de Coca). Dans ce livre sur les plantes médicinales le terme « drogue » n'aura donc qu'un seul sens : celui de substance médicinale simple et originale.

Les dix règles de la cueillette des plantes médicinales.

1) Pour une cueillette correcte il est nécessaire d'avoir une bonne connaissance des plantes médicinales que vous souhaitez récolter. Il ne faut pas seulement penser récolter une certaine espèce — il faut en être sûr. Les illustrations de ce livre vous y aideront. Une erreur d'identification peut parfois être

fatale si la plante en question est vénéneuse. Les plantes dangereuses et toxiques et celles qui par leur ressemblance peuvent aisément être confondues avec elles, ne doivent pas être récoltées par des enfants.
2) Lors de la cueillette de plantes toxiques il faut prendre les plus grandes précautions. Elles doivent être placées et séchées à part. Vous devez toujours porter des gants pour les cueillir et vous laver soigneusement les mains après les avoir manipulées. Il faut également prendre des précautions dans le cas de plantes contenant par exemple de la furocoumarine (Rue) ou des substances photosensibilisantes (Millepertuis) qui provoquent allergies et irritation de la peau.
3) Si vous souhaitez vendre les plantes que vous ramassez, vous ne pouvez récolter plusieurs espèces différentes en même temps avec de bons résultats. Vous devez vous spécialiser. Cette spécialisation vous donnera une expérience pratique irremplaçable avec pour résultat une drogue de toute première qualité. Avant de cueillir des plantes médicinales pour la vente vous devez entrer en contact avec l'acheteur et vous entendre avec lui.
4) Lorsque vous ramassez des plantes médicinales dans la nature ne cueillez jamais tous les spécimens d'une certaine espèce dans un endroit donné, souvenez-vous qu'il faut en laisser suffisamment pour assurer la reproduction et la multiplication de l'espèce. Une cueillette aveugle « enrichit le père mais appauvrit le fils ». Il existe de nombreux exemples où ce genre de cueillette a eu pour conséquence la disparition totale de l'espèce dans la zone concernée. Les gentianes, relativement abondantes autrefois, doivent maintenant être strictement protégées pour éviter qu'elles ne disparaissent. Des cueilleurs, soutenus essentiellement par des producteurs d'amers stomacaux, sont à l'origine de leur déclin. Trèfle d'eau, Rossolis, Arnica, jadis abondants, ainsi que d'autres plantes, sont aussi en régression pour la même raison. C'est le devoir et l'obligation de toute personne cueillant des plantes médicinales de prendre une part active dans la protection de la nature ! Lorsqu'on récolte des fleurs de Tilleul ou des feuilles de Bouleau, par exemple, il n'est pas question de couper des branches entières afin de faciliter et d'accélérer la cueillette.
5) Lors du ramassage de plantes médicinales il est recommandé de porter des gants et d'utiliser des instruments adaptés à vos besoins (sécateurs, couteaux, faucilles, outils de bêchage spéciaux). Ils simplifient et facilitent la récolte et permettent d'obtenir des drogues brutes de meilleure qualité.
6) Choisissez le réceptacle approprié pour les parties de plantes que vous allez récolter. Par exemple, les fleurs et les feuilles molles doivent être placées en vrac dans un panier — elles ne doivent pas être tassées car elles pourraient chauffer et « transpirer » pendant le transport. Les parties plus dures tels que rhizomes, racines et sommités fermes peuvent être mises dans des fourre-tout ou des sacs. Pour les grandes quantités vous pouvez utiliser des paillasses qui peuvent être empilées. Pendant la manipulation et le transport, les parties récoltées ne doivent pas être tassées, elles doivent être manipulées avec précaution pour éviter de les abîmer car sinon il y a un risque de fermentation.
7) Ne ramassez que des plantes saines et manifestement intactes. Ne cueillez pas les plantes malades ou infestées d'insectes nuisibles. Ne récoltez pas les

plantes couvertes de boue ou de poussière, celles qui poussent le long des voies publiques, des routes et chemins très fréquentés. Dans de tels lieux il existe un risque de concentration indésirable de métaux lourds dans les plantes.

8) Ne ramassez pas les plantes médicinales dans les prairies et vergers où l'on a utilisé désherbants et pesticides, par exemple des produits utilisés pour protéger les plantes cultivées des maladies, des insectes nuisibles et des mauvaises herbes. Évitez aussi les endroits susceptibles d'avoir été traités avec de tels produits. Il y a deux raisons principales à cela. Les pesticides ont une période de rémanence déterminée et, jusqu'à l'expiration de cette période, les plantes aspergées de ces produits sont toxiques. Ces préparations ne restent pas seulement à la surface des feuilles, mais sont «métabolisées» par la plante et leurs résidus nocifs (pour la plupart) se retranchent dans certains composants actifs, par exemple dans les huiles essentielles.

9) Les plantes ne doivent pas être récoltées quand elles sont couvertes de rosée ou de pluie, ni dans la fraîcheur du soir lorsque l'humidité tombe. Les parties humides de la plante s'abîment rapidement par échauffement et par condensation, elles se mettent à fermenter et les processus biochimiques concourants dans les parties qui se flétrissent affectent non seulement leur aspect (leur couleur vire au marron) mais aussi leurs constituants actifs qui commencent à se détériorer ou du moins dont la concentration diminue. En général le meilleur moment pour cueillir les plantes médicinales se situe entre 10h du matin et 5h du soir par temps sec et ensoleillé.

10) Les parties récoltées doivent être séchées le plus tôt possible après la cueillette et après avoir été aérées quelque temps, elles sont mises dans des réceptacles adéquats, en règle générale des sacs en papier, des boîtes fermées ou des bocaux en verre bouchés à l'émeri. Les drogues doivent être stockées dans un endroit sec et obscur, à des températures relativement basses (ne dépassant pas 15° C), dans des récipients étanches à l'air qui limitent leur détérioration et leur contamination.

Dessiccation correcte: condition préalable à l'efficacité des drogues.

Les plantes récoltées doivent être amenées aussi vite que possible à l'endroit où elles seront séchées — c'est la première condition pour obtenir une drogue de bonne qualité. Les plantes médicinales cultivées de façon intensive sont séchées dans des hangars de séchage industriel où la température peut être régulée. Lorsqu'on sèche des plantes chez soi il est nécessaire d'adapter les conditions le mieux possible.

Chez soi les matériaux doivent être séchés dans des locaux bien aérés, secs et bien ventilés, sur des plateaux, des cadres en grillage non oxydé ou en tissu à mailles rigide. Ils peuvent cependant être aussi séchés sur du papier propre, un drap ou un plancher en bois propre. Les drogues contenant des composants vénéneux doivent être séchées séparément. Il est inutile d'insister sur la nécessité et l'importance de l'hygiène lors du séchage. Il est très important que les plantes soient étalées en couches minces afin d'éviter qu'elles ne s'abîment par échauffement ou condensation d'humidité, et aussi un séchage non uniforme. Autant que possible, la plante doit pouvoir sécher sans être retournée ; il faut la manipuler le moins possible pour éviter un émiettement inutile et une altération de l'aspect du produit final. Les drogues de qualité supérieure sont obtenues par un séchage naturel associé à une bonne aération. Parfois cependant, on peut sécher à des températures plus élevées ou terminer le séchage par des moyens artificiels. Dans ce cas, veillez à ce que la température ne dépasse pas 40°C. Ceci est particulièrement important dans le cas de plantes contenant des huiles essentielles qui se volatilisent aisément. Il est préférable de sécher à l'ombre. Seules les fleurs de Molène peuvent très occasionnellement être séchées en plein soleil. Le temps de séchage dépend de la teneur en eau de la plante et de la température de séchage. Les feuilles et les fleurs sèchent le plus rapidement, puis les sommités, racines, rhizomes, tubercules et fruits charnus plus longs à sécher. La dessiccation doit être la plus rapide possible.

La plante ne doit pas sécher trop longtemps. Si les différentes parties se cassent facilement quand on les plie, c'est qu'elles sont suffisamment sèches. L'aspect de la drogue indique si la plante a été correctement séchée ou non. Autant que possible elle doit conserver la couleur de la plante vivante avec peut-être seulement une légère nuance due à la perte d'eau. Ceci signifie, par exemple, que les têtes de la Petite Camomille doivent présenter un centre jaune d'or, des fleurs ligulées blanches et ne doivent pas se désintégrer, que les fleurs de Molène doivent rester d'un jaune intense et les fleurs de Lamier blanc : crème. Les feuilles doivent rester vertes, les racines ne doivent pas devenir trop foncées et l'arôme doit rester le même.

Pendant le processus de séchage la plante perd de l'eau et il y a donc une perte de poids simultanée. Le rapport de séchage est une importante statistique économique. Il dépend de la partie de la plante séchée et des conditions dans lesquelles la plante poussait. Une longue expérience a montré que l'écorce, les graines et les fruits secs ne perdaient pratiquement pas d'eau et avaient le rapport de séchage le plus bas tandis que les fruits charnus tels que les baies de Sureau et les myrtilles ont un rapport de séchage de 8 à 10 : 1. Le facteur de séchage des fleurs est de 6 à 8 : 1. Connaître le rapport de séchage est une importante statistique technique ainsi qu'économique pour les cueilleurs comme pour ceux qui cultivent les plantes médicinales.

Les drogues brutes sont stockées soit entières, soit émiettées. La plupart des fleurs, des fruits et des graines séchés ne sont pas émiettés. Feuilles et sommités séchées sont hachées, les racines séchées sont écrasées ou moulues. Les grosses racines charnues sont épluchées et coupées en dés ou en tranches avant le séchage. Dans les opérations commerciales à grande échelle on utilise pour ce faire des machines industrielles à couper ou à trancher, des moulins, des tamis, des séparateurs et des presses. Les plantes médicinales qui ont été séchées sont vendues à l'état brut — sans autre préparation. Celle-ci ne peut être effectuée par le cueilleur que pour son propre usage, un usage domestique.

Le texte qui commente chaque plante de ce livre indique comment préparer la drogue brute en question avant de faire l'infusion médicinale, afin d'améliorer le processus de trempage et le rendre plus efficace. La drogue doit être préparée (écrasée ou émiettée) juste avant son utilisation et non à l'avance. Une drogue perd plus rapidement de son pouvoir si elle est stockée déjà émiettée. Les principes actifs sont aussi affectés par une alternance d'humidification et de dessiccation ainsi que par des températures extrêmes.

Stockage des drogues

Une question est souvent posée : combien de temps les drogues restent-elles suffisamment efficaces? L'expérience a montré que le stockage à long terme diminue le pouvoir d'une drogue parce que bon nombre de ses principes actifs s'altèrent peu à peu. Il est recommandé de ne pas utiliser des drogues de plus de deux ans et pour un usage domestique il est préférable de les remplacer tous les ans.

Un stockage correct est une condition importante pour préserver la qualité d'une drogue. La règle générale est la même que pour la plupart des matériaux naturels : stockez toujours les drogues dans des lieux secs, frais et sombres. Et qu'en est-il des récipients? Pour les grandes quantités on utilise des sacs en papier de plusieurs épaisseurs, des sacs en toile d'emballage, des cartons, des bidons, des conteneurs en métal, etc. Les conteneurs en plastique ne doivent pas être utilisés. Les drogues stockées doivent être contrôlées régulièrement, au moins une fois par mois. Comme tous les végétaux et les aliments, elles peuvent être attaquées par tous les rongeurs nuisibles. Dans ce cas la drogue en question doit être jetée.

Il faut également veiller soigneusement à l'étiquetage ! Ne vous fiez jamais à votre mémoire pour savoir où se trouve une drogue donnée, dans quel récipient elle est stockée. Outre le nom de la drogue l'étiquette doit aussi indiquer l'année de récolte. Les récipients contenant des drogues extrêmement toxiques doivent être marqués par le symbole ☠ pour éviter tout risque de confusion avec une autre drogue et donc d'intoxication.

Préparation des tisanes pour les remèdes familiaux

Les dosages indiqués dans ce livre sont ceux généralement utilisés dans la pratique.

Cuiller à café — une cuiller à café rase équivaut à environ 2g de mélange d'herbes, 1,5 g de fleurs séchées et 3 g de racines ou de fruits séchés.

Cuiller à soupe — une cuiller à soupe rase équivaut à environ 5g de mélange d'herbes, 4g de fleurs ou feuilles séchées et 7g de racines ou fruits séchés.

Une tasse équivaut à environ 125 ml, un verre à environ 200 ml.

Pour les remèdes familiaux on utilise le plus souvent les drogues sous forme d'infusions — infusions, macérations ou décoctions. Pour les préparer utilisez toujours des récipients en porcelaine ou en verre avec des couvercles dans le même matériau ou émaillés.

L'infusion est la méthode la plus courante pour préparer une tisane médicinale. On verse de l'eau bouillante sur la drogue écrasée ou émiettée, on pose un couvercle et on laisse infuser dans un endroit chaud pendant 10 à 15 mn au moins. On filtre ensuite avec une passoire en plastique et on boit l'infusion lentement, à petites gorgées.

La macération est la méthode utilisée pour préparer les drogues dont les composants actifs s'altèrent (se décomposent) quand ils sont bouillis. On verse de l'eau chaude (15° à 20° C) sur la drogue émiettée, on couvre le récipient et on laisse macérer, de préférence toute la nuit quand on boit cette tisane le matin et toute la journée quand on la prend au moment de se coucher. Avant de boire l'infusion il faut bien la remuer et la filtrer. Elle doit être bue lentement à petites gorgées. Cette méthode est recommandée principalement pour les drogues mucilagineuses.

La décoction est une méthode qui permet d'extraire les principes solubles d'une drogue par ébullition. La drogue émiettée est bouillie pendant 5 à 10 mn dans une casserole couverte, émaillée ou en verre résistant à la flamme ou encore en acier inoxydable. Ensuite on la retire du feu et on la laisse refroidir, quand elle est à une température buvable, on la filtre et on la boit lentement, à la tasse ou à la cuiller.

Teintures et extraits sont de préférence achetés en pharmacie où ils ont été préparés selon la technique appropriée. Les teintures sont préparées par trempage de la drogue brute dans de l'alcool en utilisant un appareillage spécial. Les extraits sont obtenus en traitant la drogue avec de l'eau, de l'alcool ou de l'éther et sont d'une consistance plus épaisse que les teintures. Ils sont classés selon leur consistance de la façon suivante : extraits fluides ou liquides (*extracta fluida*) contenant plus de 20% d'eau, extraits fins ou doux (*extracta tenua*) contenant de 10 à 20% d'eau et les extraits épais ou solides (*extracta spissa*) contenant moins de 10% d'eau. Les extraits secs (*extracta sicca, pulverisata*) sont des extraits dont on a fait évaporer presque toute l'eau et qui ont été réduits en poudre.

Les jus naturels de plantes (*succus*) sont obtenus en écrasant et en pressant des plantes ou des parties de plantes fraîches. Elles sont émiettées dans un récipient non métallique et pressées dans un linge propre. Le jus est utilisé tel quel ou on le réduit partiellement par évaporation et on l'épaissit avec du sucre. Les jus ont l'inconvénient de ne pas bien se conserver et ne peuvent être obtenus qu'à un certain moment de l'année. De nos jours l'industrie pharmaceutique prépare des jus, qui normalement ne se conservent pas, sous des formes plus durables facilitant ainsi leur utilisation à long terme.

Tableau des plantes médicinales illustrées et les principaux troubles que traitent leurs diverses parties

Plante médicinale	Troubles et maladies du					
	système digestif	système urinaire et reins	cœur, système vasculaire	système nerveux	système respiratoire	plaies externes et dermatoses
Achillea millefolium	tiges fleuries fleurs					tiges fleuries inflorescences
Acorus calamus	rhizome					rhizome
Adonis vernalis			sommités			
Aesculum hippocastanum			fruits			
Agrimonia eupatoria	tiges fleuries					tiges fleuries
Agropyron repens		rhizome				
Alcea rosea					fleurs	
Alchemilla xanthochlora	tiges fleuries feuilles	tiges fleuries feuilles				tiges fleuries feuilles
Althaea officinalis	racines feuilles				racines feuilles	feuilles
Anethum graveolens	fruit sommités					
Angelica archangelica	rhizome			rhizome		
Arctium lappa	racines	racines				racines
Arctostaphylos uva-ursi		feuilles				
Arnica montana			fleurs			fleurs
Artemisia absinthium	tiges fleuries			tiges fleuries		
Betula pendula		feuilles				feuilles
Borago officinalis		tiges fleuries		tiges fleuries		
Calendula officinalis	fleurs					fleurs

Capsella bursa-pastoris		tiges fleuries				tiges fleuries
Carum carvi	fruits					
Centaurium erythraea	tiges fleuries					
Cetraria islandica				thalle		
Chamaemelum nobile	fleurs					fleurs
Chamomilla recutita	fleurs					fleurs
Chelidonium majus	tiges fleuries					tiges fleuries
Cichorium intybus	racines					
Cnicus benedictus	tiges fleuries					
Colchicum autumnale	goutte et cancer					
Convallaria majalis			feuilles et tiges fleur			
Coriandrum sativum	fruits			fruits		fruits
Crataegus laevigata			fleurs, fleurs et feuilles, fruits			
Cynara scolymus	feuilles					
Datura stramonium				feuilles graines	feuilles graines	
Drosera rotundifolia			plante entière	plante entière	plante entière	
Dryopteris filix-mas	anthelmin-thique rhizome					
Equisetum arvense		plante entière			plante entière	
Euphrasia rostkoviana	maladie des yeux					
Fagopyrum esculentum	maladies causées par insuffisance veineuse					tiges florales

Foeniculum vulgare	fruit				fruit	
Fragaria vesca	feuilles	feuilles				feuilles
Galeopsis segetum					tiges fleuries	
Galium odoratum		tiges fleuries		tiges fleuries		
Glycyrrhiza glabra	racines					
Herniaria glabra		tiges fleuries				
Hippophaë rhamnoides	drogue vitaminée fruits					
Humulus lupulus				fruits		
Hypericum perforatum	tiges fleuries			tiges fleuries		
Inula helenium					rhizome	
Juniperus communis	fruit	fruit				
Lamium album		fleurs		fleurs		fleurs
Lavandula angustifolia	fleurs, tiges fleuries			fleurs, tiges fleuries		
Leonurus cardiaca		tiges fleuries	tiges fleuries	tiges fleuries		
Levisticum officinale	rhizome	rhizome				
Linaria vulgaris	tiges fleuries	tiges fleuries				tiges fleuries
Marrubium vulgare	tiges fleuries			tiges fleuries		
Melisa officinalis	tiges fleuries			tiges fleuries		
Mentha × piperita	feuilles, tiges fleuries					
Menyanthes trifoliata	feuilles					
Ocimum basilicum	tiges fleuries					

Ononis spinosa		rhizome				
Origanum vulgare	tiges fleuries					
Petroselinum crispum		racines, fruit				
Pimpinella anisum	fruit	fruit			fruit	
Pimpinella saxifraga		racines			racines	racines
Plantago lanceolata					feuilles	feuilles
Polygonum hydropiper		tiges fleuries			tiges fleuries	tiges fleuries
Potentilla anserina	tiges fleuries					tiges fleuries
Primula elatior					tiges fleuries	
Prunus spinosa	fleurs, fruit	fleurs, fruit				
Pulmonaria officinalis					tiges fleuries	tiges fleuries
Quercus robur						écorce
Rhamnus frangula	écorce					
Ribes nigrum	feuilles, fruit	feuilles			feuilles	
Rosa canina	drogue vitaminée				fruit	
Rosmarinus officinalis	feuilles		feuilles	feuilles		feuilles
Rubia tinctorum		racines				
Ruta graveolens	tiges sans fleurs			tiges sans fleurs		
Salvia officinalis	tiges fleuries feuilles				tiges fleuries feuilles	tiges fleuries feuilles
Sambucus nigra		fleurs, fruits			fleurs, fruits	
Silybum marianum	fruit					

Symphytum officinale						racines
Taraxacum officinale	racines fleurs feuilles	racines fleurs feuilles				
Thymus serpyllum	tiges fleuries				tiges fleuries	
Thymus vulgaris	tiges fleuries				tiges fleuries	
Tilia cordata		fleurs			fleurs	
Trigonella foenum-graecum						graines
Tropaeolum majus		graines			graines	
Tussilago farfara					fleurs feuilles	fleurs feuilles
Urtica dioica		tiges florales feuilles				
Vaccinium myrtillus	fruit	feuilles				feuilles, fruit
Valeriana officinalis			racines	racines		
Veratrum album	effet antinévralgique du rhizome					
Verbascum densiflorum		fleurs			fleurs	fleurs
Verbena officinalis	tiges fleuries	tiges fleuries				tiges fleuries
Viola tricolor		tiges fleuries			tiges fleuries	tiges fleuries
Viscum album			tiges fleuries			

DESCRIPTIONS ILLUSTRÉES

symbole des plantes toxiques

Achillée millefeuille — *Achillea millefolium* L.

Famille des Marguerites
Composées

Ce genre comporte plus de 100 espèces parmi lesquelles l'Achillée millefeuille est la plus utilisée sur le plan médicinal. Cela vient de sa distribution commune dans la zone tempérée de l'Europe et de l'Asie. Des espèces très voisines sont également cueillies pour le marché des drogues médicinales. On trouve également l'Achillée millefeuille en Amérique du Nord, Australie et Nouvelle-Zélande où elle a été introduite. Pour l'usage médicinal on ramasse les tiges fleuries, parfois seulement les fleurs. Les tiges fleuries ne doivent pas comprendre la partie basse, ligneuse et sans feuilles de la tige et les fleurs ne doivent pas avoir dépassé le stade de la pleine floraison. Elles sont séchées soigneusement en un lieu ombragé. La drogue a une odeur aromatique agréable et une saveur légèrement amère. Le composant principal est une huile essentielle qui a une action anti-inflammatoire : parmi les autres constituants on compte des principes amers et aussi, dans une certaine mesure, des tanins. La drogue est à usage interne, sous forme d'infusion (1 cuiller à soupe de drogue pour 1 tasse d'eau bouillante) pour des troubles digestifs non spécifiques, y compris les maladies de la vésicule biliaire. Dans le cas d'un fonctionnement gastrique défaillant, elle agit comme principe amer aromatique en stimulant l'appétit. L'Achillée millefeuille est utilisée depuis des siècles pour le traitement des troubles gynécologiques, par ex. spasmes douloureux des ligaments utérins et dysménorrhée. En usage externe on utilise les propriétés antiseptiques de l'infusion sous forme de compresses et de bains dans le traitement des ulcères, des plaies à guérison lente et des éruptions cutanées. Administrée à doses plus fortes que les doses usuelles, inoffensives, l'Achillée peut provoquer des réactions indésirables (faiblesses, irritation de la peau). Ses effets hémostatiques qui remontent principalement à l'époque de la médecine médiévale, sont négligeables. Les propriétés thérapeutiques généralement reconnues de l'Achillée sont la raison de son inclusion dans les pharmacopées et les précis pharmaceutiques.

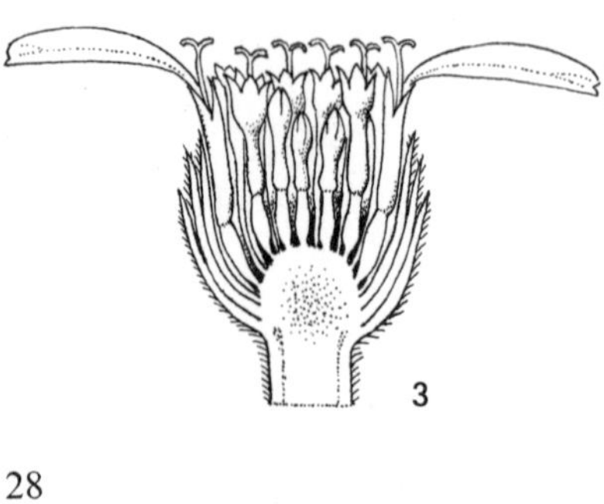
3

L'Achillée millefeuille (1) est une plante typique, relativement commune, des sites ensoleillés : talus, bordures de champs et pâturages, de la plaine à la montagne. Les petits capitules (2) disposés en panicules corymbées plates indiquent que la plante fait partie de la famille des Composées. La coupe longitudinale d'un capitule (3) montre la disposition de fleurons tubulaires au centre, entourés de fleurons en forme de bandes sur le bord. La corolle est généralement de couleur blanche mais les fleurs roses (4) ne sont pas rares.

Cette variation de couleur n'affecte aucunement l'effet de la drogue et l'Achillée à fleurs roses peut aussi être ramassée à des fins commerciales. La floraison s'étend de juin à septembre. Les fruits sont des akènes allongés, gris argenté (*cypselas*) avec des ailes étroites de chaque côté. Les Achillées de plus petite taille, aux fleurs jaune vif ou soufre, sont cultivées comme plantes de rocailles.

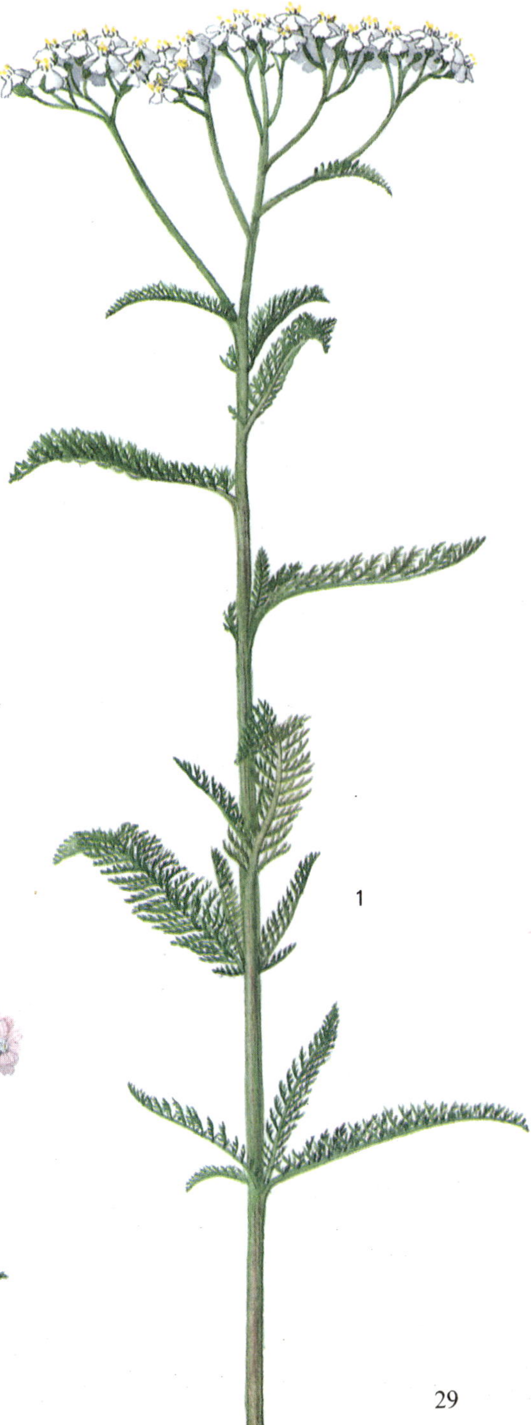

1

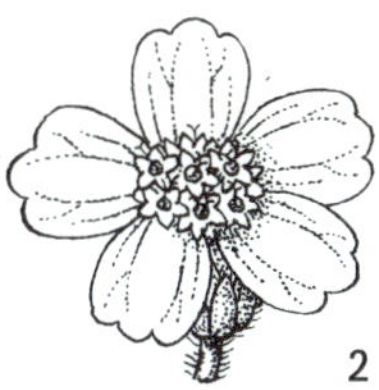

2

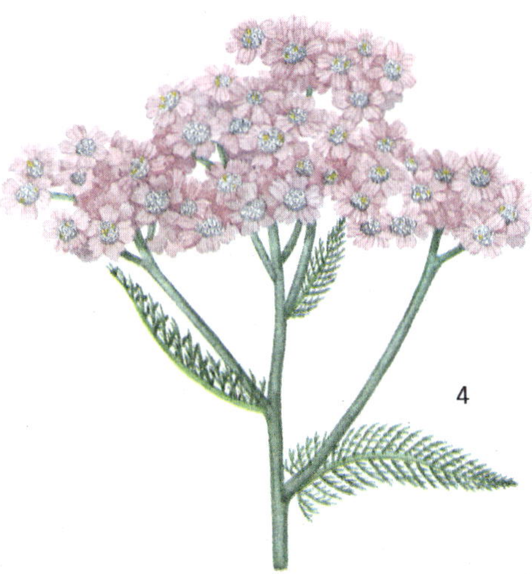

4

Acore odorant — Famille des Gouets

Acorus calamus L. — Aracées

L'Acore odorant est une plante de l'hémisphère Nord. Il existe plusieurs espèces qui diffèrent par leur nombre de chromosomes mais qui sinon sont pratiquement d'aspect identique. Outre la race diploïde normale d'Amérique du Nord, on trouve des espèces qui ont trois, même quatre fois le chromosome monoploïde de base. L'Acore odorant est originaire d'Asie méridionale d'où il fut apparemment apporté en Europe via les Balkans par les Turcs, les Tatars et peut-être même les Croisés. Dès le XVIIe siècle c'était une herbe médicinale populaire ainsi qu'une herbe culinaire. Il pousse en bordure des ruisseaux peu profonds et lents et ne se multiplie que végétativement. Les plantes poussant en Europe sont stériles. Le rhizome contient une huile essentielle aromatique, des tanins et des principes amers et ce sont ces composants qui ont un effet médicinal. L'Acore odorant est utilisé pour traiter les troubles digestifs et le manque d'appétit, surtout si ceux-ci sont d'origine nerveuse. Le rhizome séché est préparé sous forme d'infusion et peut aussi être bouilli un temps très court. On l'utilise également sous forme de poudre et en extrait alcoolique. Une cuiller à café de la drogue écrasée par tasse d'eau bouillante suffit pour l'infusion. Le dosage de la poudre correspond à une pointe de couteau. La teinture est absorbée par gouttes — une dose équivaut à 20 gouttes. Sous ses diverses formes la drogue est prise 3 à 4 fois par jour avant les repas. L'extrait alcoolique a aussi un usage externe, en frictions pour soulager les muscles fatigués et douloureux et comme agent tonique dans un bain. L'Acore odorant est utilisé pour faire des liqueurs stomachiques et ce depuis l'Antiquité (en Inde, Égypte, Grèce).

La caractéristique la plus frappante de cette plante est son rhizome épais, d'odeur agréable, présentant sur sa partie supérieure des feuilles poussant jusqu'à un mètre de haut et d'innombrables racines filiformes sur la partie inférieure (1). L'inflorescence est

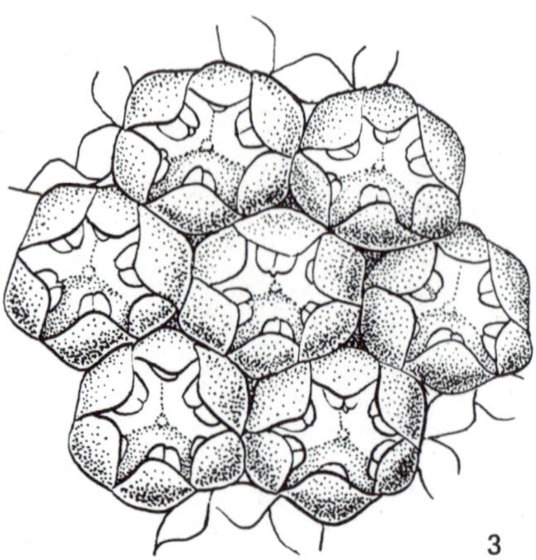

3

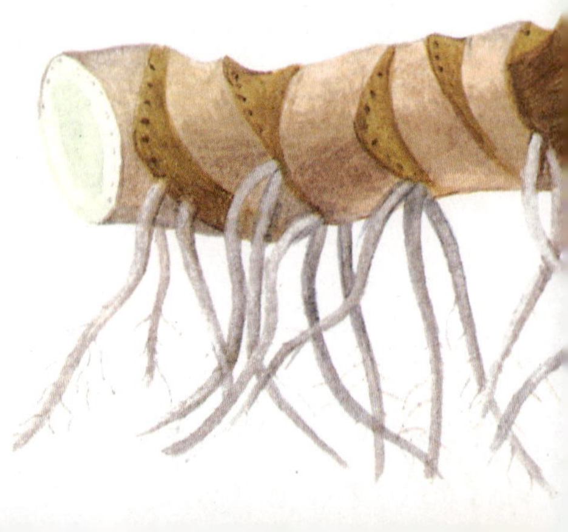

un spadice (2) de 10 à 20 cm de long, avec des fleurs s'ouvrant de la base vers le haut et disposées en un dessin inhabituel (3). Les fleurs sont minuscules avec un périanthe à six segments et six étamines, en deux cercles de trois chacun. Les fruits, pratiquement inconnus en Europe, sont des baies rouges à nombreuses graines. Outre l'Acore odorant, seule une autre espèce d'Acore a été décrite à ce jour — *Acorus gramineus* Soland — originaire d'Extrême-Orient. C'est une plante miniature cultivée sous plusieurs formes ornementales dans les aquariums.

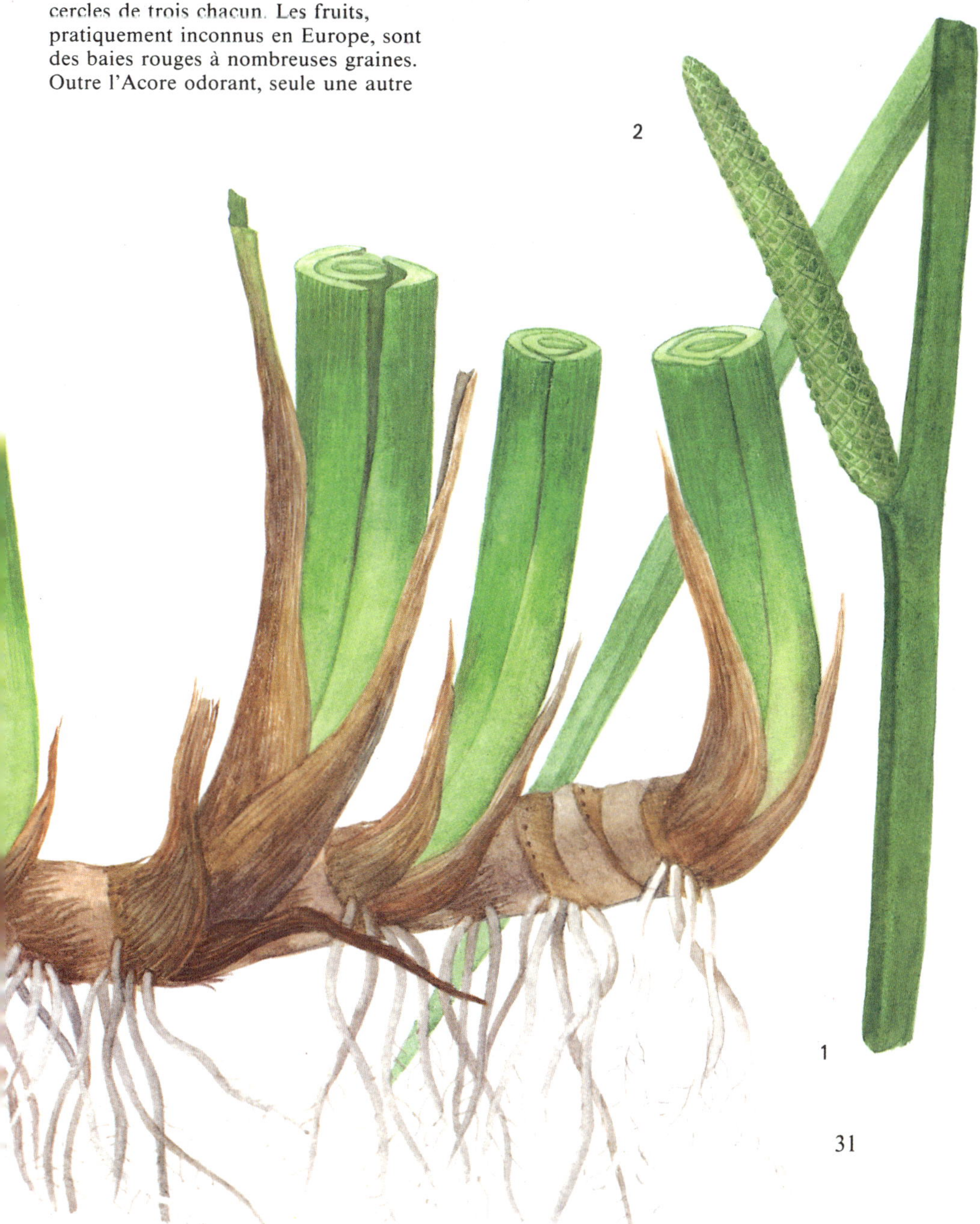

Adonis du printemps
Adonis vernalis L.

Famille des Renoncules
Renonculacées

L'Adonis du printemps est une des plus jolies fleurs de printemps poussant en Europe. De nos jours on ne le trouve plus que rarement dans les lieux ayant conservé un caractère steppique. Son biotope d'origine est constitué par les steppes russes situées en zone tempérée et s'étendant en gros le long du 50e degré de latitude nord jusqu'en Sibérie occidentale et au pied des montagnes de l'Altaï. C'est l'école russe de médecine qui apporta la première l'information relative à ses usages thérapeutiques, principalement ses effets sédatifs sûrs dans le traitement des névroses cardiaques de diverses origines. Les sommités soigneusement séchées sont utilisées pour le marché des drogues végétales. On les récolte au printemps, au début de la floraison et elles comprennent à la fois les tiges fleuries et les tiges non fleuries. La drogue contient des glucosides cardiaques, responsables de son effet médicinal mais aussi des propriétés toxiques de la plante. La drogue et les préparations faites à partir d'elle ne sont délivrées que sur ordonnance médicale et administrées exclusivement sous contrôle du médecin. Elle est utilisée en infusion, extrait alcoolique (teinture, extrait), ou préparations de style pharmaceutique. Elle est employée principalement dans le traitement de névroses cardiaques se manifestant par une fréquence plus rapide du pouls ou des contractions prématurées du muscle cardiaque. Elle est également utilisée avec succès dans le traitement de certains types de myocardites, d'insuffisance cardiaque chez les personnes âgées et d'hypotension artérielle. Elle est célèbre pour son effet rapide mais à court terme. Les propriétés diurétiques de la drogue garantissent que les glucosides cardiaques ne s'accumulent pas dans le corps du patient et ne provoquent pas de symptômes toxiques. L'Adonis du printemps continue à être une drogue importante dans les pharmacopées courantes.

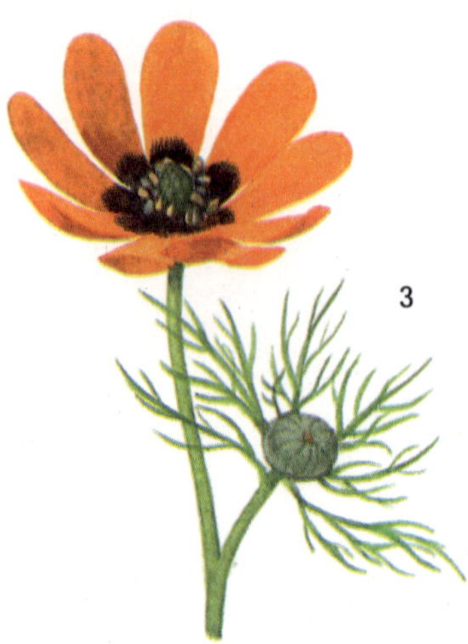

3

L'Adonis du printemps (1) est une herbe vivace de 20 à 40 cm de haut, portant dès la fin avril de grandes fleurs remarquables, brillantes, jaune d'or, radiées. Une fois fanées elles forment un fruit agrégé formé d'akènes presque globuleux avec un bec crochu (2). Le fruit agrégé vert, qui ne semble pas mûr, éclate rapidement en parties individuelles et les akènes récoltés à ce moment-là conviennent le mieux pour être semés. Ce fait est bien connu des spécialistes de rocailles qui s'occupent de multiplier l'Adonis du printemps à partir de graines. Les espèces d'Adonis annuelles, moins remarquables, poussent à l'état sauvage comme mauvaises herbes dans les champs en Europe. Elles contiennent des glucosides similaires mais en quantité négligeable et pour cette raison, à part quelques exceptions, elles n'ont pas d'utilisation médicinale. Le plus familier est l'Adonis d'été (*Adonis aestivalis*) (3) à fleurs rouges.

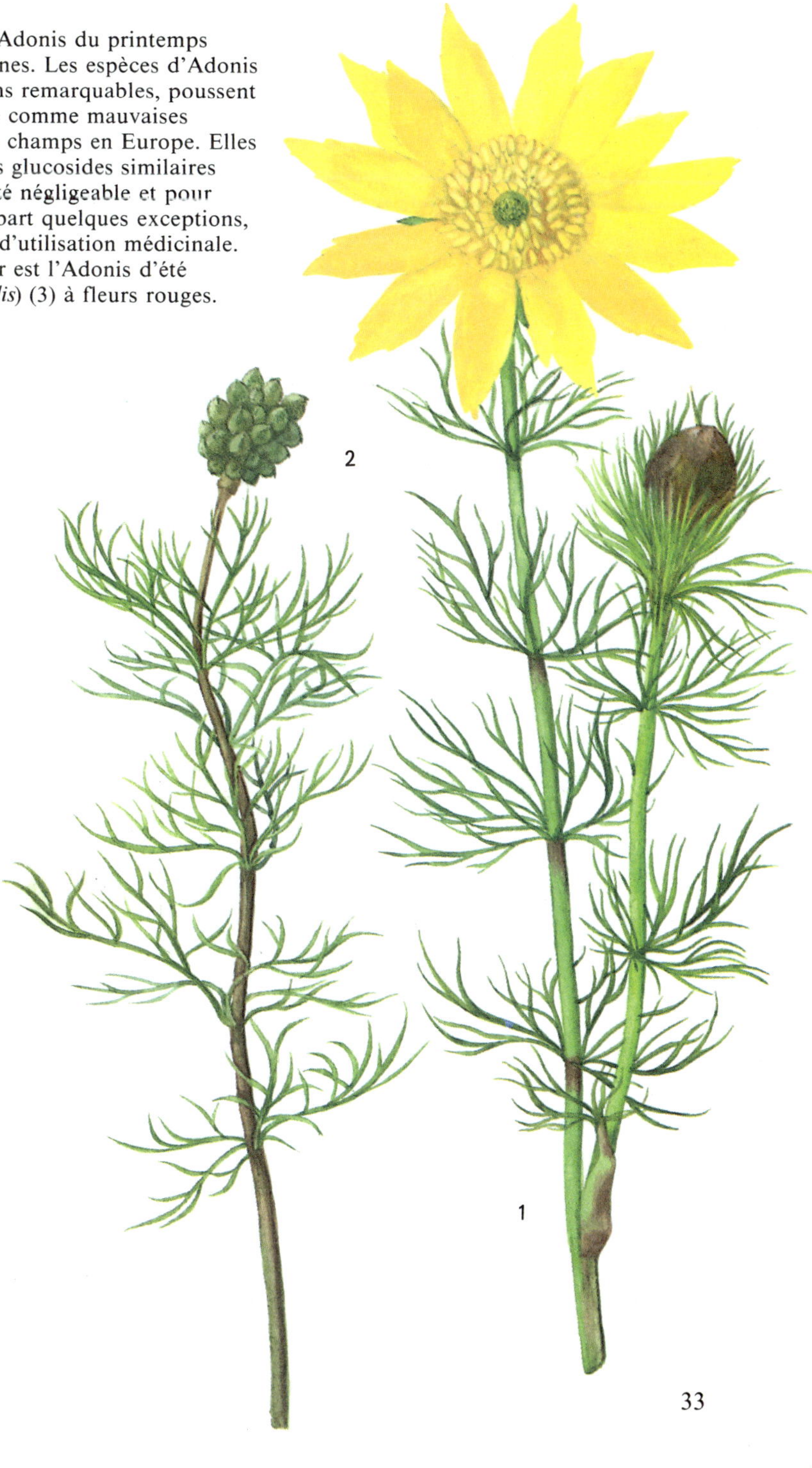

Marronnier d'Inde
Aesculus hippocastanum L. — Hippocastanacées

Cet arbre, introduit en Europe où il est cultivé depuis le XVIe siècle, est originaire de certaines collines de la péninsule balkanique où cette remarquable relique de l'ère tertiaire pousse encore à l'état sauvage. On trouve des espèces très apparentées dans l'Himalaya, en Asie orientale et en Amérique du Nord. À des fins médicinales on utilise principalement les graines — les marrons mûrs qui sont traités par l'industrie pharmaceutique. Ils contiennent des saponines, dont l'aescine est la plus importante, ainsi que des glucosides flavoniques. La drogue est utilisée principalement pour le traitement de maladies vasculaires, généralement désignées comme insuffisance vasculaire, et qui inclue le traitement des varices, des ulcères variqueux et des hémorroïdes. L'aescine et les substances subordonnées ont un effet bénéfique sur les capillaires (elles agissent comme vaso-dilatateurs), améliorent l'élasticité des vaisseaux sanguins et ont un effet anti-oedémateux. L'aescine peut aussi être utilisée pour diminuer la tuméfaction en cas de contusion et de fracture. Les principes actifs du marron d'Inde entrent dans la composition des préparations pharmaceutiques du commerce administrées sous forme de cachets, pommades, gels et injections. L'extrait de marron d'Inde peut être utilisé en usage externe dans le traitement des phlébites. De nos jours on ne peut conseiller les formes simples de médication utilisées en médecine populaire, exception faite des décoctions d'écorce, de feuilles et de bourgeons, occasionnellement utilisés aux mêmes fins. En pédiatrie il faut faire très attention lorsqu'on utilise des préparations contenant des saponines de marrons. Le dosage doit être fortement diminué car ces principes actifs sont toxiques pour les enfants.

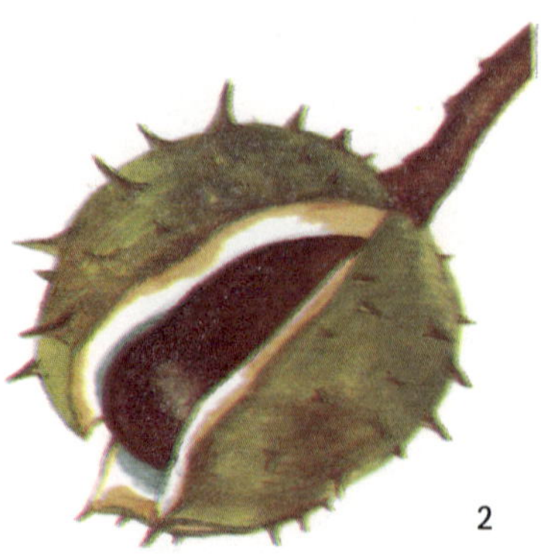

2

Le Marronnier d'Inde (1) et ses variétés cultivées sont très importants dans l'art du jardin paysager comme arbres d'ornement. Ils atteignent 25 m de haut, ont une couronne dense et régulière, de grandes feuilles palmées et une floraison luxuriante, bien que brève, en mai et juin. Le fruit est une grosse capsule à épines molles, globuleuse, contenant 1 à 3 graines marron, brillantes, avec un grand » nombril » clair (2). Le Marronnier ne s'étendit en Europe centrale et vers l'ouest que vers la fin du XVIe siècle quand les premiers spécimens furent cultivés à Vienne à partir de graines rapportées d'Istambul par le botaniste Charles de l'Écluse, plus connu sous son nom latin de Clusius. Tout comme la médecine européenne, le marron (3) ne commença à être utilisé qu'assez tard, vers la fin du XIXe siècle, d'abord en France puis ailleurs, grâce au médecin Arnault de Vevey.

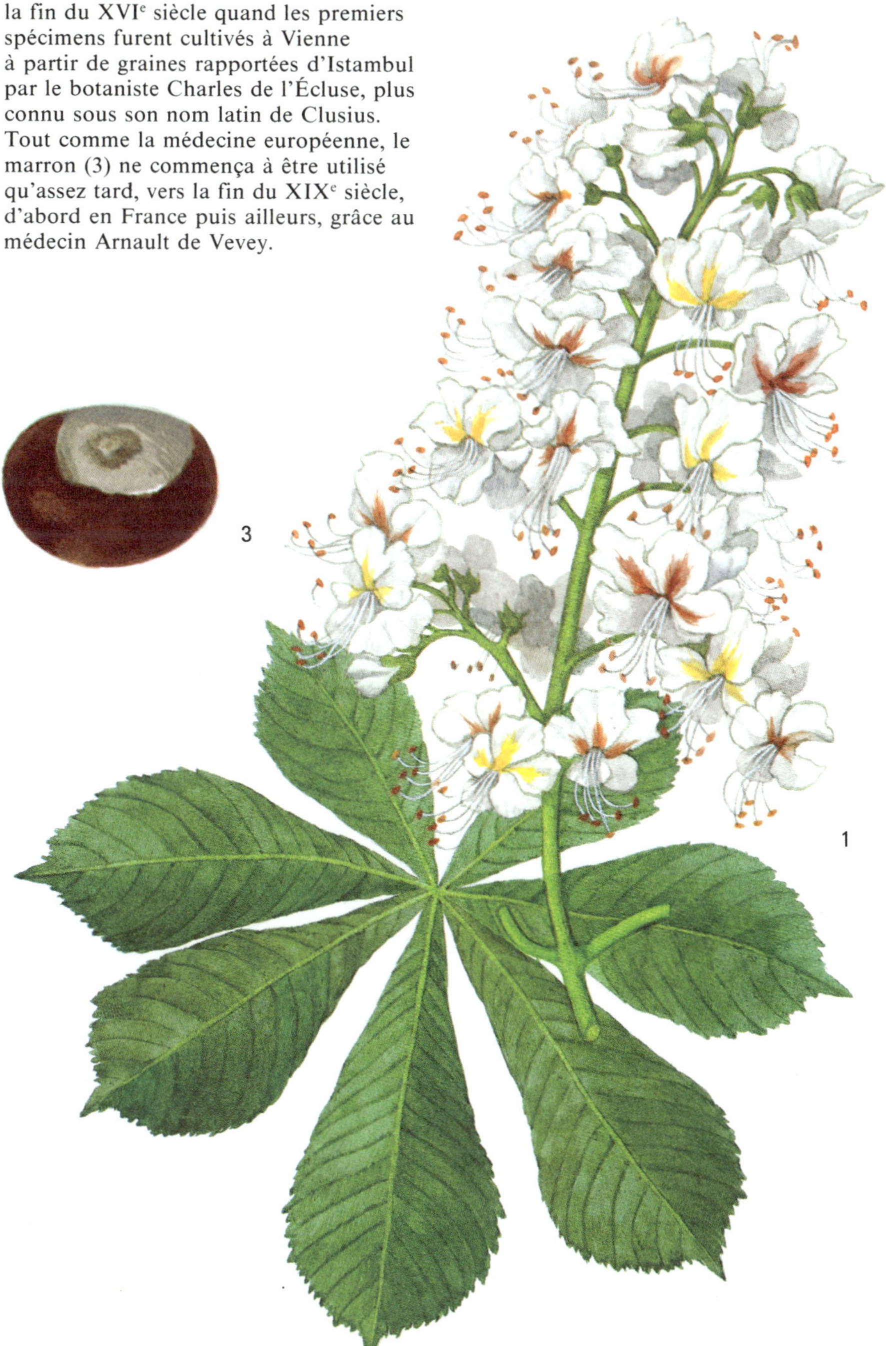

3

1

Aigremoine eupatoire
Agrimonia eupatoria L.

Famille des Rosiers
Rosacées

Les membres du genre Aigremoine, comptant quelque 15 espèces, sont distribués principalement dans la zone tempérée de l'hémisphère Nord. L'Aigremoine eupatoire, utilisée à des fins médicinales, pousse dans toute l'Europe, exception faite de l'extrême nord, en Asie Mineure, Iran, dans le Caucase et en Afrique du Nord. On récolte aussi fréquemment pour la drogue l'espèce similaire, thermophile, *A. procera* qu'on trouve seulement en Europe. Toutes deux sont d'égale valeur quant à leur teneur en principes actifs. Pour le marché des drogues végétales, on récolte les sommités fleuries avec de nombreuses feuilles, sans la partie ligneuse, sans feuilles, de la base des tiges qui sont pauvres en composants actifs. Ceux-ci comprennent du catéchol, des tanins, des principes amers glucosidiques, des flavonoïdes et des traces d'huile essentielle, en d'autres termes des principes actifs relativement communs. Néanmoins, combinés ils ont un effet stimulant certain dans les troubles digestifs provoqués par un taux d'acidité bas des sucs gastriques. La drogue est également utilisée comme léger astringent et comme antalgique pour soulager les douleurs de la vésicule biliaire. On l'utilise en infusion (1 cuiller à café de drogue pour 1 tasse d'eau bouillante) bue à petites gorgées 3 à 5 fois par jour. Cette tisane peut être prise sur de longues périodes. L'infusion ainsi préparée ou une décoction faite avec 1 à 2 cuillers à soupe pour 1 tasse d'eau, est recommandée en usage externe comme bain de bouche après une intervention chirurgicale dentaire et en gargarisme dans les stomatites avec aphtes. La drogue est également utilisée dans les préparations pour les bains en raison de son effet bactéricide et anti-inflammatoire prouvé, par ex. dans le cas des maladies de peau tenaces.

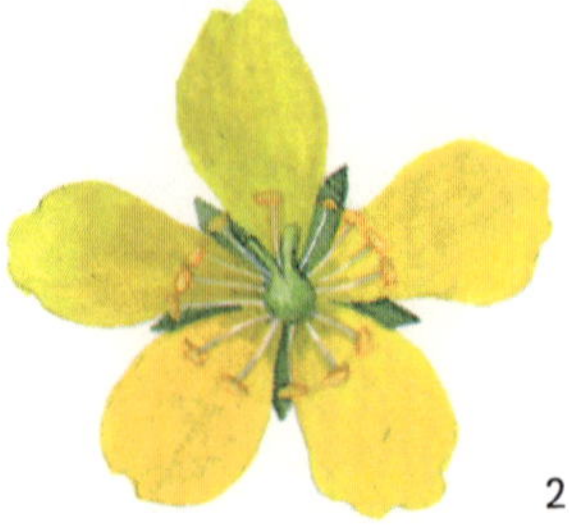
2

L'Aigremoine eupatoire (1) pousse sur les talus, dans les clairières, les pâtures et les prés secs, souvent en sol calcaire. Elle atteint 30 à 100 cm de haut, selon la localité. Tige droite, généralement non ramifiée et couverte de poils courts et longs. Floraison de juin à septembre. Fleurs à cinq pétales jaune d'or (2), disposées en une grappe simple, peu fournie et pointue. Le fruit est un akène enfermé dans un réceptacle en forme de coupe (hypanthium), cannelé et bordé d'un anneau de poils à crochet (3). La tradition des propriétés curatives de l'Aigremoine remonte à l'Antiquité. De nos jours la plante disparaît rapidement de la nature, surtout en raison de l'utilisation de produits chimiques dans l'agriculture et l'exploitation forestière et il n'est donc pas surprenant qu'on commence à la cultiver à des fins pharmaceutiques. C'est toujours l'une des drogues les plus importantes.

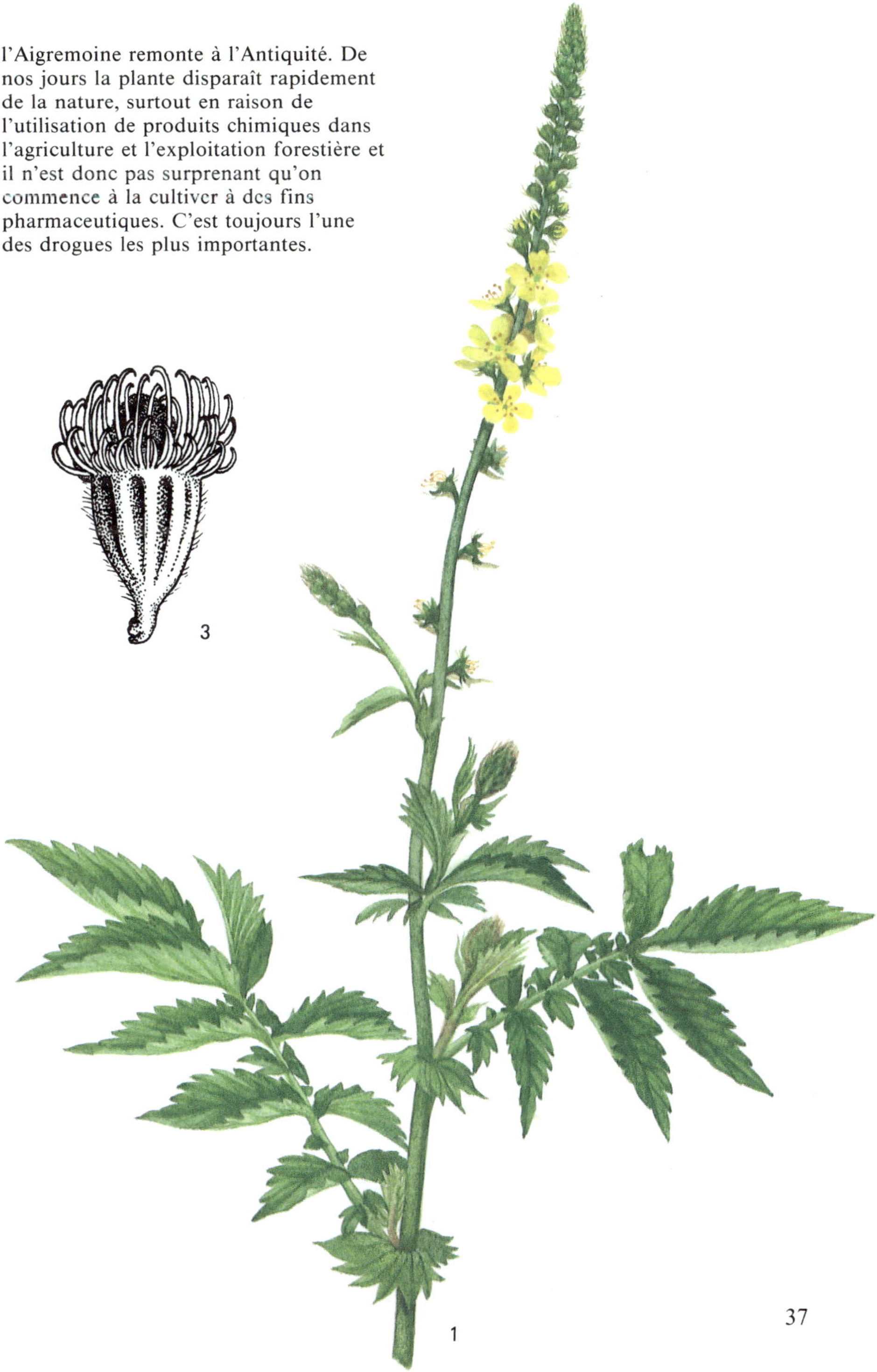

3

1

Petit Chiendent
Agropyron repens (L.) P. Beauv.

Famille des Herbes
Graminées

Le Chiendent est une plante vivace commune et une mauvaise herbe gênante pour l'agriculture. C'est la plus connue parmi une centaine d'espèces. En Europe sa distribution s'étend jusqu'en Sibérie et vers le sud jusqu'en Afrique du Nord. Pour le marché des drogues végétales, on récolte les longs rhizomes traçants, minces, articulés, dépourvus de radicelles. Quand les fines radicelles et les débris de terre ont été ôtés des rhizomes sains, jaunâtres, ceux-ci sont séchés puis mis en bottes. De nos jours cette drogue fait souvent défaut car sa récolte et sa préparation sont difficiles. En outre l'utilité du Chiendent comme plante médicinale ne compense pas son caractère nuisible en tant que mauvaise herbe. Ce dernier aspect pèse beaucoup plus que l'aspect médicinal, c'est pourquoi à force d'extirper le Chiendent, ce n'est plus une herbe très commune. La drogue doit être stockée dans des récipients parfaitement hermétiques parce qu'elle absorbe aisément l'humidité. Elle contient le polysaccharide tricitine, un mucilage, des saponines, de l'acide silicique soluble et des principes à action bactéricide. Ces composants donnent à la drogue ses propriétés diurétiques spécifiques et c'est pour cette raison qu'on l'utilise surtout dans le traitement des maladies de la prostate, y compris pour les tumeurs bénignes de la glande prostatique. En plus de ceci on utilise la drogue dans divers mélanges de tisanes pour stimuler le métabolisme et harmoniser son processus. La drogue est utilisée sous forme de décoction (1 cuiller à café de drogue écrasée pour 1 tasse d'eau, 2 à 3 fois par jour) ou encore telle quelle écrasée finement (1 cuiller à café de drogue dans un verre d'eau tiède: bien mélanger et boire toujours avant les repas).

Le Petit Chiendent (1) présente toutes les caractéristiques de la famille des Graminées. Système racinaire relativement superficiel formant un enchevêtrement de rhizomes si dense que leur poids, sur une surface de 1 m^2, atteint 1,5 kg ou plus et leur longueur 60 m ou plus. Le rhizome donne naissance à une tige atteignant 1 m, à feuilles molles, plates, ressemblant à de l'herbe, et terminée par un épi étroit de 15 à 20 épillets caducs. Chaque épillet se compose de 5 fleurs (2) qui fleurissent de juin à l'automne. Les graines ont un bon pouvoir de germination dès qu'elles mûrissent et restent viables pendant plus de 5 ans. Le Chiendent se multiplie donc aussi bien par les graines que par les rhizomes qui ont un excellent pouvoir de régénération et sont très résistants au froid. Certaines espèces d'Agropyron sont utilisées pour fixer les sables et renforcer les dunes, par exemple *Agropyron junceum*, et parfois aussi comme fourrage.

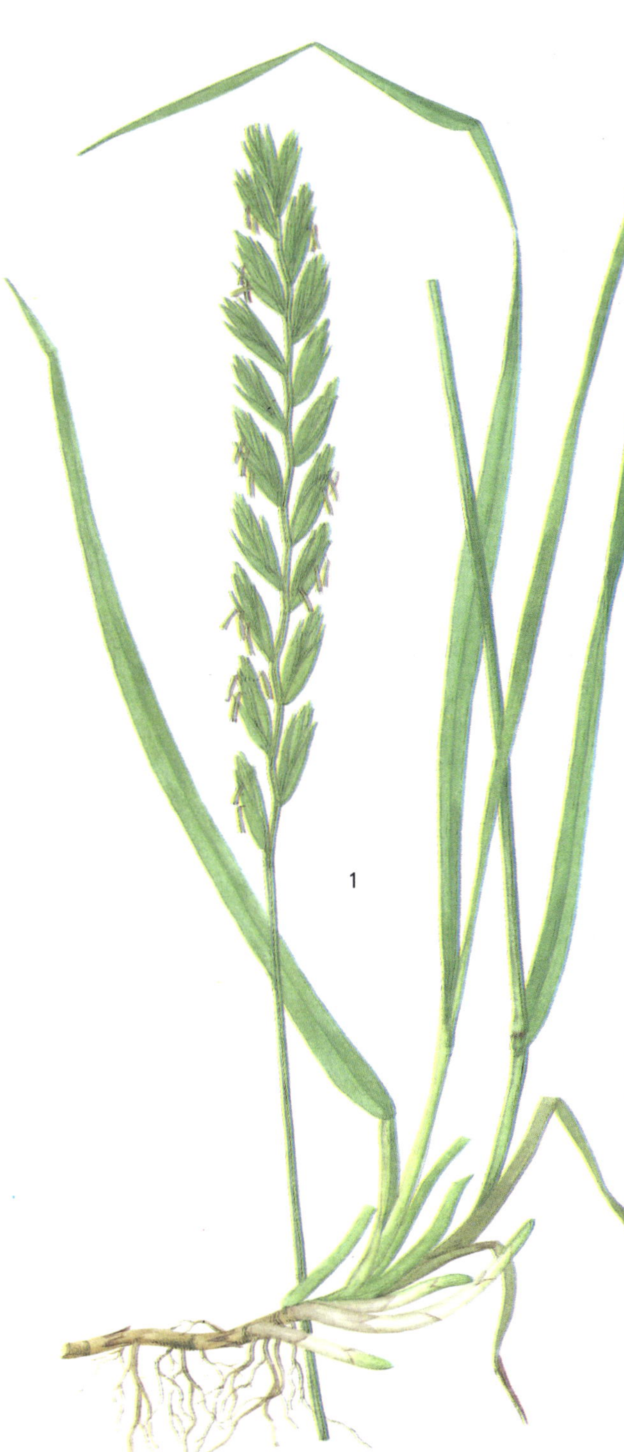

1

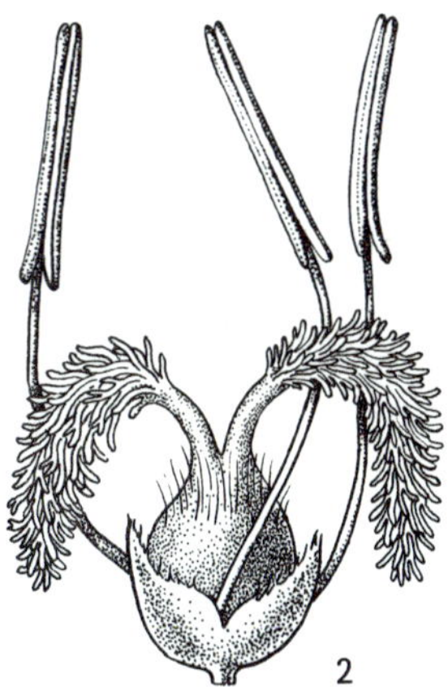

2

Rose trémière Famille des Mauves
Alcea rosea L. cv. *Nigra* Malvacées

La Rose trémière est une espèce cultivée native d'Asie Mineure où elle est probablement née comme hybride de certains taxons orientaux. On ne connaît que des formes cultivées dont la couleur varie du blanc au violet foncé en passant par le rose et le rouge ; et ce sont les fleurs foncées qui sont ramassées pour l'industrie pharmaceutique. On cueille à la main les fleurs bien ouvertes avec leur calice, la seconde année de la croissance de la plante. En pharmacie ces fleurs sont désignées comme *Flos alceae*, le terme le plus correct, mais aussi *Flos malvae arborae* ou *Flos althae roseae*, noms plus anciens encore en usage. Les composants comprennent des colorants anthocyaniques, 6 à 8% de mucilage, des tanins et des flavonoïdes qui se trouvent dans la partie verte de la fleur — le calice. La drogue a une action expectorante et favorise la guérison des muqueuses dans les maladies de l'appareil respiratoire supérieur. Utilisée seule, la drogue est dosée à raison de 1 cuiller à soupe de produit écrasé mis à macérer dans de l'eau tiède pendant 2 à 3 heures ou encore un temps assez bref (plus rapide mais moins efficace), l'infusion est alors prise jusqu'à 5 fois par jour. Il est toutefois plus courant d'utiliser la Rose trémière dans des mélanges de tisanes pour les rhumes de poitrine (espèces pectorales), outre l'effet thérapeutique elle relève la couleur de la tisane. La plante ainsi que la drogue furent introduites en Europe lors des invasions turques du XVIe siècle. De nos jours elle est cultivée pour l'industrie pharmaceutique sur de petites parcelles car la cueillette manuelle prend du temps et ne peut être mécanisée.

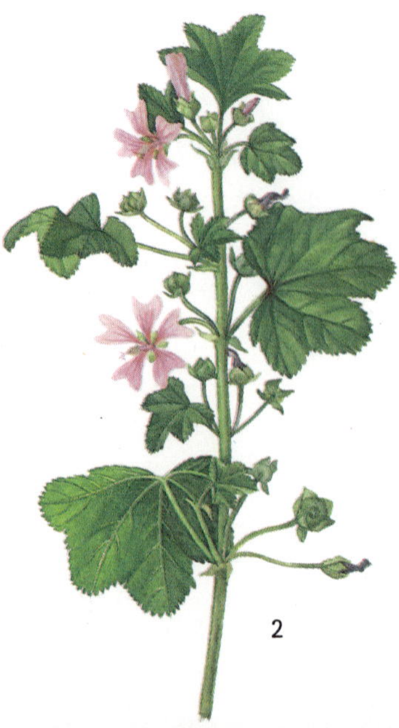

2

La Rose trémière (1) est une plante bisannuelle ou vivace qui à partir de la seconde année de culture porte une tige épaisse mesurant parfois plus de 2 m de haut, terminée par une grappe, un peu comme un épi, de grandes fleurs voyantes ayant jusqu'à 8 cm de diamètre. Le fruit en forme de disque (un schizocarpe) se divise en petits akènes à une graine quand il est mûr. Parmi les plantes de la famille des Mauves à usage médicinal, la Rose trémière n'occupe que le troisième rang. Les deux autres sont la Guimauve (*Althaea officinalis*) et la Grande Mauve (*Malva sylvestris*) (2). Toutes ont les mêmes usages car leurs principes actifs sont pratiquement identiques. Les feuilles de toutes ces espèces sont parfois attaquées par la rouille (*Puccinia malvacearum*). Ces feuilles-là ne sont pas ramassées et ne sont pas utilisées dans la drogue.

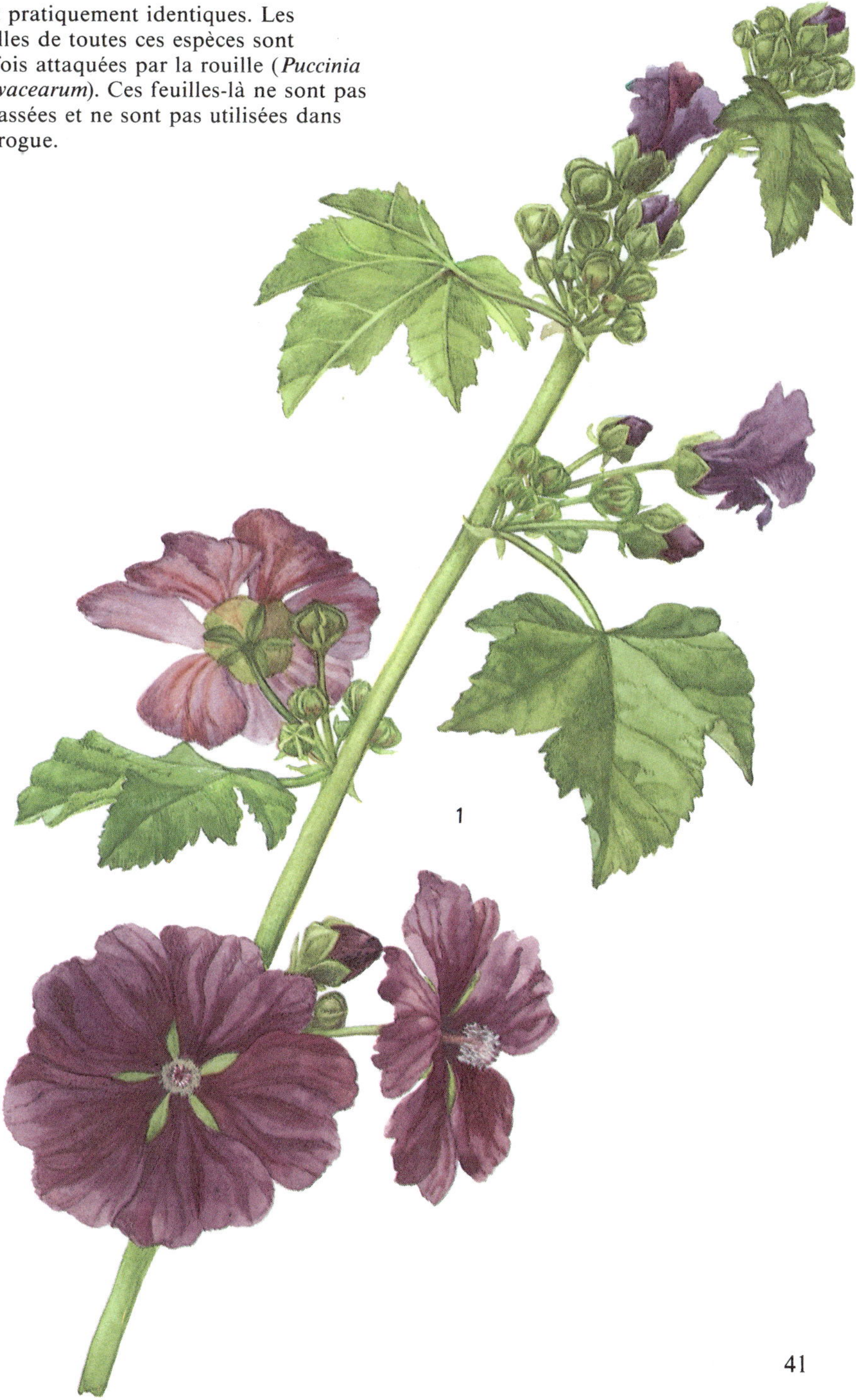

1

Alchémille
Alchemilla xanthochlora Rothm.

Famille des Rosiers
Rosacées

Le genre *Alchemilla* comporte un grand nombre d'espèces décrites et de sous-espèces, difficiles à identifier même pour un botaniste expérimenté, sans parler pour un herborisateur. L'Alchémille est considérée comme un ensemble d'espèces originaires des régions tempérées d'Europe, d'Asie occidentale, d'Afrique du Nord et du sud-est du Canada. Ailleurs c'est une espèce introduite. À des fins médicinales on utilise les tiges fleuries ou seulement les feuilles basales. La drogue est stockée dans des sacs en papier, à l'abri de la lumière. Trop séchée, elle s'émiette facilement. Les composants comprennent des tanins de catéchol, des principes amers glucosidiques et des flavonoïdes. La drogue est très appréciée en médecine populaire bien qu'une étude approfondie n'ait pas apporté de découvertes extraordinaires. Elle est généralement utilisée pour traiter les dysménorrhées, les problèmes de la ménopause et les pertes vaginales. Elle est également recommandée pour les troubles digestifs non spécifiques accompagnés de diarrhée et de spasmes ainsi que pour l'inflammation du système urinaire. Elle est administrée sous forme d'infusion (1 cuiller à café de drogue pour 1 tasse d'eau bouillante) prise trois fois par jour. En usage externe on l'utilise généralement en décoction (2 cuillers à soupe pour 1 tasse d'eau) comme gargarisme dans l'inflammation des muqueuses de la bouche et de la gorge, dans des préparations pour le bain et en compresses pour les furoncles et la phlébite. Son utilisation en bain oculaire pour soigner la conjonctivite expose à un risque d'infection et il ne faut donc y recourir que sous contrôle médical.

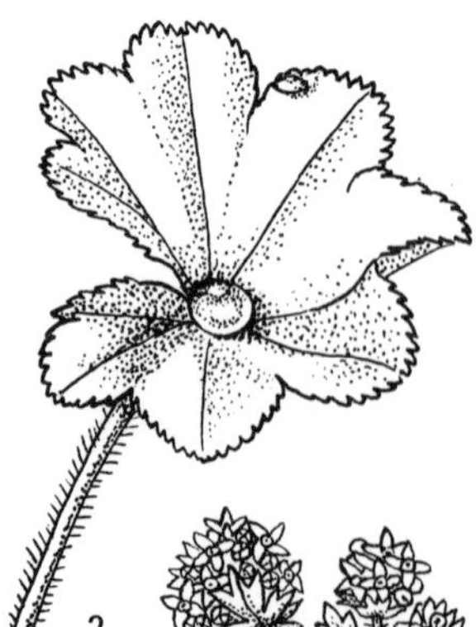
2

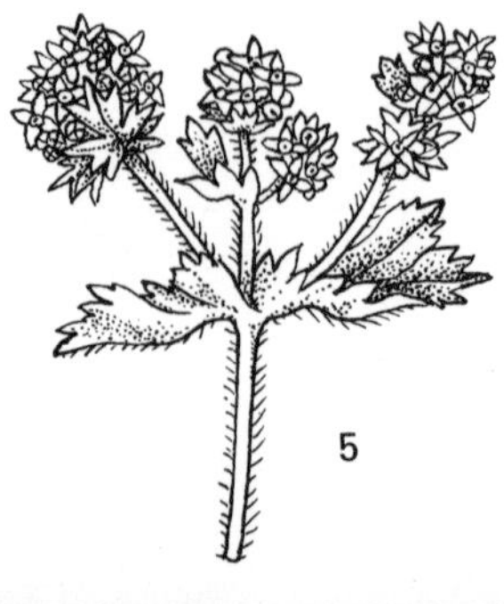
5

L'Alchémille (1) est une plante vivace atteignant jusqu'à 30 cm de haut. Elle pousse clairsemée ou en abondance sur les bordures humides, les prairies subalpines et dans les prés bordant les ruisseaux. Elle présente des feuilles à longue tige, palmées, à 9 lobes, à contour circulaire et à bord dentelé.

Une caractéristique de cette plante : l'exsudation de gouttelettes d'eau à la surface de la feuille (2). D'où son nom médiéval de « porte-rosée ». Les fleurs verdâtres, indéfinissables (3 : fleur fermée, 4 : fleur ouverte) n'ont pas de pétales mais ont un calice et un épicalice. Elles sont disposées en grappes minuscules (5). Le fruit est un akène. Le nom latin de la plante indique son lien avec l'alchimie. Les alchimistes croyaient que les gouttes d'eau exsudées sur les feuilles avaient un pouvoir médicinal extraordinaire ainsi qu'un pouvoir magique.

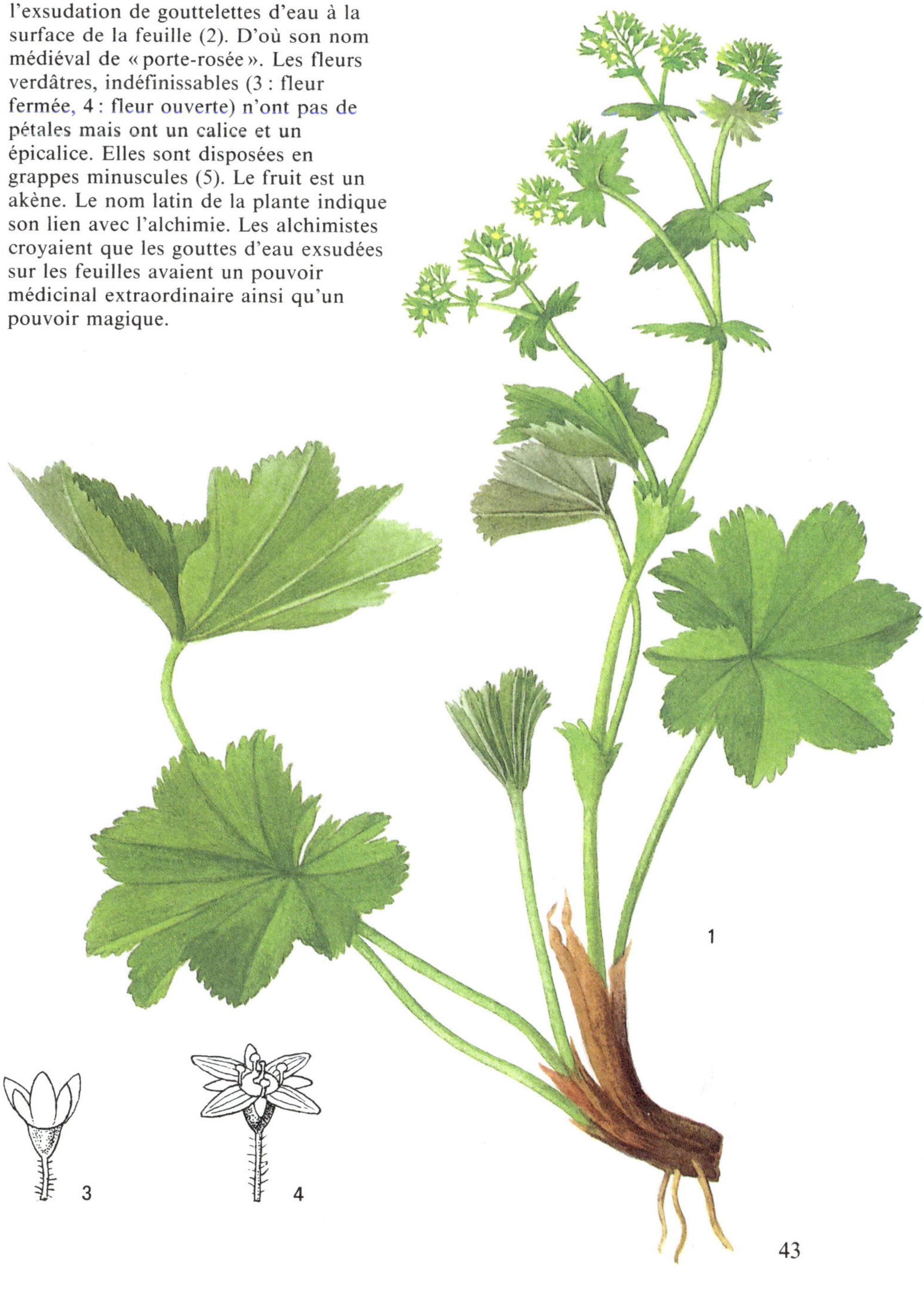

1

3

4

Guimauve officinale
Althaea officinalis L.

Famille des Mauves
Malvacées

La Guimauve pousse sur les sols salés en Europe et en Asie occidentale et centrale, principalement dans les larges bassins fluviaux des étendues moyennes du Danube jusqu'à l'Oural méridional. En maints endroits elle s'est naturalisée. Elle fut introduite dans le nord-est des États-Unis où elle pousse dans les marais salants de la côte. Sa vaste distribution est due en partie à sa popularité comme plante médicinale. Comme on en fait une grande consommation, c'est l'une des plantes médicinales cultivées à des fins commerciales. Sa culture remonte à l'époque médiévale où elle poussait dans les jardins des monastères et de campagne. Ce sont les racines et les feuilles qu'on utilise à des fins pharmaceutiques. Le constituant principal est le mucilage, les autres comprennent de l'amidon, des sels minéraux et des composés flavoniques. La Guimauve a été utilisée depuis des siècles sous forme de sirop comme remède reconnu dans le traitement des toux et de l'inflammation des voies respiratoires supérieures. Elle est moins utilisée sous forme d'infusion pour l'asthme, les troubles stomacaux et intestinaux et pour les coliques accompagnées de diarrhée chez les enfants. Les racines ont une forte teneur en mucilage et pour cette raison on les préfère pour les utilisations pharmaceutiques. Cette teneur est la plus forte dans les racines récoltées en automne. La drogue préparée à partir de racines aussi bien que de feuilles doit macérer plusieurs heures (de préférence toute la nuit) dans de l'eau tiède, ou mieux fraîche — 2 cuillers à café pour 1 tasse d'eau. À boire 2 à 4 fois par jour. Les feuilles sont utilisées dans des mélanges de tisanes pour soigner la toux, en compresses et cataplasmes pour atténuer les œdèmes, et en gargarisme calmant dans les stomatites.

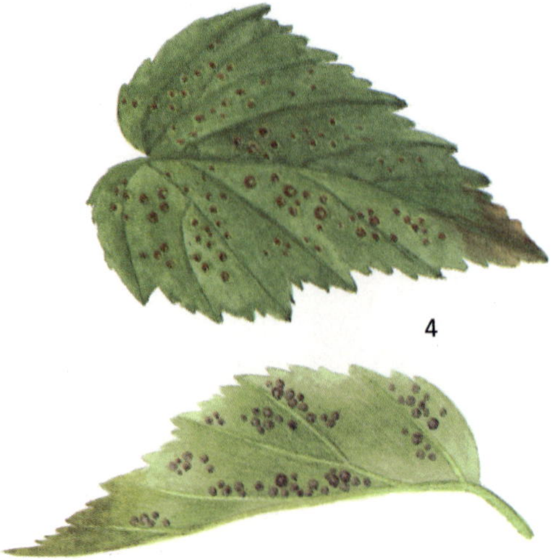
4

Cette plante vivace veloutée (1) qui peut atteindre plus de 1 m de haut, pousse dans les biotopes humides. Elle a une racine charnue, ramifiée et des tiges non ramifiées, ou très légèrement, avec des fleurs disposées en racèmes irréguliers à l'aisselle des feuilles supérieures. Les fleurs (2 : coupe longitudinale, 3 : vue du dessous) sont pentamères. Les étamines ont leurs filets soudés dans un tube central creux et des anthères pourpres. Les styles poussent dans ce tube. L'ovaire à dix carpelles évolue en un fruit en forme de disque qui éclate quand il est mûr. Les feuilles sont souvent attaquées par la rouille (*Puccinia malvacearum*) (4). De telles feuilles ne conviennent pas pour le marché des drogues végétales. En raison de sa forte concentration en mucilage et en amidon, la racine de la Guimauve est aussi utilisée dans dans les crèmes et les émulsions cosmétiques.

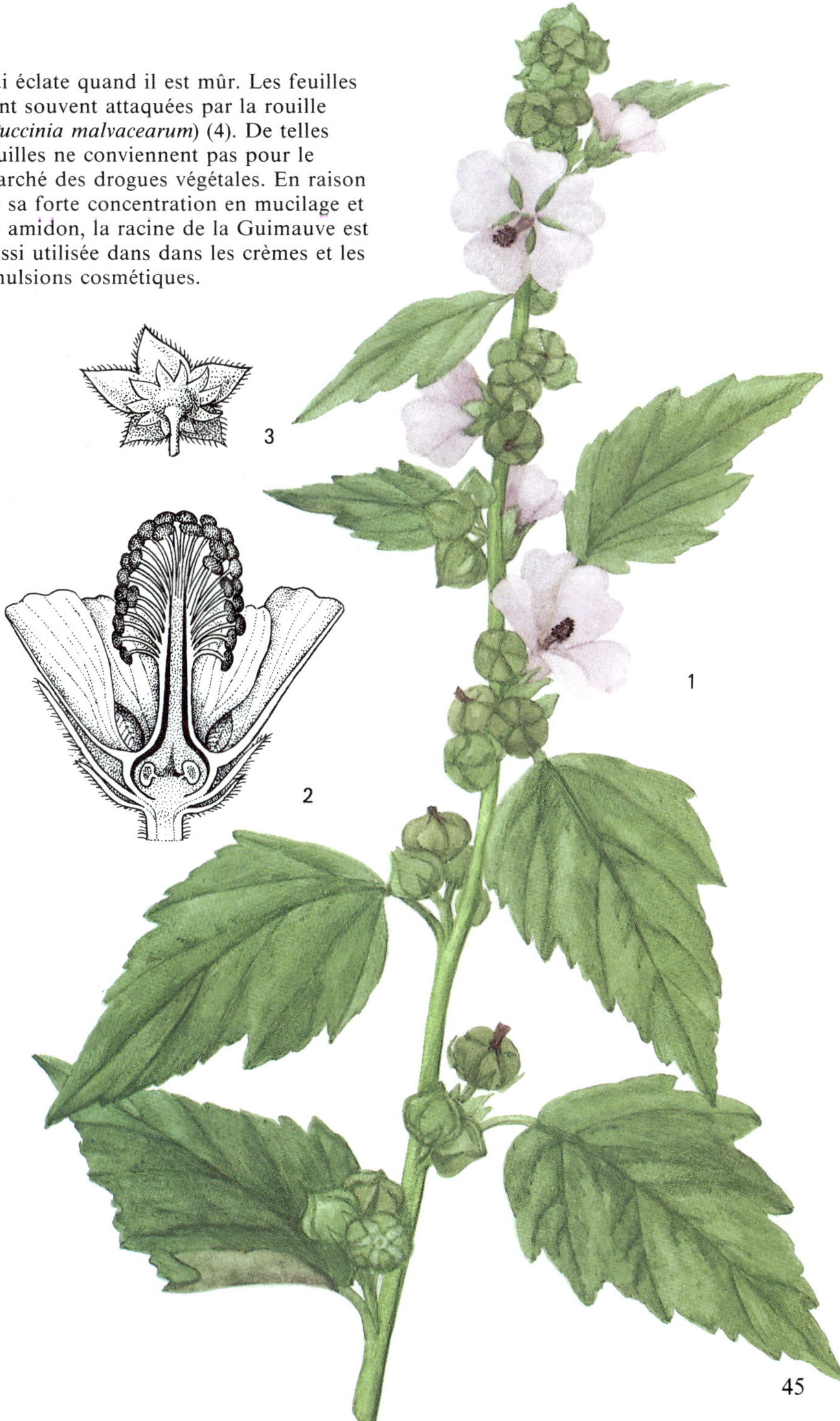

3

2

1

Aneth odorant Famille des Carottes
Anethum graveolens L. var. *hortorum* ALEF. Ombellifères

L'Aneth odorant est l'une des deux espèces du genre *Anethum.* Il existe à l'état sauvage sans doute de l'Asie Mineure à l'Inde. De nos jours il est communément utilisé comme légume et aromate. Il était déjà populaire chez les Égyptiens et chez les peuples de l'Antiquité. Charlemagne le fit mettre dans la liste des plantes médicinales qu'il fallait cultiver mais en Europe centrale sa culture date seulement de la fin du Moyen Âge. Les fruits et les tiges fleuries sont les parties utilisées à des fins médicinales. Les fruits sont ramassés quand ils virent au brun et commencent à mûrir. Ils contiennent une huile essentielle avec de la carvone et d'autres composants qui lui donnent un parfum distinctif qui le différencie de l'huile essentielle du Cumin des prés dont la carvone est également le principal constituant. Il facilite la sécrétion des sucs digestifs, stimule l'appétit, supprime la flatulence et les spasmes intestinaux. Il a également une faible action diurétique. En médecine populaire on le conseille pour les maux de tête et l'insomnie. Manifestement, l'effet bénéfique de la drogue sur la digestion contribue à un sommeil paisible. Elle est utilisée sous forme d'infusion (1 cuiller à café de fruits écrasés pour 1 tasse d'eau bouillante, 3 fois par jour $^1/_2$ h après chaque repas, ou 1 tasse de tisane ainsi préparée avant de se coucher). L'utilisation de la drogue comme antiseptique dans les maladies des voies respiratoires supérieures est abandonnée de nos jours en raison de son faible effet comparé à d'autres préparations. L'Aneth odorant est important surtout comme herbe culinaire et ses propriétés médicinales sont alors pleinement utilisées. L'assaisonnement de la nourriture avec de l'Aneth la rend plus appétissante et plus digestive, sans parler de la teneur en vitamines des sommités qui est loin d'être négligeable.

L'Aneth odorant (1) est une plante annuelle à feuilles clairsemées, pouvant dépasser 1 m de haut. Feuilles multipennées et plumeuses, douces et comme pruineuses, tout comme la tige creuse. Petites fleurs jaunes disposées en ombelles. Le fruit est un double akène plat, elliptique, à bord ailé et à cinq côtes saillantes (2). Entre les côtes se trouvent de minuscules canaux contenant l'huile essentielle, jusqu'à 6% pour les espèces cultivées (3). L'Aneth est un ingrédient fondamental pour la conservation au vinaigre de cornichons et autres légumes et on l'utilise aussi comme condiment dans la sauce de salade et avec d'autres aliments. On le cultive donc de nos jours non seulement dans les jardins à usage privé mais aussi à grande échelle à des fins commerciales. Les restes de la récolte sont parfois utilisés pour distiller l'huile essentielle. L'Aneth odorant se naturalise facilement.

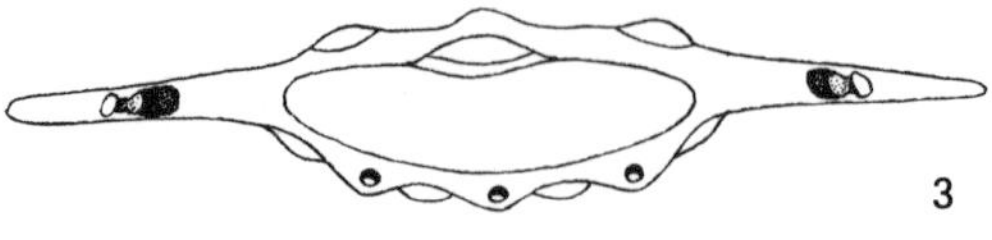

3

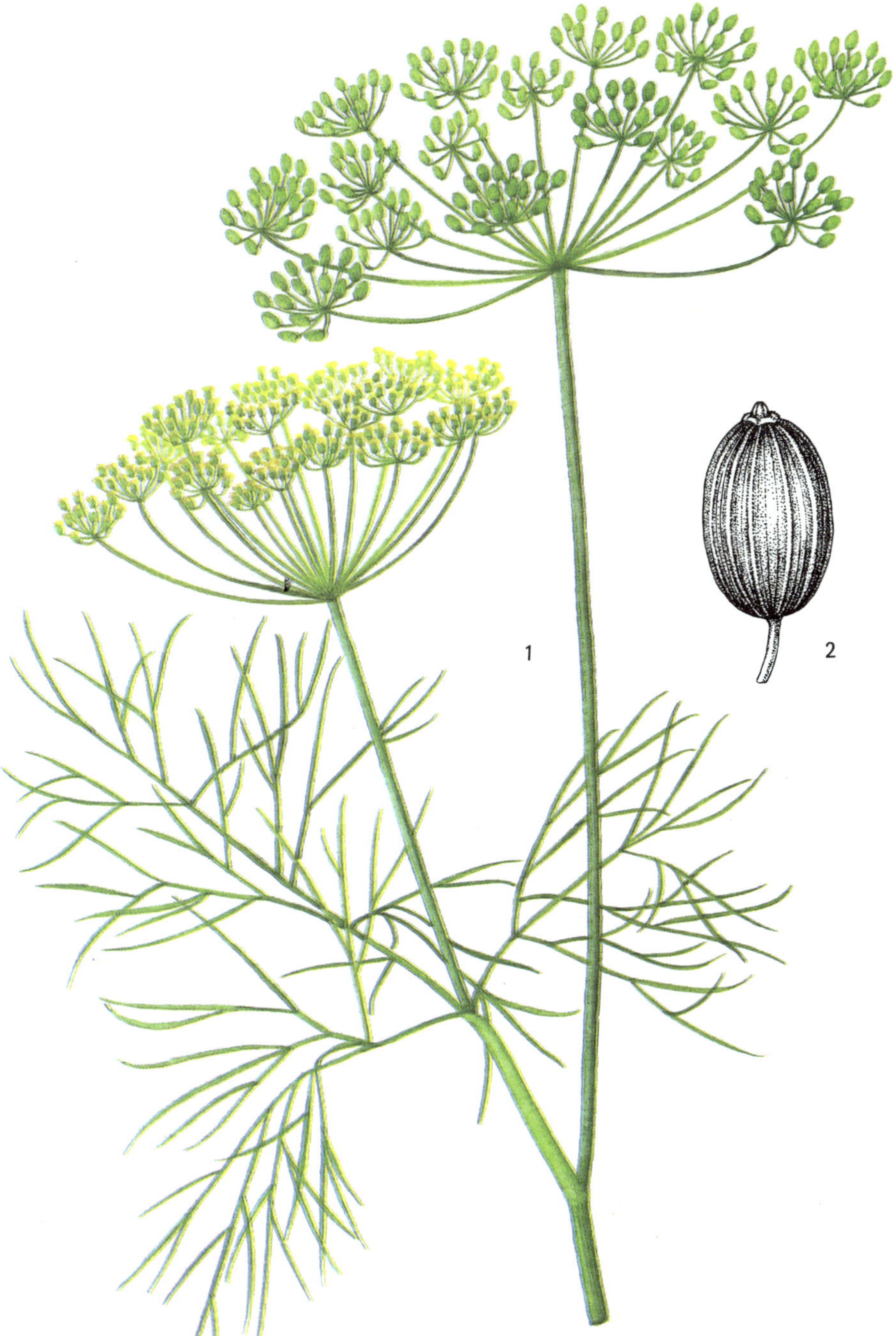
1
2

Angélique vraie
Angelica archangelica L.

Famille des Carottes
Ombellifères

L'Angélique vraie est la plus familière des 50 espèces du genre ; originaire de l'hémisphère Nord, d'Europe et d'Asie, de l'Arctique à la zone tempérée, elle est plus abondante dans les régions septentrionales dans les montagnes et les collines que plus au sud où on ne la trouve qu'en zone montagneuse. La drogue est obtenue à partir du rhizome et des racines, parfois aussi à partir des fruits ou des jeunes tiges. La grande consommation qui était faite de cette drogue depuis l'époque médiévale entraîna sa culture, de façon courante, à l'échelle commerciale et plusieurs variétés ont été développées dans ce but. Les principaux composants sont une huile essentielle aux propriétés antiseptiques, des principes amers, coumarine et furocoumarine. La drogue faite à partir de la racine est largement utilisée pour traiter les troubles digestifs et intestinaux mais elle est surtout importante comme tonique aromatique à effet complet pour traiter le fonctionnement relâché des systèmes digestif et intestinal provoqué par des névroses, la dyspepsie et une digestion paresseuse accompagnée de flatulence. On prend deux fois par jour, avant le déjeuner et le dîner une infusion, ou une décoction légèrement bouillie, préparée avec 1 cuiller à café de racine écrasée pour 1 tasse d'eau, à boire lentement à la cuiller. Outre son utilisation en médecine populaire sous forme d'infusion et de teinture, l'Angélique est beaucoup plus largement utilisée par les distilleries commerciales pour faire des liqueurs digestives telles que la Bénédictine et la Chartreuse, fabriquées à l'origine dans les monastères français au Moyen Âge. De nos jours on n'utilise plus que rarement les pommades antirhumatismales à base d'Angélique en raison de la fréquence des réactions cutanées allergiques chez les personnes sensibles à l'effet de la drogue.

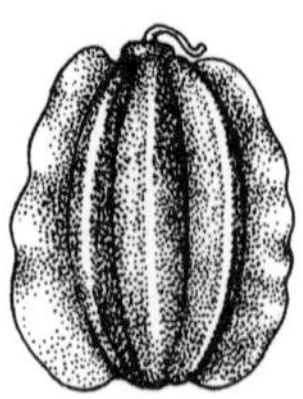

2

Plante bisannuelle ou pluriannuelle, l'Angélique vraie (1) est l'une des géantes de la famille des Carottes. Elle pousse dans les lieux humides, les prés, les ravins et au bord des ruisseaux forestiers en zone montagneuse, plus rarement dans les contreforts montagneux. Pendant la floraison de juin à août, elle présente une grande tige épaisse et creuse, de plus de 2 m de haut. Les feuilles basales sont larges avec de longs pétioles, les feuilles de la tige ont des pétioles engainant gonflés. La grande inflorescence comporte jusqu'à 40 ombelles de petites fleurs à odeur de miel, une corolle jaune verdâtre et de longues étamines saillantes. Le fruit est un diakène elliptique, jaune pâle (2) avec deux ailes membraneuses sur le bord, bien visibles dans la coupe du fruit (3). Les jeunes

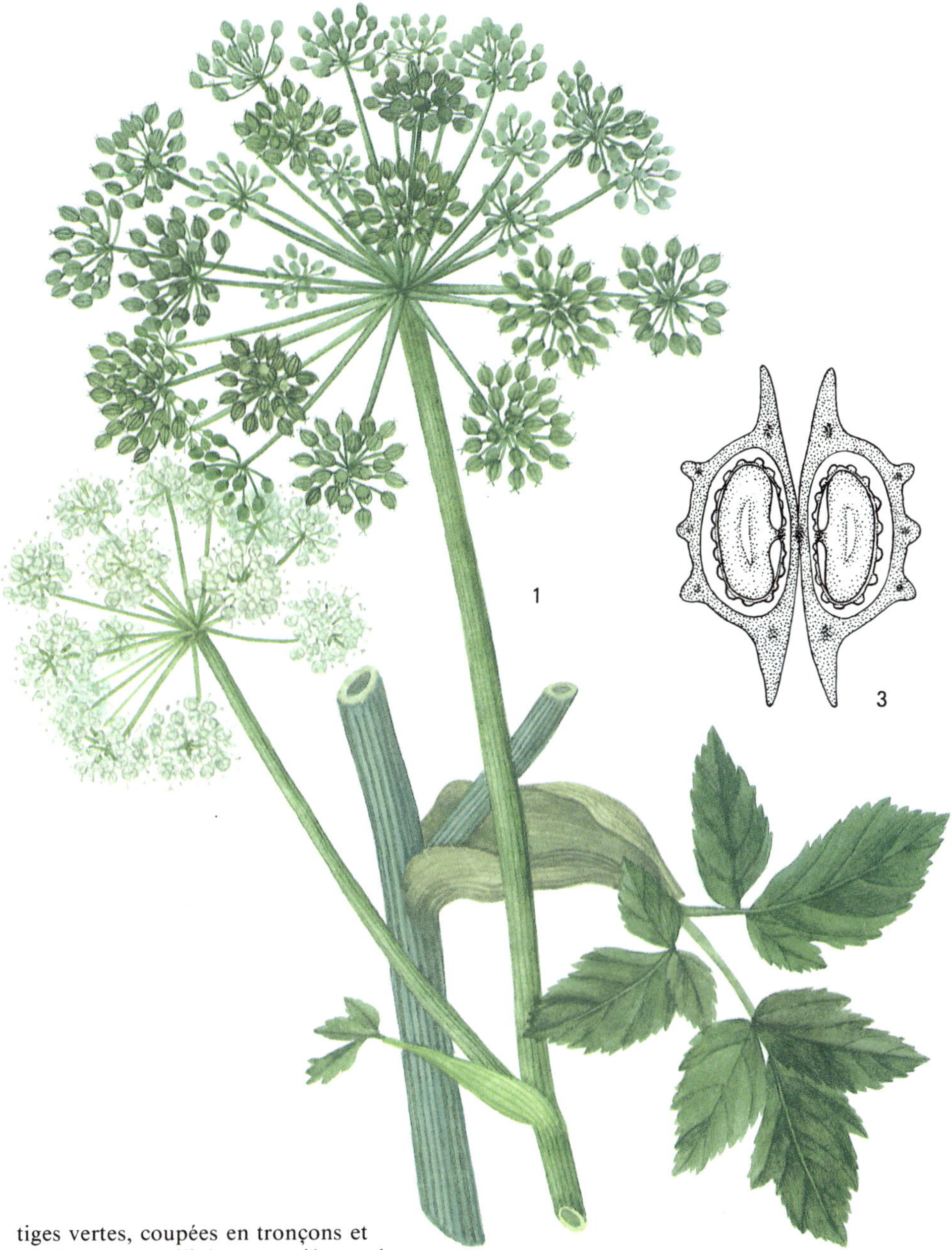

1

3

tiges vertes, coupées en tronçons et confites, sont utilisées pour décorer les gâteaux dans certaines parties de l'Europe.

Grande Bardane
Arctium lappa L.

Famille des Marguerites
Composées

La Grande Bardane est originaire des régions tempérées d'Asie. On la trouve dans toute l'Europe mais elle n'y est probablement pas indigène. En Amérique c'est une espèce introduite. Ses racines ont encore un usage médicinal et la drogue est toujours appelée par son nom médiéval *Radix bardanae.* Les racines sont récoltées à la fois dans la nature et sur les plantes cultivées. Le fait qu'elle soit cultivée reflète une consommation relativement grande de cette drogue. Les constituants comprennent des composés polyacétyléniques instables aux propriétés antiseptiques et fongicides, également des principes amers, des tanins, ainsi que des substances glucosidiques de type lignane et des traces d'huile essentielle. Pour préserver les composés instables il est recommandé de stabiliser la drogue par des vapeurs d'alcool ou en la faisant légèrement bouillir avant de la sécher. Ce groupe de substances explique l'action relativement efficace de la drogue. On recommande une infusion ou une décoction, légèrement bouillie, préparée avec 1 cuiller à café de drogue écrasée par tasse d'eau, 3 fois par jour contre les gastrites, les ulcères, les troubles du foie et de la vésicule biliaire et les premiers stades des diabètes. La drogue est également utilisée pour ses propriétés diurétiques et sudorifiques. En usage externe on conseille une décoction de 1 cuiller à café de drogue écrasée pour $^1/_2$ l d'eau pour baigner les ulcères et les eczémas d'origine inconnue. L'huile extraite de la drogue ou de la racine fraîche est utilisée dans les préparations cosmétiques pour freiner la chute des cheveux. Pour le marché des drogues végétales on récolte également des espèces similaires aux propriétés tout aussi efficaces, par exemple la Petite Bardane (*Arctium minus*) et la Bardane tomenteuse (*Arctium tomentosum*), ainsi que des hybrides des deux.

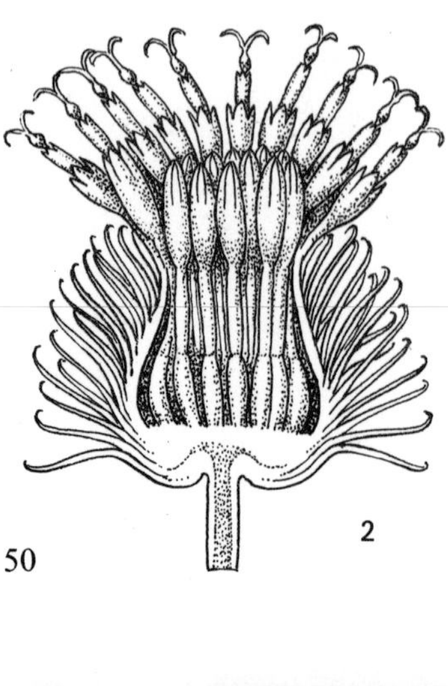

2

La Grande Bardane (1) est une grande plante bisannuelle atteignant jusqu'à 180 cm de haut, à la racine traçante et charnue. Elle pousse dans les terrains vagues, les fossés, au bord des haies et des chemins, surtout dans les sols profonds, riches mais abandonnés, de la plaine au piémont. Feuilles basales pétiolées, jusqu'à 50 cm de long. Pétioles et tiges remplis de moelle. Floraison de juillet à septembre. Capitules globuleux

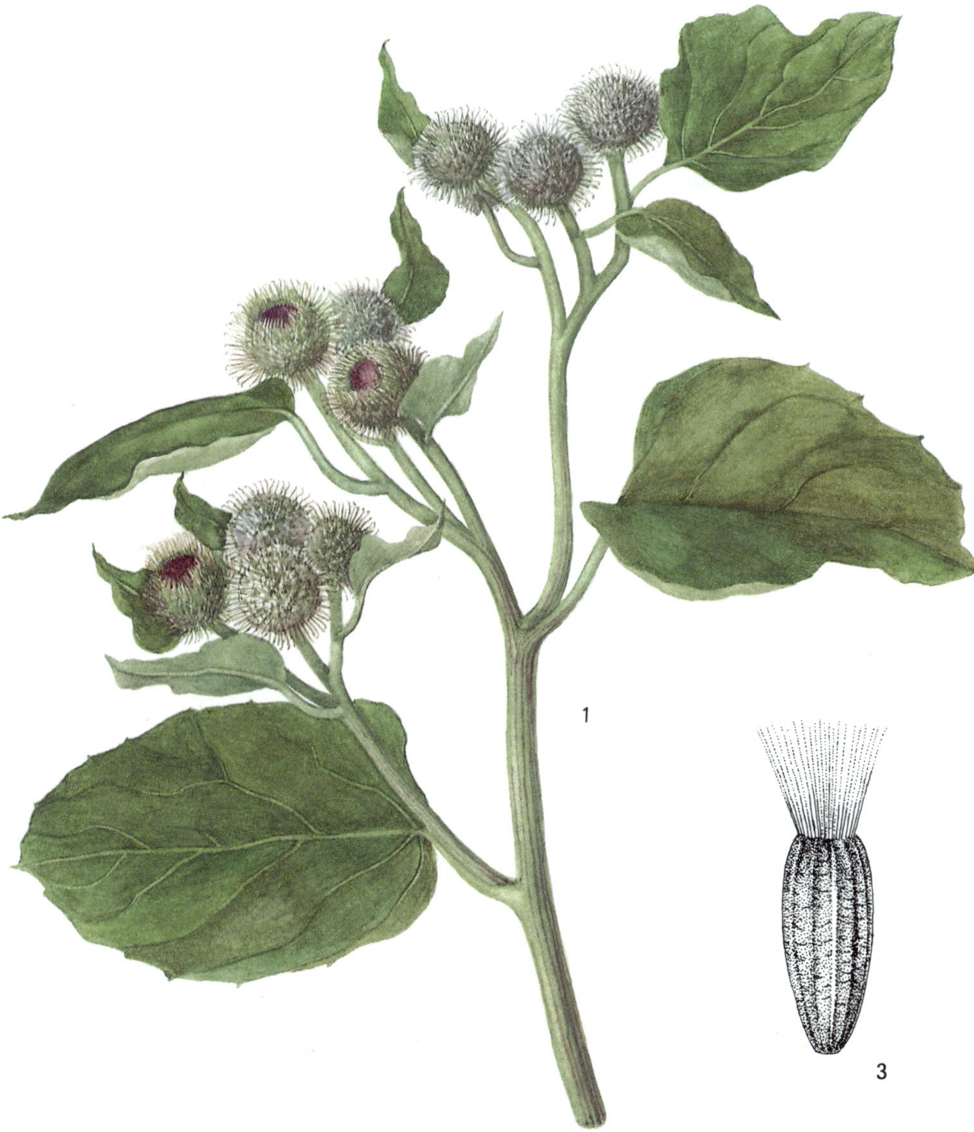

1

3

à nombreuses fleurs non rayonnantes, tubulaires, pourpres, quinquéfides. La coupe longitudinale schématique (2) montre nettement les étroites bractées involucrales, dentées à la base et terminées par un crochet qui permettent la dispersion, sur de grandes distances, des capitules qui s'accrochent à la fourrure des animaux. Le fruit est un akène aplati, noir, avec une aigrette comprenant plusieurs rangées de poils (3).

Busserole Famille des Bruyères
Arctostaphylos uva-ursi (L.) SPRENG. Éricacées

La Busserole ou Raisin d'ours est distribuée dans la zone tempérée de l'hémisphère Nord, son domaine s'étendant dans le nord jusqu'à l'Arctique et plus rarement jusqu'aux montagnes de l'Europe méridionale et au Caucase. Les feuilles sont récoltées pour le marché des drogues par effeuillage, uniquement dans la nature. Des tentatives de culture ont jusqu'à présent échoué pour des raisons économiques attendu que ceci nécessite la plantation de boutures enracinées dont la préparation est assez onéreuse. La drogue est importée principalement de Scandinavie, d'URSS et des Pyrénées. Elle contient de l'arbutine (jusqu'à 14 %), un produit de décomposition dont l'ingestion amène des constituants à effet antiseptique, hydroquinone et D-glucose. Les autres composants comprennent la méthylarbutine, une grande concentration de tanins (jusqu'à 19 %) et des flavonoïdes. En raison de la présence d'hydroquinone et de substances auxiliaires, la drogue agit comme un excellent désinfectant des voies urinaires mais ne peut pas être considéré comme diurétique. Elle ne peut donc pas être prescrite pour une inflammation aiguë de la vessie car dans ce cas elle a tendance à avoir un effet irritant. Lors de l'emploi de la drogue, qui doit être finement écrasée, il faut observer deux conditions. Il faut utiliser de l'eau tiède, jamais chaude, pour l'infusion de façon à ce que les tanins indésirables, qui provoquent nausées, vomissements et constipation, ne soient pas absorbés par l'eau. Afin que le constituant effectif, l'hydroquinone, soit libéré de l'arbutine, l'urine doit être alcaline. Ceci peut être obtenu par l'absorption d'un peu de bicarbonate de soude (la pointe d'un couteau) avec l'infusion. Le dosage est de 1 cuiller à café de drogue pour 1 tasse d'eau, 3 à 4 fois par jour, à petites gorgées. Ne pas prendre cette drogue pendant la grossesse.

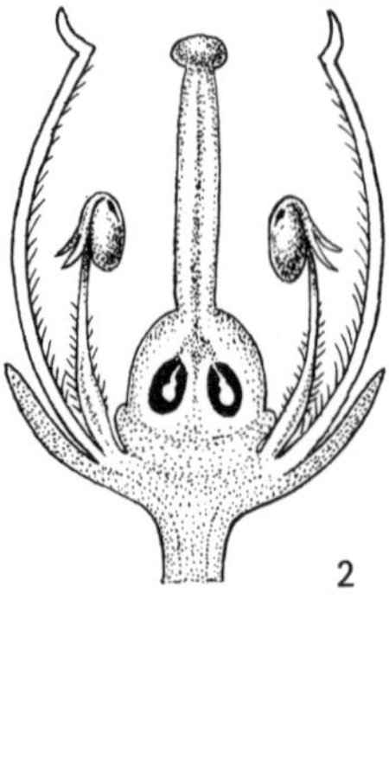

2

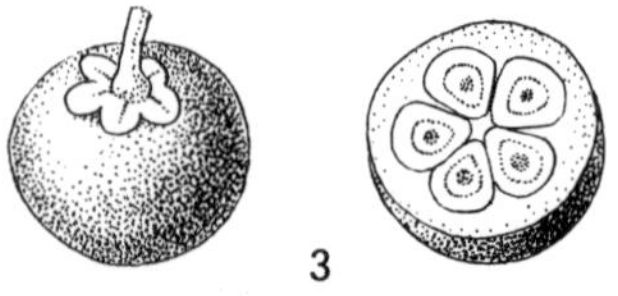

3

La Busserole (1) est un arbrisseau bas, à longues tiges rampantes, très feuillues, présentant de petits rameaux ascendants. En Europe centrale c'est une plante relativement rare poussant en petits groupes dans les bois de pins ouverts et dans les landes ainsi que dans les recoins rocheux, toujours en un site abrité du gel. Les feuilles sont coriaces, vert foncé brillant dessus et vert pâle dessous. L'inflorescence est une petite grappe composée de 3 à 12 fleurs. Les fleurs (2 : coupe longitudinale) ont une corolle en forme de grelot, blanche à rose et des étamines à anthères pourpres. Le fruit (3) est une baie globuleuse, rouge foncé, avec 5 graines à l'intérieur. Dans les biotopes favorables, quelques plantes seulement peuvent former un épais tapis couvre-sol et peuvent même inclure des spécimens ayant une centaine d'années. Cependant, si la racine principale est détruite, toute la plante meurt.

En France elle pousse dans les massifs montagneux, de 600 à 2500 m, dans les sous-bois et sites rocailleux secs.

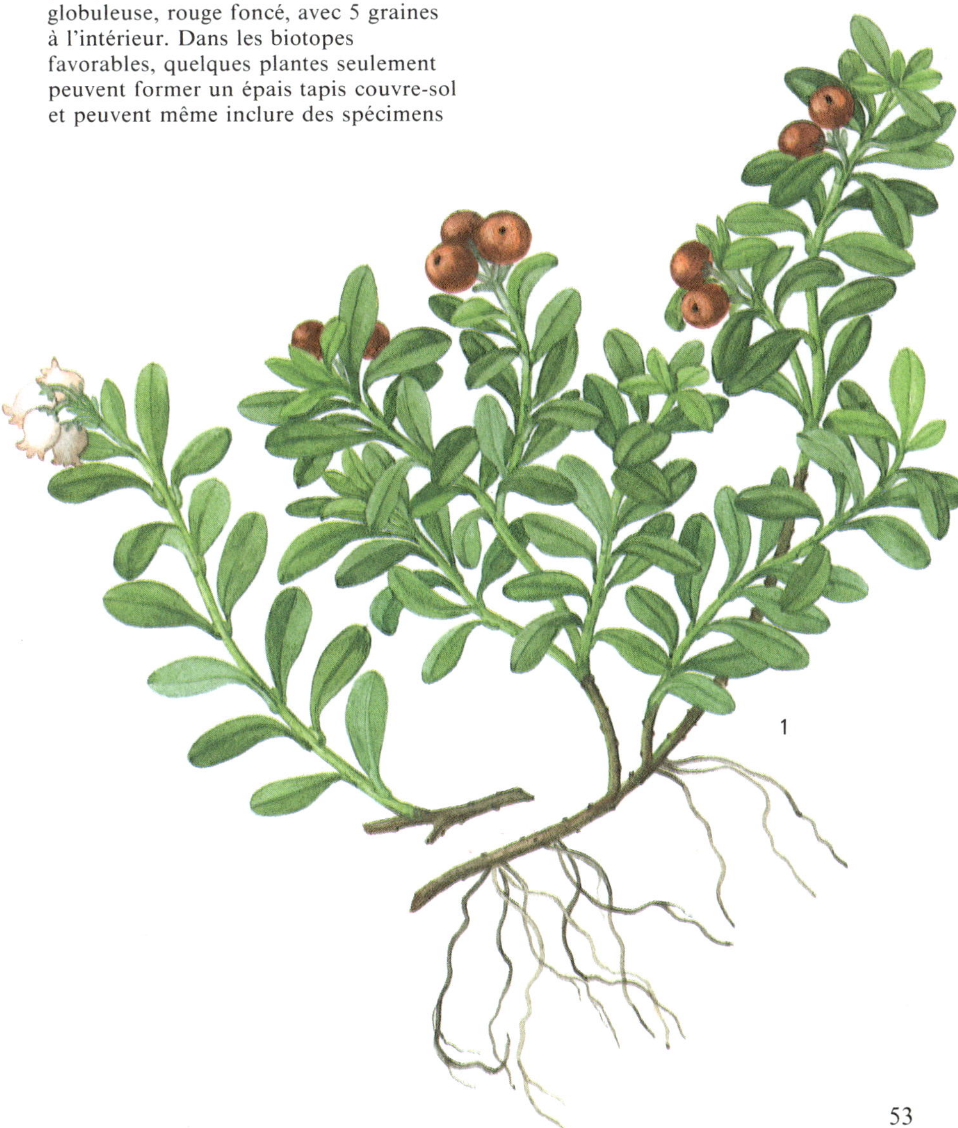

1

Arnica Famille des Marguerites
Arnica montana L. Composées

Le genre *Arnica* compte quelque 30 espèces, toutes distribuées dans l'hémisphère Nord. L'Arnica est indigène en Europe où il pousse à haute altitude. C'est une espèce gravement menacée et elle est donc protégée dans de nombreux pays. Comme elle fait l'objet d'un intérêt croissant pour sa valeur médicinale, des efforts sont faits pour la cultiver ou encore pour faire pousser l'espèce *Arnica chamissonis*, d'Amérique du Nord, plus facilement cultivable. Les fleurs sont principalement utilisées à des fins médicinales mais on trouve plus généralement la drogue faite à partir des capitules comprenant l'involucre. Les rhizomes et leurs racines ne sont plus utilisés à des fins pharmaceutiques. En raison de la réputation de la drogue dans la médecine populaire, les composants ont été soigneusement recherchés et beaucoup ont été isolés. Le plus efficace, peut-être, est le groupe des pseudoguayanolides, flavonoïdes, alcools isomériques et caroténoïdes, auxquels s'ajoutent une huile essentielle et des tanins. Ces constituants combinés ont un effet stimulant sur un muscle cardiaque fatigué et recevant une quantité insuffisante de sang et donc sur le système circulatoire, chez les personnes âgées en particulier. De ce point de vue, l'action de l'Arnica est comparable à celle de l'Aubépine, la différence étant que l'effet de l'Arnica est plus rapide mais constitue également un plus grand risque chez les personnes âgées en cas de trop forte dose. Pour cette raison il est dangereux d'utiliser la drogue sans consulter un médecin. Extérieurement elle a un effet antiseptique, anti-inflammatoire et cicatrisant. L'usage externe de teinture diluée comme remède familial pour bassiner des plaies et accélérer la cicatrisation est encore répandu, de même que son application sur les contusions. Seule la rareté de la drogue évite qu'elle ne soit plus largement utilisée en thérapie.

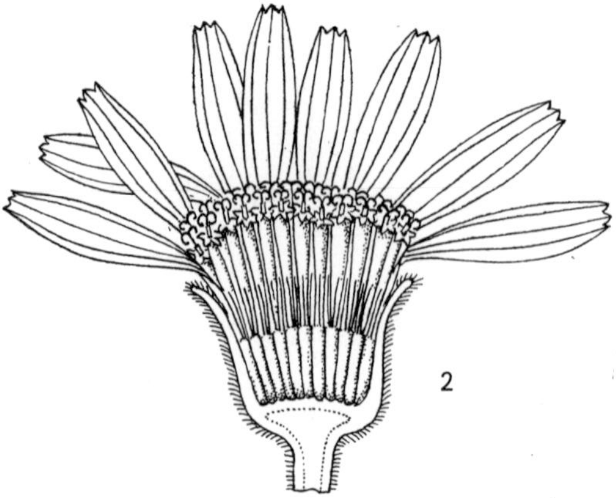

2

De juin à août les prairies de montagne doivent une grande part de leur beauté à l'Arnica (1) qui est une des plus jolies fleurs épanouies à ce moment-là. Les feuilles basales raides sont disposées en rosette d'où monte une tige, ramifiée ou non, jusqu'à 50 cm de haut, et portant de grandes fleurs terminales. La coupe longitudinale de la fleur (2) vous permet de voir l'involucre hémisphérique et le réceptacle convexe. Les fleurs sur le bord sont ligulées, jaune orangé, jusqu'à 3 fois plus longues que l'involucre et éparses. 50 fleurs non rayonnantes ou plus, tubulaires, de la même couleur, avec une corolle à cinq dents, sont amassées au centre. Vous avez peut-être entendu parler de « l'huile d'arnica ». C'est un remède familial obtenu en entassant les fleurs dans une bouteille à goulot large qui est ensuite hermétiquement fermée et placée au

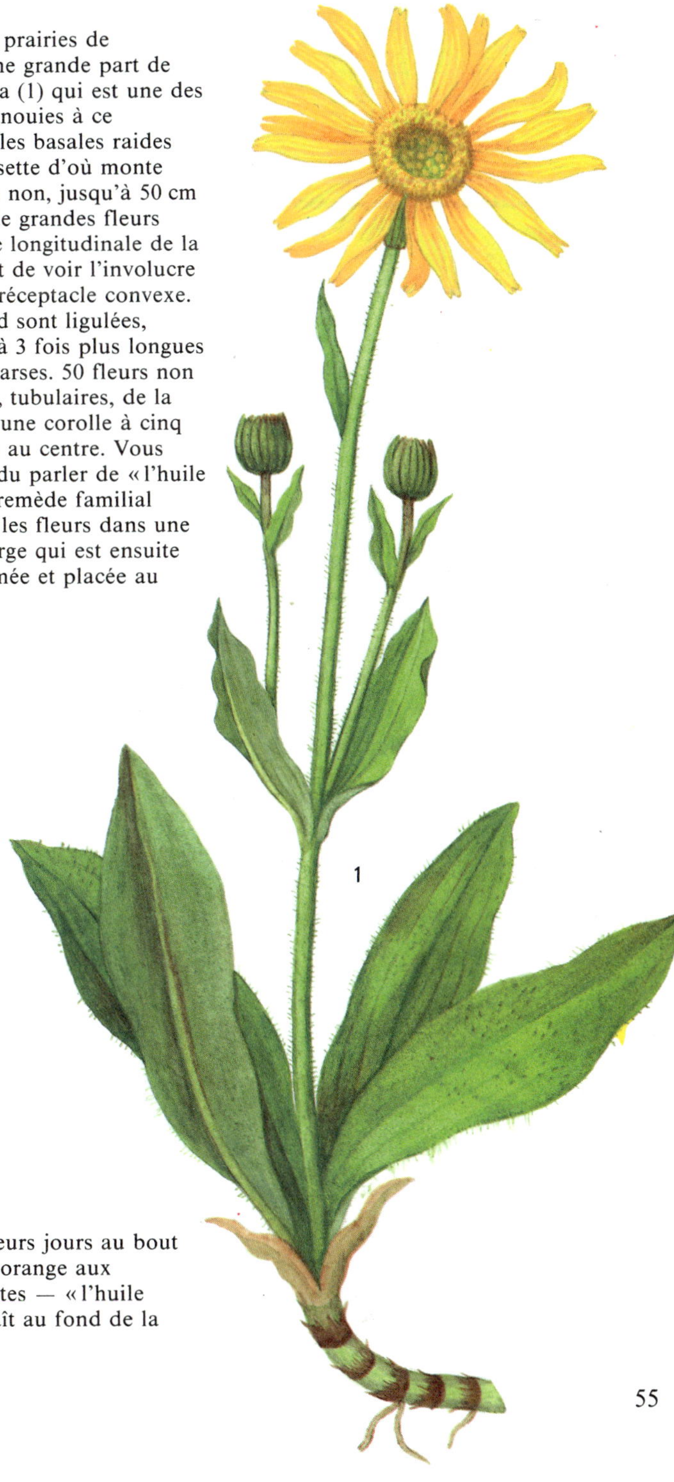

soleil pendant plusieurs jours au bout desquels un liquide orange aux propriétés cicatrisantes — « l'huile d'arnica » — apparaît au fond de la bouteille.

Armoise absinthe Famille des Marguerites
Artemisia absinthium L. Composées

Avec plus de 300 espèces, le genre *Artemisia* est l'un des plus grands de l'hémisphère Nord. Ce sont souvent les plantes dominantes dans les steppes et semi-déserts d'Asie centrale, d'Afrique du Nord et de Californie. L'Armoise absinthe est une espèce d'Europe et d'Asie occidentale de la zone tempérée, son domaine s'étendant jusqu'aux montagnes des régions subtropicales. À des fins médicinales on utilise les sommités fleuries très feuillues, sans les parties dépourvues de feuilles du bas des tiges. On les récolte dans la nature ou sur les plantes cultivées qui servent de matière première essentielle pour l'industrie alimentaire. Les constituants comprennent une huile essentielle avec thuyone et azulène comme principaux constituants, et des principes amers de guayanolide. Tels sont les composants efficaces de cette drogue aromatique amère qui exerce une action favorable sur le système digestif, principalement en cas de paresse de l'estomac et de la vésicule biliaire, de sécrétion insuffisante de sucs gastriques et de descente de l'estomac avec tous les symptômes associés tels que le manque d'appétit, le dégoût de certains aliments et les névroses subséquentes. La drogue est utilisée sous forme d'infusion (1 cuiller à café pour 1 tasse d'eau bouillante, 3 fois par jour à petites gorgées $^{1}/_{2}$ h après les repas) ou sous forme d'extrait alcoolique (20 à 30 gouttes dans un verre d'eau, 3 fois par jour). La drogue supprime aussi la flatulence, accroît la sécrétion de bile, atténue les spasmes et soulage effectivement les problèmes mineurs de vésicule biliaire. L'action bénéfique d'une cure de 3 à 4 semaines d'Armoise absinthe pour traiter les séquelles sur le système nerveux autonome des accès de grippe, des infections et des opérations est bien connue. La drogue ne doit cependant pas être prise à trop forte dose ni sur une longue période car la thuyone de l'huile essentielle affecte le système nerveux central si elle est absorbée de façon continue. De même l'Absinthe ne doit pas être prise par des personnes souffrant d'une maladie du foie.

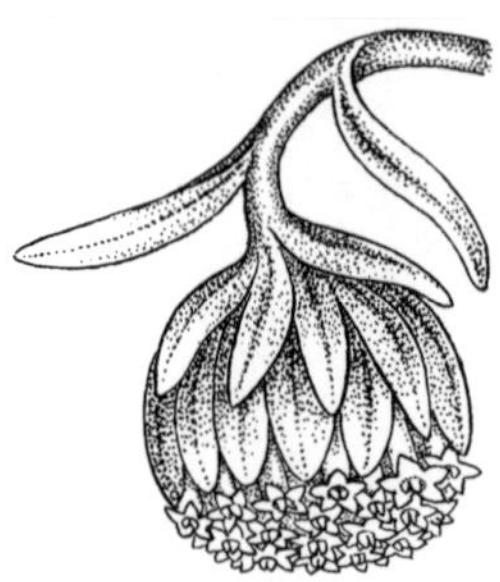

2

L'Armoise absinthe (1) est une plante vivace aromatique amère, généralement en touffes, avec des pousses soyeuses argentées atteignant jusqu'à 1 m de haut et parfois ligneuses à la base. Les tiges ont peu de feuilles en bas et sont très feuillues vers l'extrémité. Les feuilles sont feutrées, grises des deux côtés, leurs glandes incluses contiennent l'huile essentielle. L'inflorescence présente de nombreux capitules à court pédoncule (2). Toutes les fleurs du capitule sont tubulaires et jaune vif. Le fruit est un petit akène cannelé sans aigrette. D'autres espèces d'*Artemisia* sont aussi utilisées à des fins pharmaceutiques ainsi qu'en médecine populaire, par exemple l'Armoise citronnelle (*A. abrotanum*) et l'Estragon (*A. dracunculus*). Elles sont également importantes comme herbes culinaires.

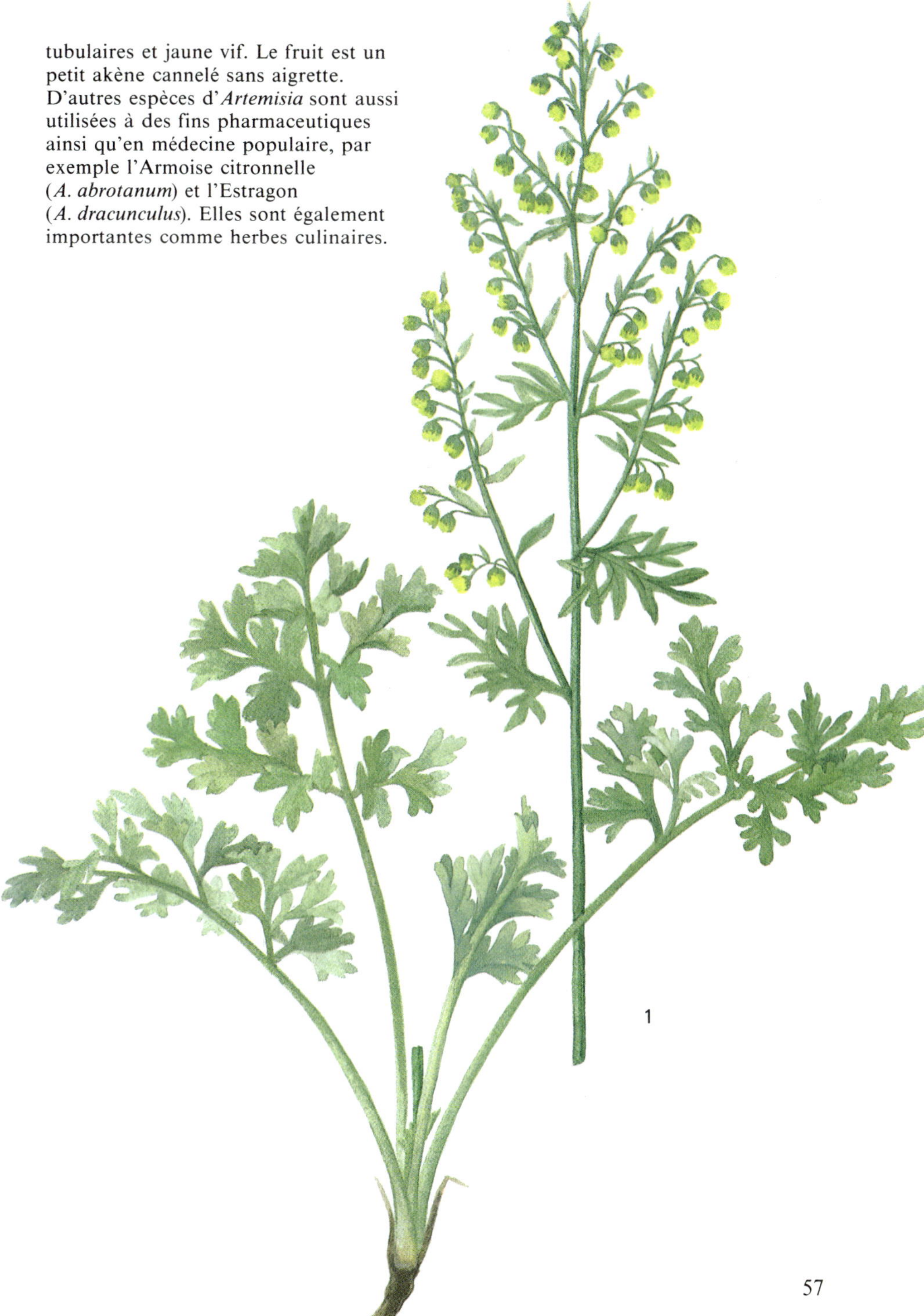

Bouleau pendant (ou verruqueux) *Betula pendula* Roth

Famille des Bouleaux
Bétulacées

Le genre *Betula*, distribué dans tout l'hémisphère Nord, comprend quelque 40 espèces parmi lesquelles le Bouleau pendant et le Bouleau pubescent (*B. pubescens*) présentent un intérêt pharmaceutique. Les feuilles des deux espèces sont utilisées médicinalement. La drogue contient surtout des substances glucosidiques telles qu'un hyperoside flavonique, et des traces de principes amers. La concentration en saponines est contestable mais la plupart des spécialistes les incluent parmi les composants. L'huile essentielle contient des composés bactéricides. Elle est concentrée principalement dans les feuilles et bourgeons jeunes ; ceux-ci sont utilisés très occasionnellement à des fins pharmaceutiques de sorte que la drogue commerciale faite à partir de feuilles à maturité ne contient que des traces d'huile essentielle. Les feuilles de Bouleau sont diurétiques, diaphorétiques et sont également efficaces pour soulager les douleurs rhumatismales. Bien que l'action diurétique soit parfois mise en doute, on en tient compte dans un grand nombre de préparations. Il est recommandé de prendre 2 à 3 fois par jour une infusion faite avec 1 cuiller à soupe de drogue écrasée dans 1 tasse d'eau. L'avantage de la drogue est qu'elle n'irrite pas les reins en cas d'inflammation chronique des voies urinaires. En médecine populaire elle est donc considérée excellente pour soulager les douleurs rhumatismales et sciatiques et elle entre donc dans la composition des mélanges de tisanes utilisés à cet effet. En usage externe l'extrait de drogue est conseillé pour les soins capillaires et ses bons résultats comme tonique du cheveu ne font aucun doute. L'emploi de sève de bouleau dans l'industrie des cosmétiques pour les cheveux, dans les shampooings et produits analogues, est également bien connu.

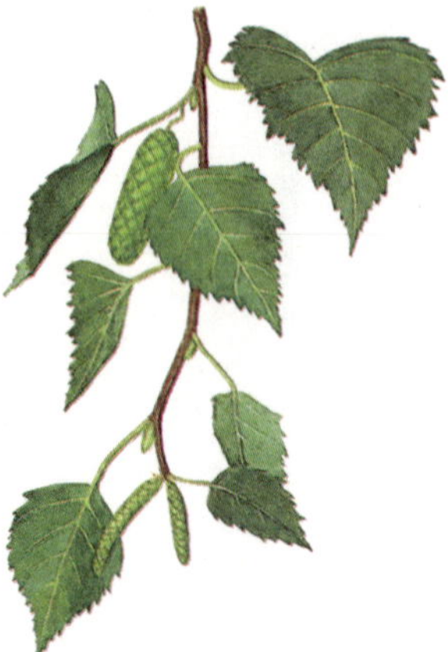

3 ♀

Le genre *Betula* comprend non seulement de grands arbres mais aussi des arbrisseaux et même des bouleaux nains caractéristiques de la toundra arctique. Tous sont des plantes ligneuses rustiques et peu exigeantes. Le Bouleau pendant (1) est un arbre familier de 10 à 30 m de haut, au tronc dressé, dont l'écorce en haut est soyeuse, blanc argenté et s'écaille en bandes papyracées alors que vers la base elle est noirâtre et profondément fissurée. Rameaux couverts d'excroissances cireuses (lenticelles). Feuilles à long pétiole, fines, cordiformes à rhombiques, vert vif dessus et vert plus pâle dessous. Fleurs unisexuées, disposées en chatons, apparaissant d'avril à mai. Chatons

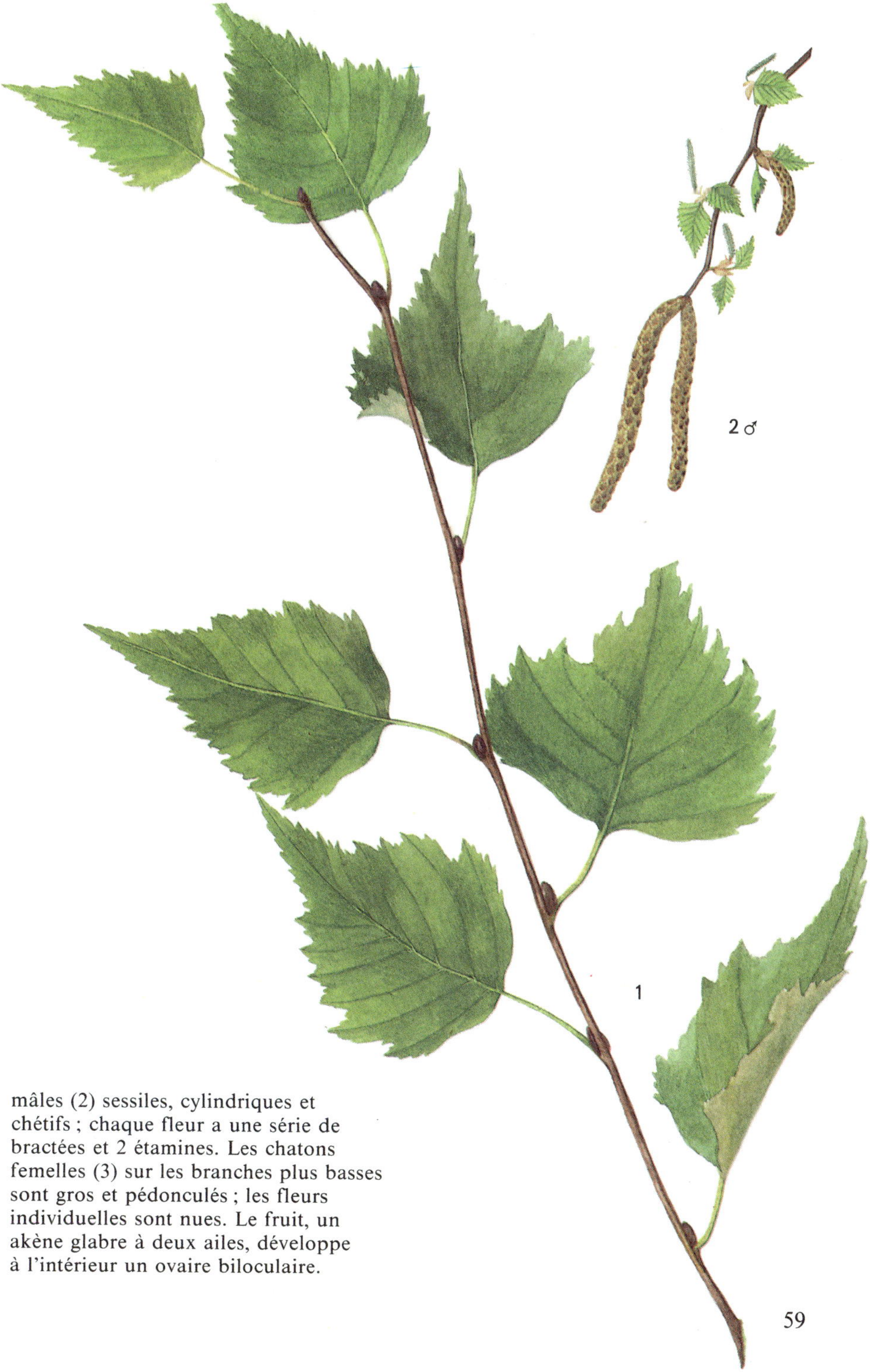

mâles (2) sessiles, cylindriques et chétifs ; chaque fleur a une série de bractées et 2 étamines. Les chatons femelles (3) sur les branches plus basses sont gros et pédonculés ; les fleurs individuelles sont nues. Le fruit, un akène glabre à deux ailes, développe à l'intérieur un ovaire biloculaire.

Bourrache officinale
Borago officinalis L.

Famille des Bourraches
Boraginées

La Bourrache officinale est originaire exclusivement de la région méditerranéenne, de l'Espagne à la Turquie. De nos jours elle pousse aussi dans les régions chaudes de l'Europe occidentale, centrale et orientale ainsi qu'en Asie occidentale où elle se naturalise souvent. Elle fut également introduite sur d'autres continents. Elle fut répandue par les Arabes au Moyen Âge et plus tard elle devint populaire comme herbe culinaire et comme plante mellifère. À des fins médicinales on utilise les sommités fleuries sans les tiges épaisses. Elles sont très fragiles et aqueuses et donc difficiles à sécher — il faut veiller à ce qu'elles ne moisissent pas. Elles contiennent du mucilage, des tanins, de l'allantoïne, des substances aromatiques avec une odeur de concombre et de l'acide silicique. La drogue n'est pas d'une importance médicinale vitale mais il ne faut pas sous-estimer sa valeur. Ses principales propriétés sont diurétiques, antiseptiques et anti-inflammatoires. Elle convient comme thérapie auxiliaire dans le traitement des infections urinaires chez les enfants et les personnes âgées. On l'utilise sous forme d'infusion dans de l'eau froide (1 cuiller à soupe de drogue écrasée pour 1 tasse d'eau, 2 à 3 fois par jour, par petites gorgées). Ses prétendus effets bénéfiques sur le système nerveux central furent mis en évidence, par exemple pour la ménopause, mais ne furent jamais suffisamment prouvés. Comme remède familial, la Bourrache est recommandée pour la fatigue nerveuse et la dépression, comme antipyrétique et en usage externe en lavage pour les inflammations mineures des muqueuses et pour cicatriser les lésions de la peau (2 cuillers à soupe de drogue pour $^{1}/_{2}$ l d'eau tiède). La Bourrache est aussi une herbe culinaire en raison de sa délicate saveur distinctive.

La Bourrache officinale (1) est une plante annuelle atteignant jusqu'à 70 cm de haut, aux racines juteuses, à l'odeur et au goût de concombre. Elle nécessite un sol plutôt humide, sablonneux à glaiseux, assez riche et bien pourvu en calcaire, en situation ensoleillée ou à mi-ombre. Elle est couverte de poils durs et raides. Les feuilles sont également poilues sur les deux faces. La floraison s'étend de juin à août. Les fleurs, groupées en cymes monoaxiales lâches, terminales, ont une corolle rotacée bleu vif à excroissances blanches dans la gorge. Les étamines ont des anthères violet-pourpre. Les fruits sont des nucules brun pâle, rugueuses, à côtes, carénées (2). Pendant la floraison la Bourrache produit de grandes quantités de nectar, jusqu'à 2,5 mg par fleur et par jour et pour cette raison elle est à juste titre considérée comme très mellifère.

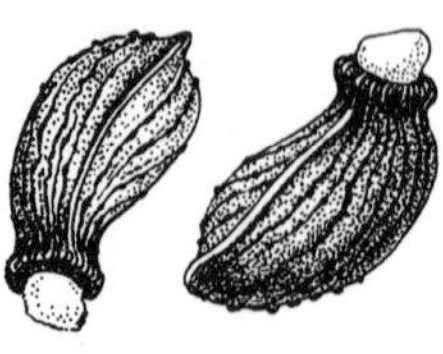

2

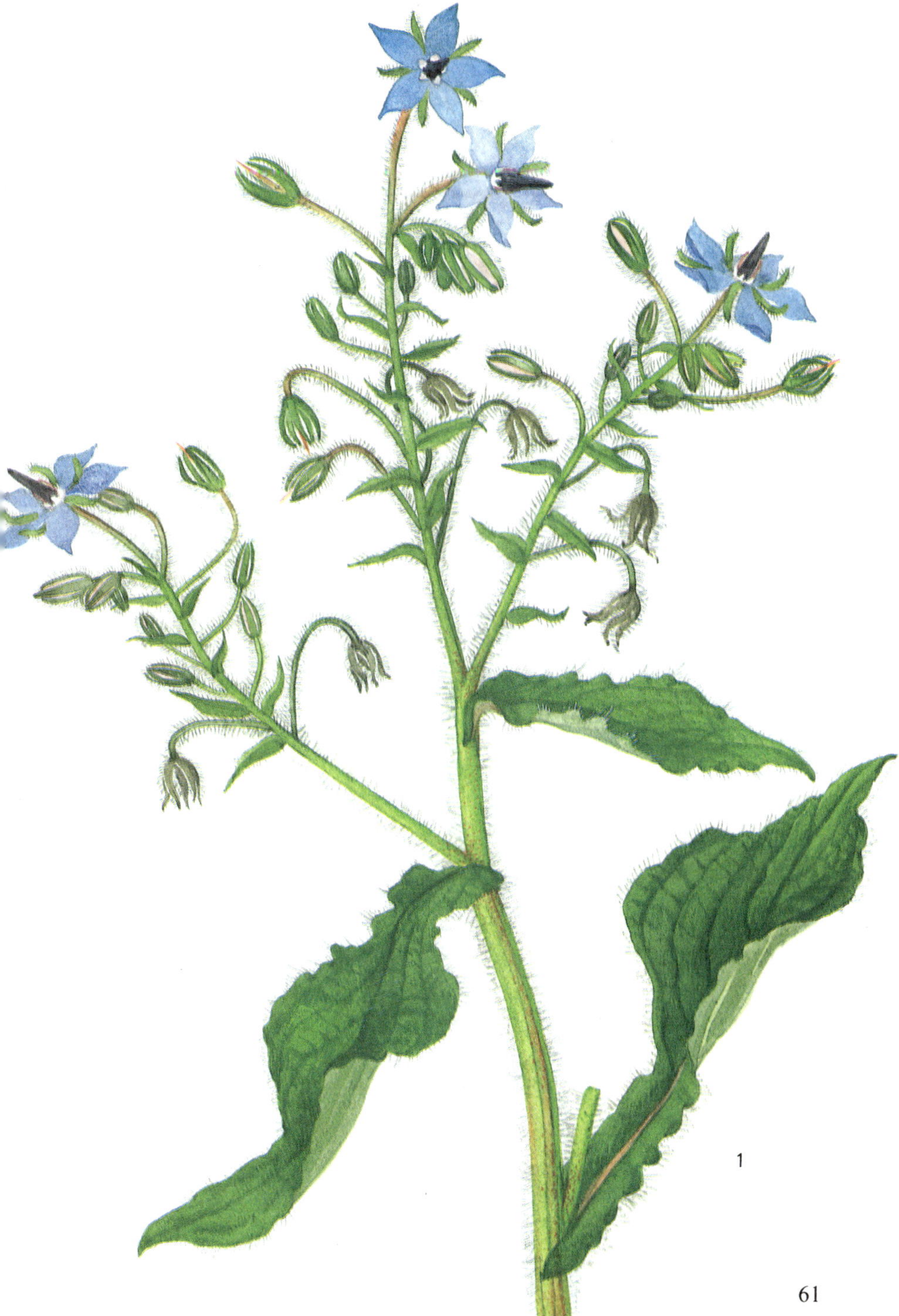

1

Souci des jardins
Calendula officinalis L.

Famille des Marguerites
Composées

Le genre *Calendula* est originaire de la région méditerranéenne, des Canaries à l'Iran. Il compte quelque 20 espèces parmi lesquelles le Souci des jardins est le plus connu et le plus répandu. On le cultive comme plante ornementale, plante mellifère et pour ses propriétés médicinales. On le trouvait déjà dans les jardins des monastères au nord des Alpes dès le début du Moyen Âge. La première mention de sa culture comme plante médicinale par l'abbesse Hildegarde de Bingen remonte au XIIe siècle. Médicinalement on utilise les capitules, soit entiers avec l'involucre vert mais sans la tige, soit uniquement les fleurs rayonnantes extérieures séparées des capitules après séchage. Pour l'utilisation pharmaceutique on préfère les cultivars doubles rouge-orangé foncé. La drogue contient des colorants naturels, des caroténoïdes, des saponines (calenduloside), des polyènes, des alcools et des traces d'huile essentielle. Ensemble ces constituants ont une action anti-inflammatoire et antiseptique, ils stimulent la sécrétion de bile et ont un léger effet antispasmodique. La drogue est utilisée sous forme d'infusion (1 cuiller à café de drogue pour 1 tasse d'eau bouillante, jusqu'à 6 fois par jour) dans le traitement de la vésicule biliaire et des troubles digestifs. Son usage externe pour cicatriser les plaies rebelles est bien plus étendu; on lave les plaies avec une infusion préparée avec 2 cuillers à soupe de drogue pour $^1/_2$ l d'eau. Ce lavage favorise la granulation du tissu endommagé et il est donc utilisé avec succès dans le traitement des brûlures mineures, des gelures, ulcères variqueux et lésions similaires. Les extraits de la drogue entrent dans la composition de pommades cicatrisantes et de préparations cosmétiques aux propriétés adoucissantes anti-inflammatoires.

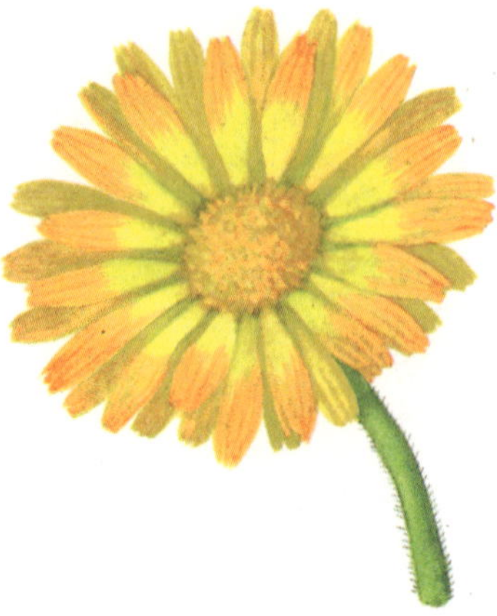

2

Le Souci (1) est une plante courante annuelle ou bisannuelle, au parfum de baume, atteignant 20 à 70 cm de haut. Les feuilles sont collantes, glanduleuses et rugueuses au toucher. Les tiges sont couronnées de fleurs simples ou doubles, de taille variable (3 à 7 cm de diamètre) et jaune pâle (2) à rouge orangé. Les fruits sont des akènes de formes très diverses — l'exemple type

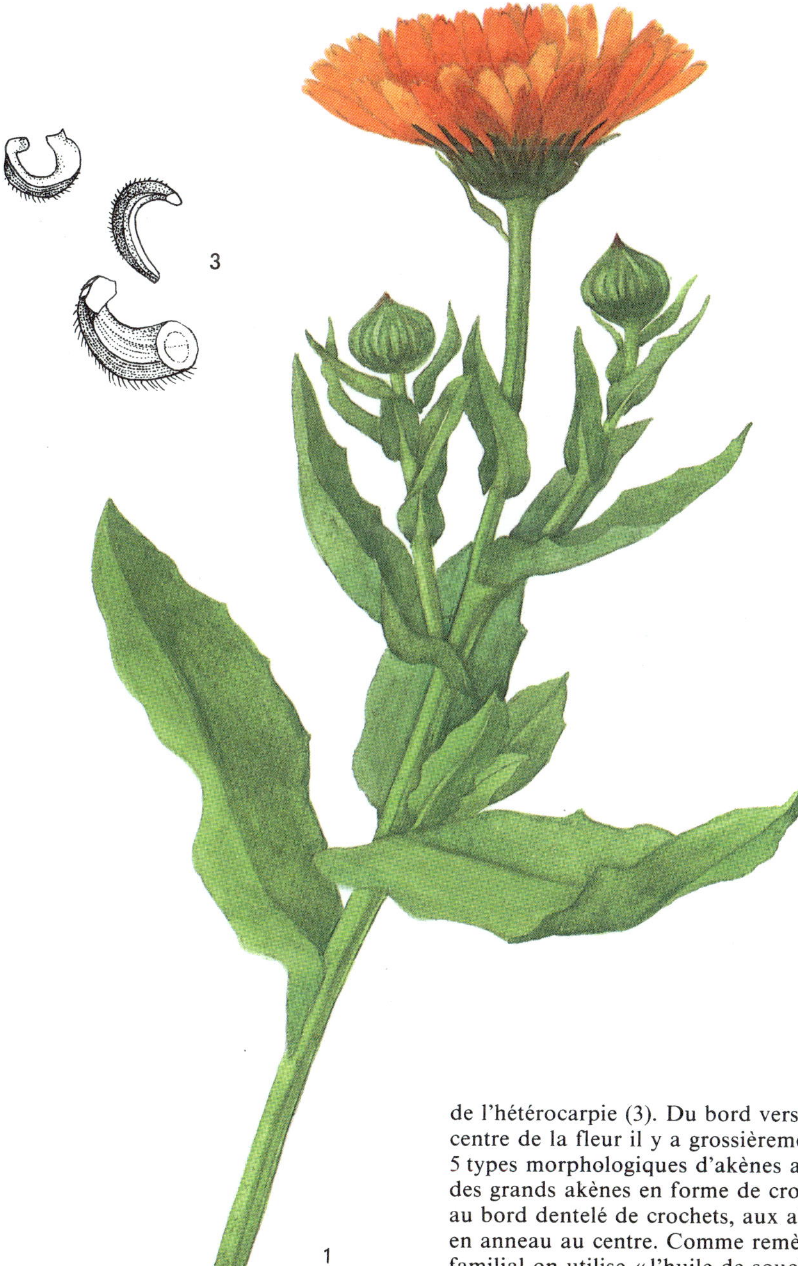

3

1

de l'hétérocarpie (3). Du bord vers le centre de la fleur il y a grossièrement 5 types morphologiques d'akènes allant des grands akènes en forme de croissant au bord dentelé de crochets, aux akènes en anneau au centre. Comme remède familial on utilise « l'huile de souci », analogue à « l'huile d'arnica » à la fois dans sa préparation et son utilisation.

Bourse-à-pasteur Famille des Choux
Capsella bursa-pastoris (L.) MEDIK Crucifères

Le genre *Capsella*, qui comprend 5 espèces, a une distribution cosmopolite grâce à la Bourse-à-pasteur qui est l'une des herbes les plus largement répandues. Son utilisation comme herbe médicinale remontant à l'Antiquité était peut-être due au fait qu'on la trouvait partout et cette tradition survit encore de nos jours dans la médecine populaire. Médicinalement on utilise les sommités fleuries et aussi la rosette des feuilles de base, cueillies pratiquement toute l'année. Les composants comprennent des amines biogéniques (qui donnent à la drogue son odeur plutôt déplaisante), des substances glucosidiques telles que la diosmine, des saponines et des substances auxiliaires courantes telles que des acides organiques, des sucres). En médecine populaire la drogue a été utilisée pour arrêter les saignements dans les désordres gynécologiques, comme diurétique et en usage externe pour soigner l'eczéma. Comme elle entre généralement dans la composition des tisanes, ces effets ne sont pas toujours probants. L'effet hémostatique est attribué à la diosmine mais ceci n'a pas été vérifié cliniquement. Néanmoins des résultats favorables ont été obtenus dans le traitement à long terme des hémorragies utérines provoquées par des troubles musculaires utérins ou des hémorragies provoquées par des myomes pendant la phase préopérationnelle. La drogue est également conseillée pour le traitement des calculs des voies urinaires. Elle est préparée sous forme de brève infusion ou de préférence en macération de plusieurs heures dans de l'eau tiède (1 cuiller à café de drogue écrasée pour 1 tasse d'eau), 2 à 4 fois par jour. On la prépare de la même façon pour laver les eczémas mais dans ce cas on utilise 2 cuillers à soupe de drogue pour $^1/_2$ l d'eau.

La Bourse-à-pasteur (1) est une plante annuelle ou bisannuelle atteignant jusqu'à 60 cm de haut, qui présente une variation morphologique très marquée. Elle pousse comme mauvaise herbe dans les champs, les jardins, les friches et au bord des chemins, principalement dans les sols riches en azote. Elle forme une rosette de feuilles basales d'où sort une tige droite, ramifiée ou non, portant des inflorescences en grappes lâches pratiquement toute l'année.
L'inflorescence est d'abord dense et plus tard elle s'allonge. Les fleurs sont petites, extrêmement discrètes, blanches à roses (2). Les fruits, par contre, — des silicules obcordées triangulaires (3) — sont remarquables et ce sont eux qui ont donné son nom à la plante. La drogue ne doit pas contenir beaucoup de fruits, cela indiquerait une récolte tardive. En Chine on mange les jeunes feuilles de la rosette de base en salade.

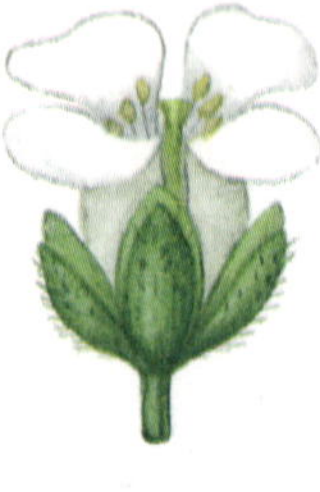
2

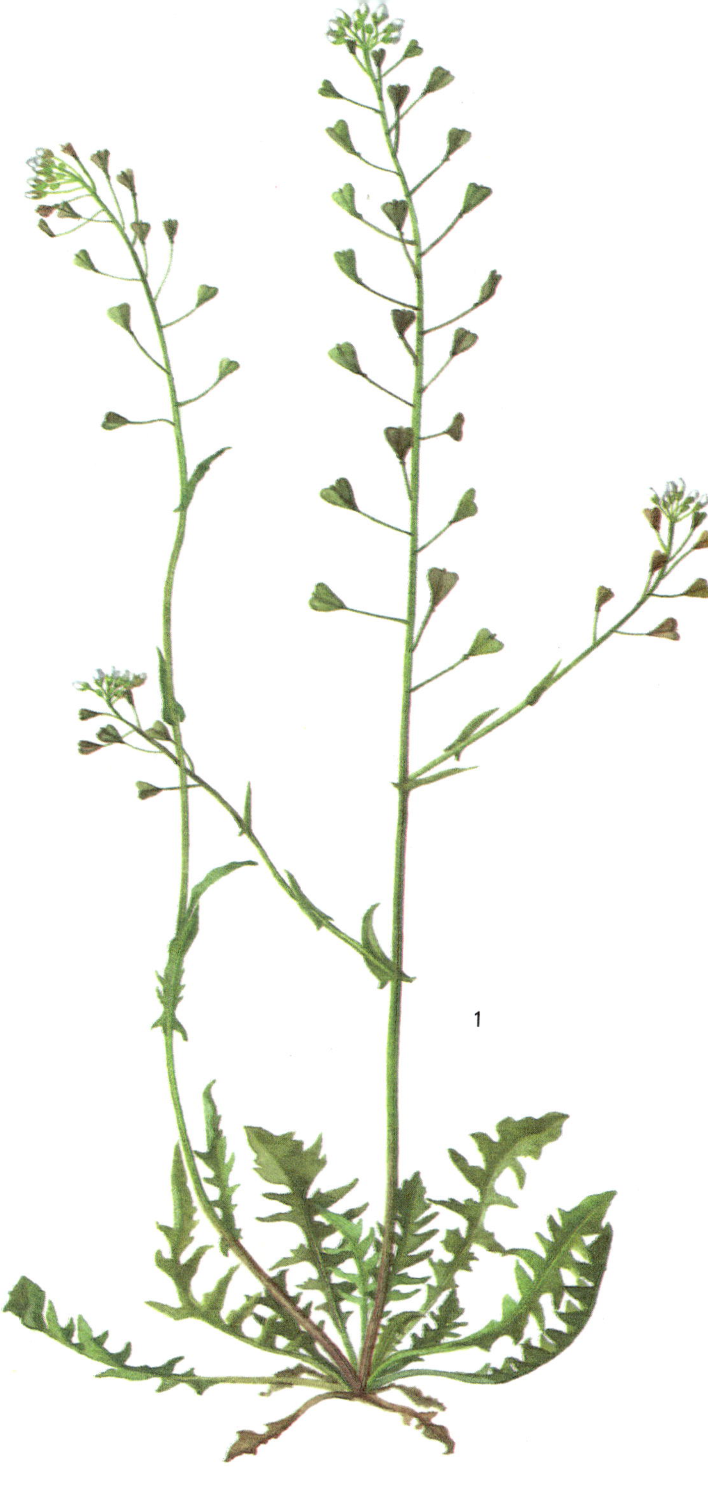
1

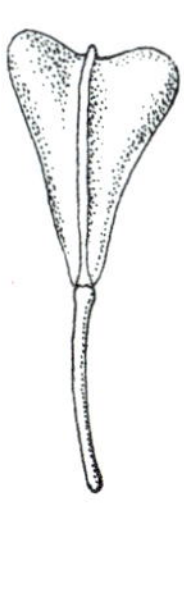
3

Cumin des prés Famille des Carottes
Carum carvi L. Ombellifères

On ne connaît pas la distribution d'origine du Cumin des prés mais comme condiment il est répandu dans le monde entier. On sait seulement qu'il pousse à l'état naturel dans de nombreuses communautés végétales des prairies d'Eurasie. Cependant le Cumin utilisé à des fins culinaires et médicinales ne provient pas de la nature mais seulement des plantes cultivées à cet effet. Les variétés cultivées produisent une drogue de bonne qualité, riche en huile essentielle et toujours en quantité nécessaire. Le Cumin est cultivé essentiellement aux Pays-Bas, dans les pays d'Europe centrale, en URSS, Norvège et dans les Balkans. La drogue est obtenue à partir du fruit récolté à maturité, de juillet à août. Le composant efficace est une huile essentielle (3 à 7 %). Elle contient : carvone, limonène et autres substances. Grâce à ces constituants le Cumin des prés soulage de la flatulence, améliore la digestion suivant les erreurs diététiques, calme les spasmes dans les maladies du système digestif et facilite la digestion. On l'utilise sous forme d'infusion (1 cuiller à café de drogue écrasée pour 1 tasse d'eau bouillante, 3 à 4 fois par jour, à petites gorgées), plus souvent comme ingrédient dans les mélanges de tisanes carminatives. L'huile essentielle distillée entre dans la composition de l'*aqua carminative* et de l'extrait alcoolique de Cumin des prés. Cette forme pharmaceutique n'est pas très éloignée du kummel : liqueur populaire dans le monde entier. L'utilisation du kummel en thérapie dépend toutefois de l'état du patient. Le Cumin des prés est bien plus utilisé par l'industrie alimentaire que par l'industrie pharmaceutique. Outre l'arôme et la saveur qu'il communique, l'effet bénéfique du Cumin des prés sur la digestion est un autre avantage dans l'alimentation.

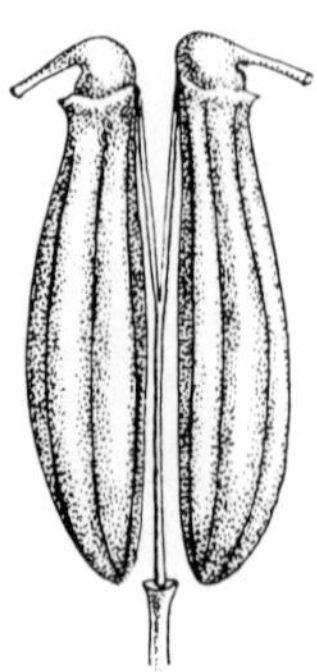

2

Dans la nature, le Cumin des prés (1) est une plante annuelle ou vivace, les formes cultivées sont généralement bisannuelles. Feuilles typiques, finement découpées et tiges se dressant jusqu'à 1 m de haut, terminées par des inflorescences ombelliformes, caractéristiques de toute cette famille. Floraison de mai à juillet. Fleurs à cinq segments, pétales blancs ou teintés de rose. Le fruit est un diakène allongé (2) qui se fend depuis la base en deux akènes bruns en forme de croissant — les graines de Cumin telles que nous les connaissons. En coupe transversale, les akènes (3) ont la forme d'un pentagone à cinq côtes basses, arrondies. Entre les côtes se trouvent des canaux contenant

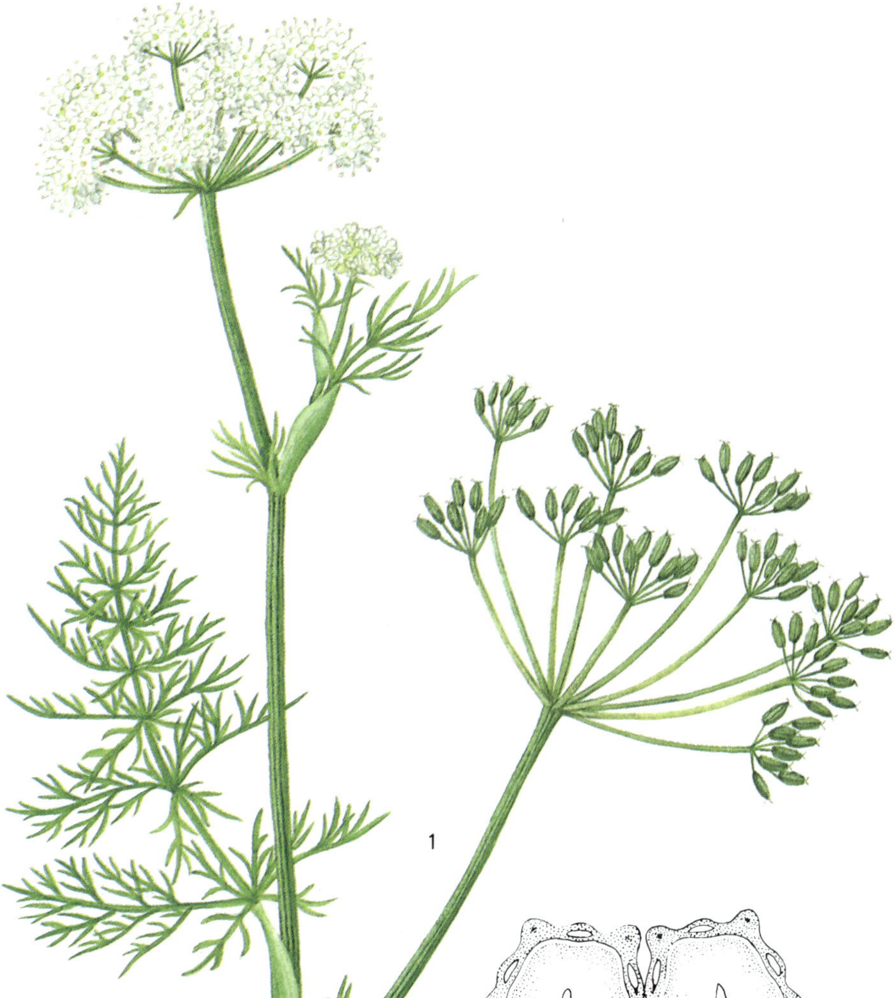

1

3

l'huile essentielle aromatique. Le Cumin des prés est sans doute le plus vieux condiment utilisé en Europe. Des fruits du Cumin des prés furent découverts au cours de fouilles archéologiques dans les ruines d'habitations circulaires du néolithique.

Petite Centaurée Famille des Gentianes
Centaurium erythraea RAFN Gentianacées

Le genre *Centaurium* comprend environ 40 espèces réparties dans l'hémisphère Nord, l'Amérique du Sud et l'Australie. La Petite Centaurée pousse principalement dans les régions tempérées d'Europe, en Asie occidentale et centrale et en Afrique du nord-ouest. En Europe c'est une espèce menacée non seulement par suite des effets de l'industrialisation mais aussi parce qu'elle est très récoltée à des fins pharmaceutiques. La culture de la plante serait une bonne solution mais elle est difficile et onéreuse. Médicinalement on utilise les sommités fleuries. La drogue est sans odeur et a une saveur amère prononcée. Elle a les mêmes utilisations que la Gentiane et le Trèfle d'eau et les trois espèces comptent parmi les drogues les plus importantes produisant des principes amers. Les constituants actifs comprennent les principes amers glucosidiques gentiopicroside, erytaurine, erythrocentaurine et des traces d'huile essentielle. Ils ont un excellent effet sur l'augmentation des sécrétions gastriques et facilitent la digestion, surtout pendant la convalescence et états similaires quand le système digestif a besoin d'être fortifié. À cela s'ajoute un effet tonifiant général produit par les réactions du système nerveux autonome stimulé favorisant la circulation sanguine. La drogue est utilisée sous forme d'infusion (1 cuiller à café de drogue pour 1 tasse d'eau bouillante, prise lentement, par cuillerées, trois fois par jour, environ 1/2 heure avant les repas). Si cela est mal toléré, il est possible d'utiliser de la *tinctura amara* qui contient un extrait de drogue (20 gouttes trois fois par jour avant les repas). La drogue, par ailleurs, améliore nettement l'appétit, surtout chez les enfants. La prescription de R. F. Weiss pour les enfants souffrant d'un manque d'appétit est de boire une infusion de 5 g de drogue dans un verre d'eau avant les repas.

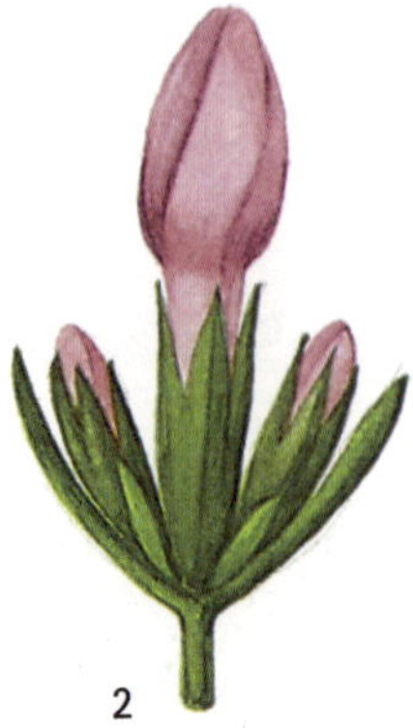

2

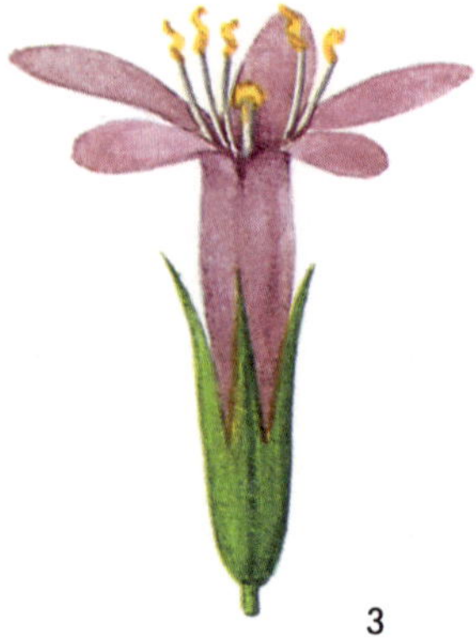

3

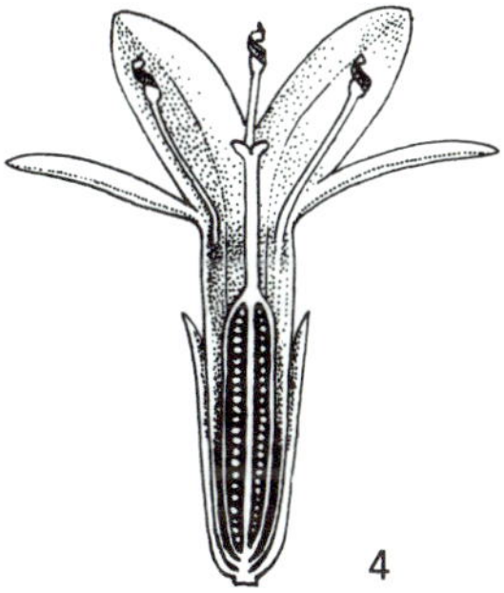

4

La Petite Centaurée (1) est une plante annuelle ou bisannuelle d'environ 30 cm poussant en lisière de forêt, dans les clairières, les prés tourbeux, les clairières piétinées et les chemins forestiers. Tiges droites de 20 à 30 cm de haut, ramifiées au sommet, feuilles caulinaires opposées et feuilles basales en rosette qui se fanent généralement pendant la floraison, de juillet à septembre. Fleurs pentamères et disposées en corymbe dense. Calice tubulaire à lobes lancéolés et corolle rose à rouge-rosé. Par temps froid les boutons restent fermés (2) et ne s'ouvrent qu'au-dessus de 20 °C (3). Les étamines, situées dans la gorge de la corolle (4), s'enroulent en spirale à maturité (5). La capsule s'ouvre en deux et contient un grand nombre de graines minuscules.

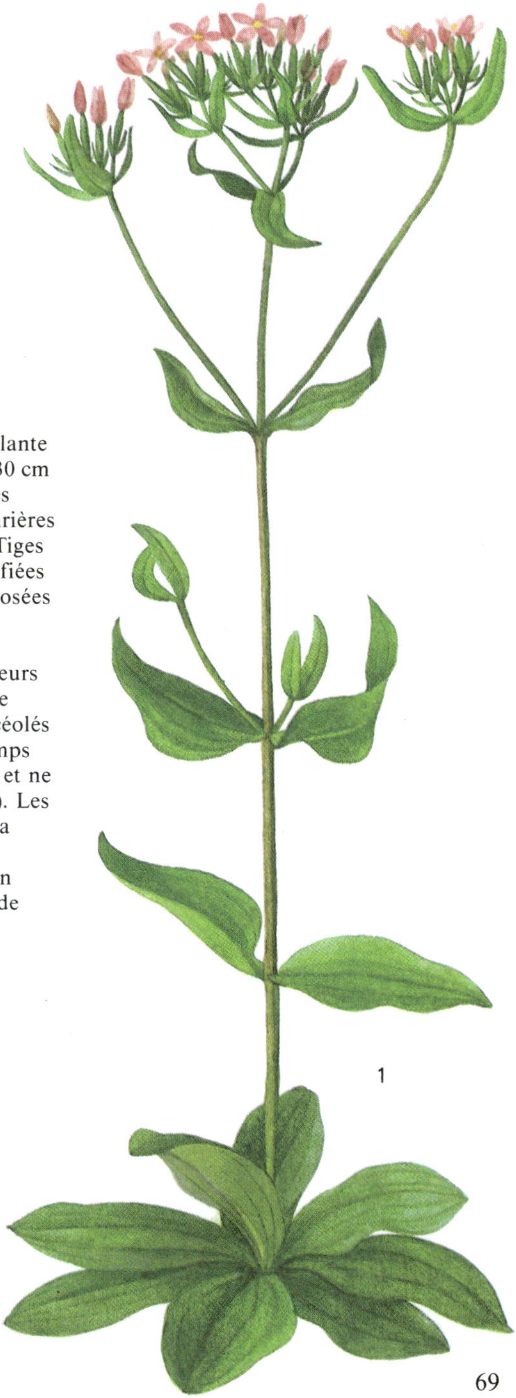

1

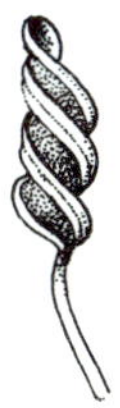

5

Lichen d'Islande

Cetraria islandica (L.) Acharius — Parméliacées

Le Lichen d'Islande pousse dans les régions arctiques et tempérées de l'hémisphère Nord : dans le Sud on ne le trouve généralement qu'en montagne. Il a été utilisé en médecine populaire depuis l'Antiquité et dans les périodes de pénurie il servait aussi d'aliment aux peuplades du Nord. Son utilisation en médecine moderne remonte seulement au XVIIIe siècle quand deux botanistes et médecins renommés, C. Linné et G. A. Scopoli attirèrent l'attention des milieux médicaux sur cette plante. C'est le thalle qui contient les principes actifs et la drogue est connue sous le nom de *Lichen islandicus.* Elle contient jusqu'à 50 % de mucilage et des acides lichéniques amers. Ceux-ci déterminent l'utilisation de la drogue pour le traitement des troubles du système digestif ainsi que pour l'inflammation des voies respiratoires supérieures. Dans les troubles digestifs le mucilage et les substances amères ont un effet combiné prononcé qui stimule l'appétit et les sécrétions gastriques. Pour cela on utilise une infusion qui contient principalement des principes amers, préparée en versant 1 tasse d'eau froide sur 1 cuillerée à café de drogue écrasée et qu'on laisse macérer plusieurs heures, de préférence toute la nuit. On la boit le lendemain à raison de 1 tasse 3 à 5 fois par jour. Pour les maladies des voies respiratoires supérieures, principalement bronchite, toux rebelle et épuisante, il est conseillé de faire macérer la drogue de la même manière et d'en boire 2 à 3 fois par jour, de préférence avec une infusion de thym. Dans le traitement des maladies des voies respiratoires supérieures, l'efficacité vient des propriétés bactéricides des acides lichéniques similaires à celles des antibiotiques. On peut également prendre la drogue sous forme de pastilles pour la toux et l'enrouement.

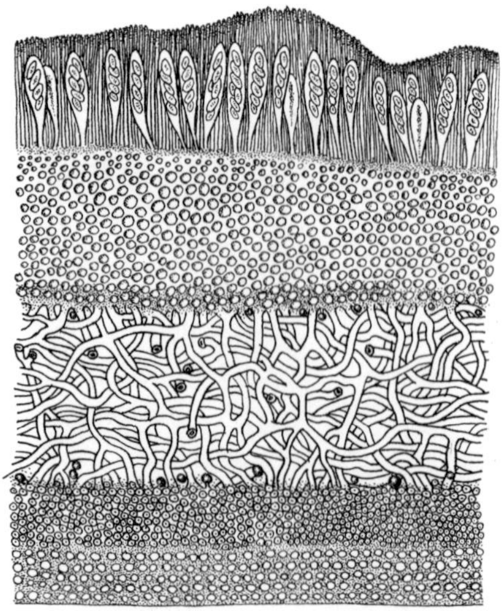
2

Le Lichen d'Islande (1) est un lichen buissonnant de 5 à 10 cm de haut, composé d'un thalle raide, ramifié, à lobes incurvés. Il ne pousse que de quelques millimètres par an et se propage principalement par fragments de thalle. Par temps sec le thalle est brun verdâtre dessus et vert olive par temps humide ; la face inférieure est

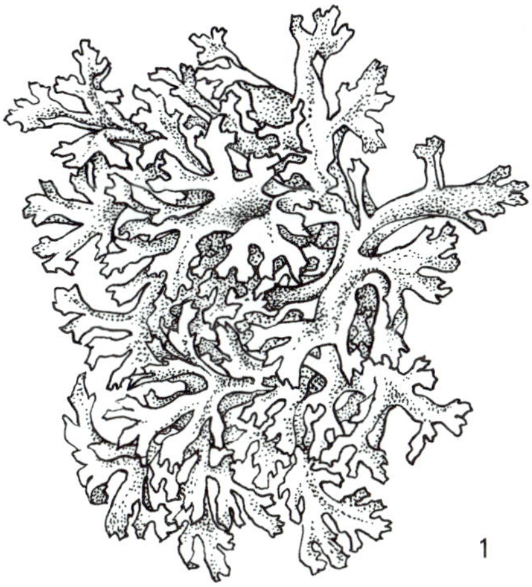

1

blanc grisâtre. Il est ancré au sol en un seul point. Il se fane à la base et pousse à l'extrémité. Une coupe schématique du thalle (2) montre sa constitution. La couche externe supérieure se compose d'un tissu fongueux dense sous lequel se trouve un tissu plus lâche avec des amas d'algues puis une médulle formée de fibres longiques lâches à parois épaisses, et plus bas une couche externe de tissu fongueux avec des paquets de fibres pénétrant dans le substrat. La couche fongueuse forme de minuscules carpophores ouverts en haut qui produisent des spores (3). Si une spore en germination « rencontre » l'algue appropriée, elle donnera alors naissance au thalle d'un nouveau spécimen.

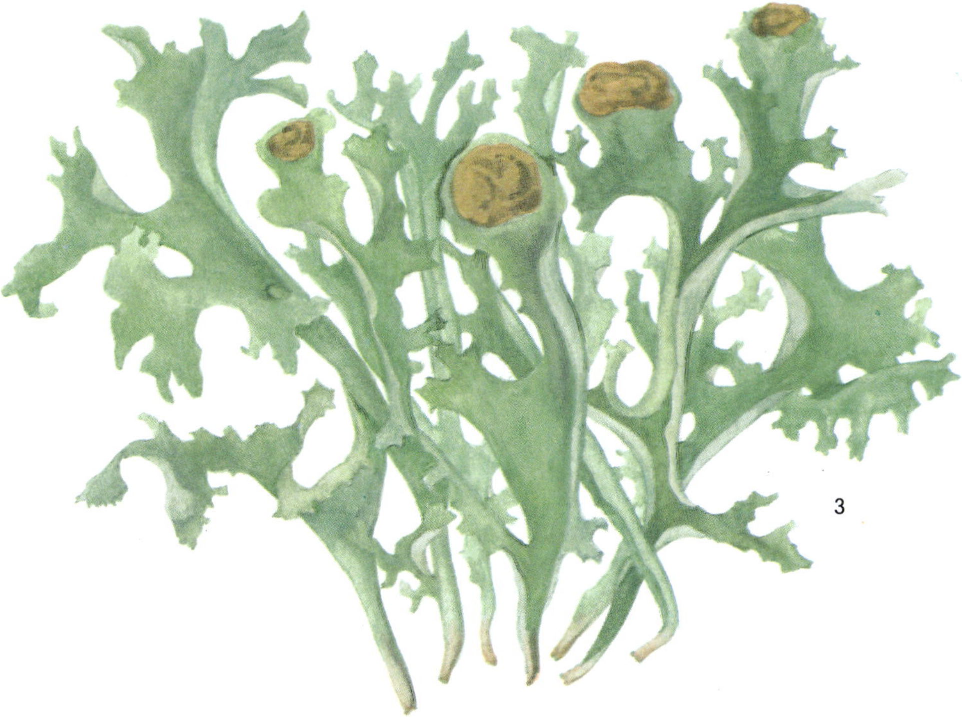

3

Camomille romaine
Chamaemelum nobile (L.) ALL.

Famille des Marguerites
Composées

La Camomille romaine n'est indigène dans la nature qu'au sud-ouest et au nord-ouest de l'Europe (Espagne, France, Angleterre, Irlande), dans les régions de la Méditerranée orientale, les Balkans et la Crimée, elle n'apparaît que secondairement. Les quantités récoltées dans la nature ne suffisent pas pour répondre à la demande, aussi la plante est-elle cultivée dans de nombreux pays européens et en Allemagne depuis le XVIe siècle. Plusieurs variétés à fleurs doubles résistantes au gel ont été mises au point et sont cultivées à partir de semis. Pour l'usage pharmaceutique on récolte l'inflorescence (*Flos chamomillae romanae*), c'est-à-dire les capitules sans la tige. Ceux-ci contiennent une huile essentielle dont la composition ne ressemble que partiellement à celle de la Petite Camomille. Sa teneur en chamazulène est plus faible et elle contient principalement des esters d'acide angélique. Les autres constituants ayant une valeur thérapeutique sont des flavonoïdes et des principes amers. Ils ont des propriétés anti-inflammatoires, antispasmodiques et carminatives mais moins prononcées que celles de la Petite Camomille. Pour le traitement on utilise une infusion (1 cuiller à café de drogue pour 1 tasse d'eau) 3 à 4 fois par jour. La Camomille romaine ne peut rivaliser avec la Petite Camomille en usage interne mais elle a un plus grand champ d'application en usage externe. Pour cela on l'utilise comme infusion (1 cuiller à soupe de drogue pour 1 l d'eau) pour les douches et les bains dans le traitement des inflammations des muqueuses et de la peau avec un moindre risque de réactions allergiques. Elle est également importante en cosmétologie.

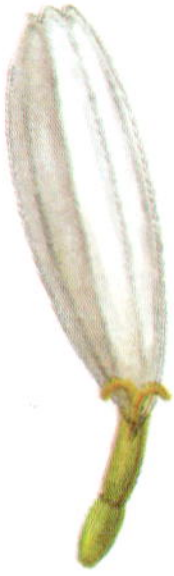

3

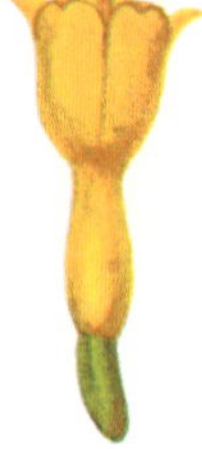

4

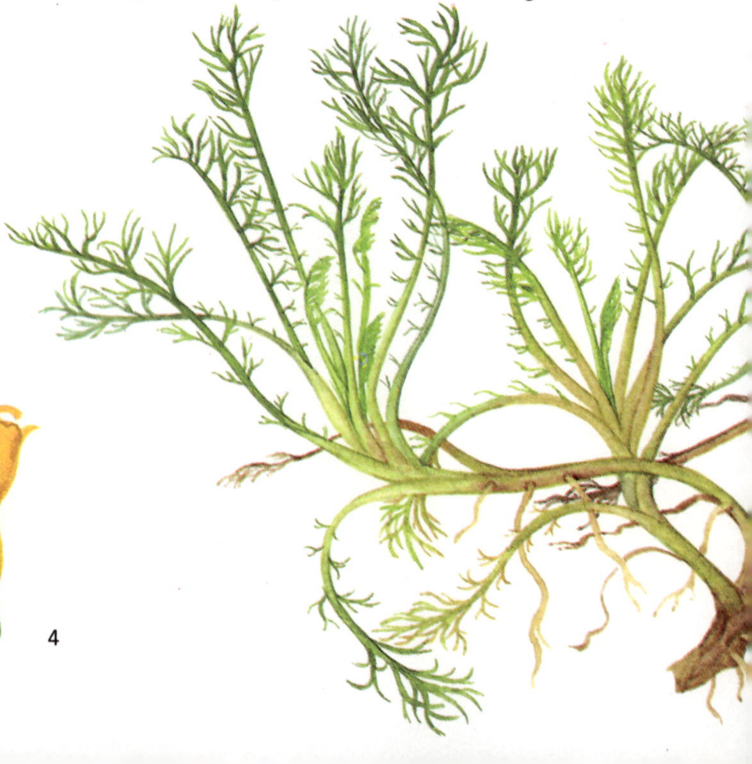

La Camomille romaine (1) est une plante vivace très aromatique, de 10 à 20 cm de haut, formant de grands tapis aux tiges florales redressées et aux pousses stériles plus courtes. Plus robuste que la Petite Camomille. Feuilles finement divisées (2 ou 3 fois pennées) en lanières étroites et pointues. Floraison de mai à juillet, voire plus longtemps si les inflorescences sont récoltées car de nouvelles fleurs apparaissent ensuite. Fleurs en capitules au bout d'une longue tige (2). L'involucre du capitule est hémisphérique avec deux ou trois verticilles de bractées. Fleurs rayonnantes ligulées blanc argenté (3), fleurs non rayonnantes jaunes à cinq segments (4). Certaines variétés cultivées n'ont que des fleurs blanches ligulées. Le fruit est un akène glabre, luisant, triangulaire sans aigrette.

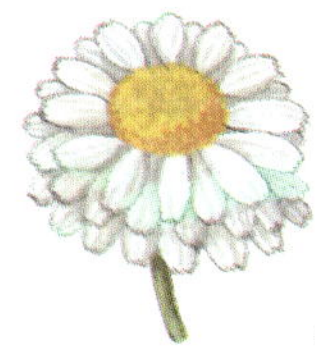

2

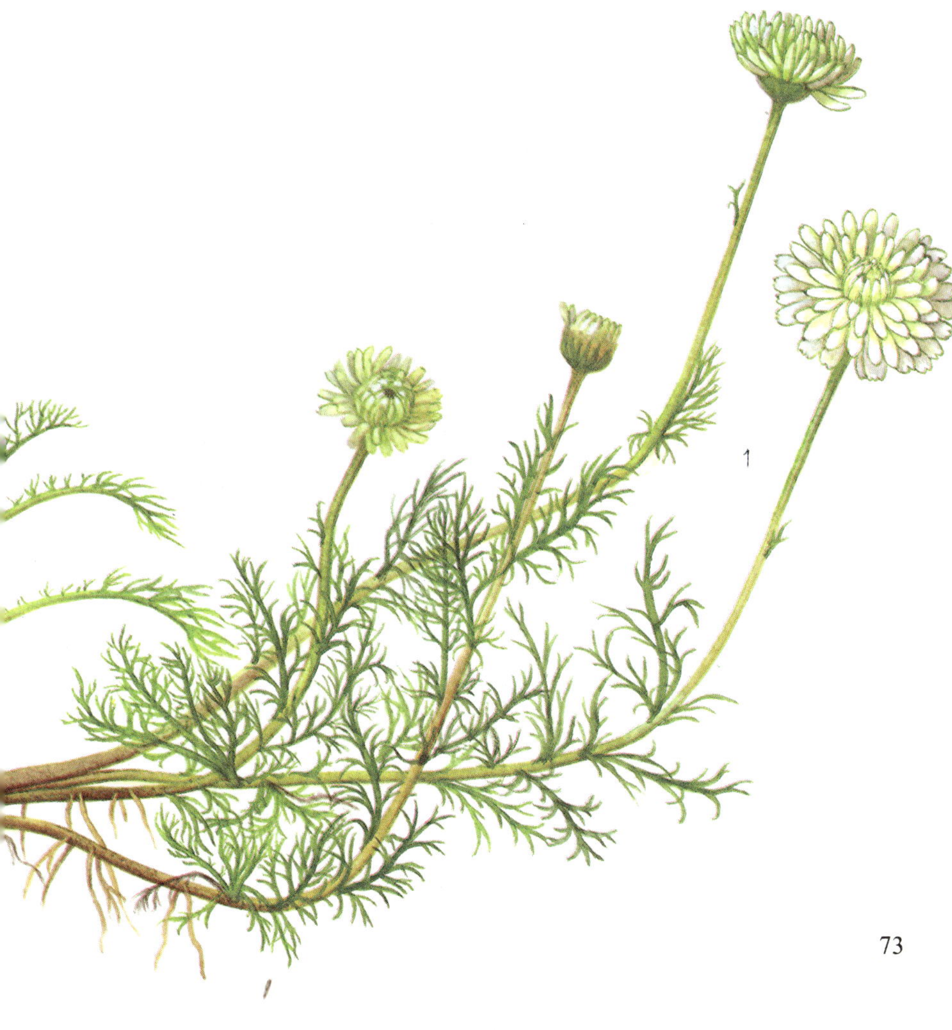

1

Petite Camomille — Famille des Marguerites

Chamomilla recutita (L.) Rauschert — Composées

Cette plante médicinale qui compte parmi les plus employées est répartie dans le monde entier à l'exception des régions tropicales et arctiques. On pense qu'elle est originaire d'Europe méridionale et sud-orientale. Pour la pharmacie on cueille les capitules avec des tiges n'excédant pas 2 cm de long. On les récolte au fur et à mesure durant l'été avant qu'ils ne commencent à se faner. Récoltée à l'origine dans la nature, la Petite Camomille est de nos jours cultivée sur de vastes étendues de plusieurs hectares permettant une excellente agrotechnologie et la mécanisation. Elle contient deux groupes de principes actifs, d'une part une huile essentielle (environ 1 % dans les variétés cultivées) avec chamazulène, bisabolo et spiroethers, d'autre part des flavonoïdes et autres substances auxiliaires. Elle a une action anti-inflammatoire, vulnéraire et antispasmodique et, dans les troubles digestifs, elle a un effet bénéfique sur les coliques accompagnées de diarrhée et de flatulence. La drogue est sans pareille dans le traitement des troubles digestifs des enfants. Elle est également inestimable pour l'hygiène enfantine, sous forme d'huiles et de crèmes pour la peau. Compte tenu de son innocuité, l'étendue de ses applications est très vaste, sauf pour les sujets allergiques à la Camomille. Elle est surtout utilisée sous forme d'infusion (1 cuiller à café de drogue émiettée pour 1 tasse d'eau bouillante, en petites gorgées plusieurs fois par jour). Pour les bains les proportions conseillées sont de 1 à 2 cuillers à soupe de drogue pour 1 litre d'eau. Il existe des centaines de préparations commerciales contenant des principes actifs de Petite Camomille.

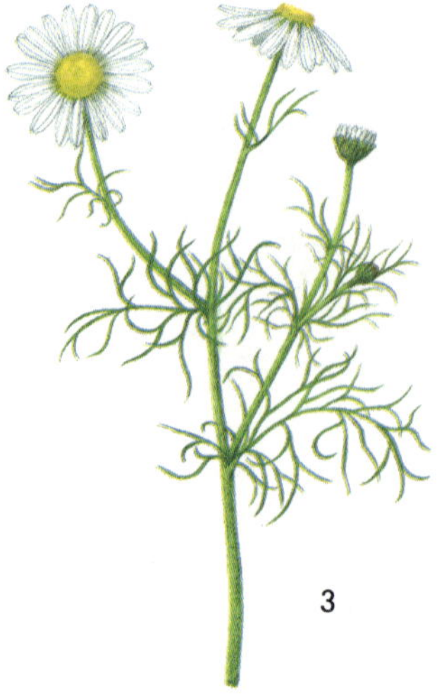

3

La Petite Camomille (1) est une plante annuelle courante et souvent une mauvaise herbe gênante en raison de son caractère biologique et écologique. Selon la localité elle peut être de petite taille, par ex. dans les plaines hongroises, ou peut atteindre plus de 50 cm en sol cultivé. Les feuilles sont finement divisées (2 à 3 fois pennées). Les fleurs (coupe longitudinale : 2) sont disposées en capitules avec réceptacle creux, proéminent, convexe à conique. Les ligules sont blanches, les fleurs du disque jaunes. Le fruit est un akène sans

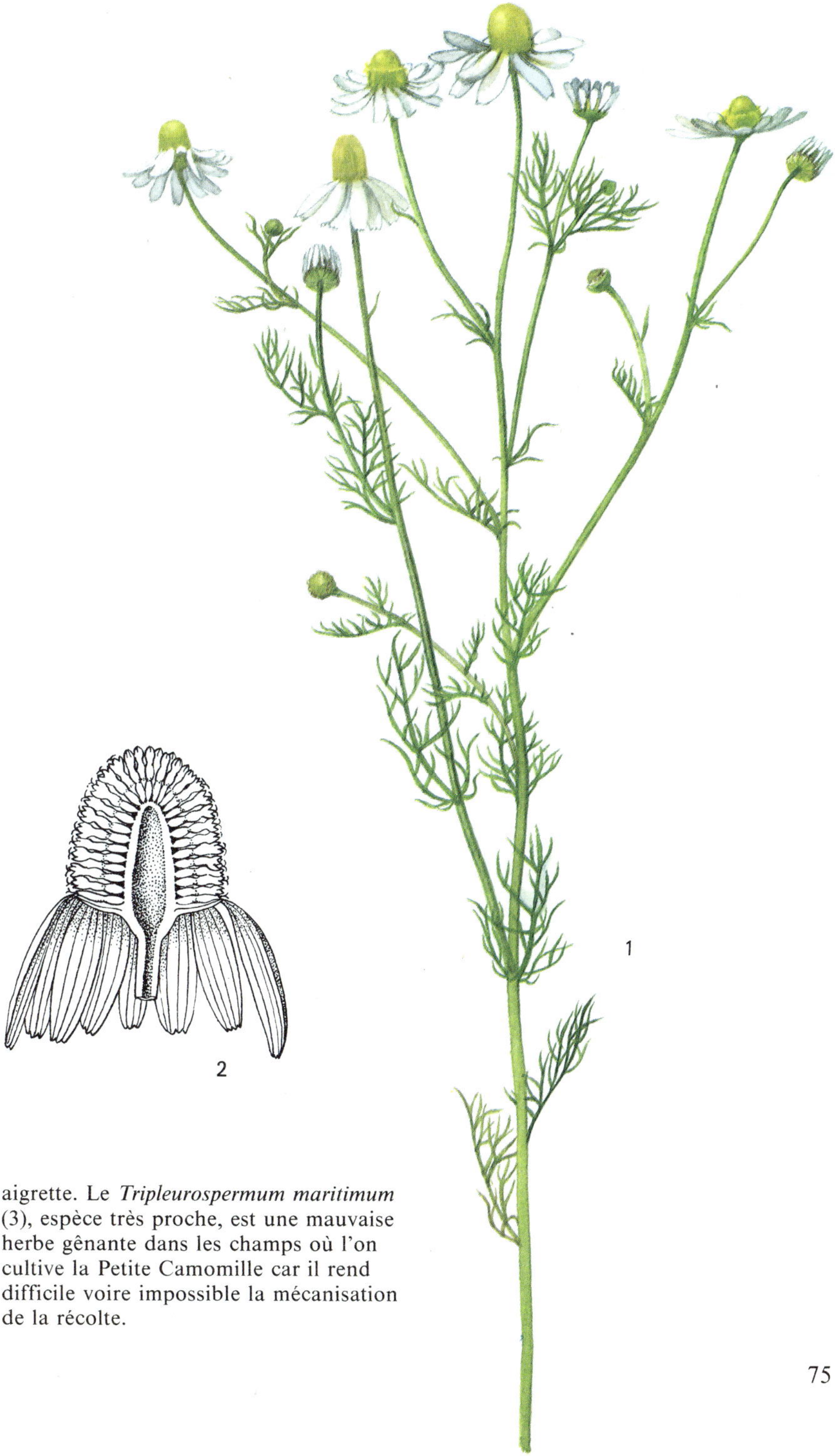

1

2

aigrette. Le *Tripleurospermum maritimum* (3), espèce très proche, est une mauvaise herbe gênante dans les champs où l'on cultive la Petite Camomille car il rend difficile voire impossible la mécanisation de la récolte.

Chélidoine — Famille des Pavots
Chelidonium majus L. — Papavéracées

La Chélidoine est la seule espèce du genre. Elle est répartie dans les régions tempérées de l'hémisphère Nord et fut introduite sur la côte atlantique de l'Amérique du Nord. C'est une mauvaise herbe des sols riches. La drogue brute est constituée des sommités séchées, cueillies au début de la floraison, mais non des fruits. La sève laiteuse de la plante contient quelque 20 alcaloïdes, le principal étant la chélédonine. La chélérythrine est la plus toxique. Toutes les utilisations internes doivent être sous contrôle médical strict en raison de la toxicité de la drogue. Le groupe d'alcaloïdes et la présence de flavonoïdes ont un effet antispasmodique sur le système digestif, stimulent la sécrétion de bile, ont une action bénéfique et calmante dans les maladies de la vésicule biliaire, de l'estomac et du duodénum, détruisent les micro-organismes infectieux des voies digestives supérieures et ont un effet sédatif. La drogue est généralement prise sous forme d'infusion (1 cuiller à café de drogue écrasée pour 1 tasse d'eau bouillante, 2 à 3 fois par jour). On l'absorbe entre les principaux repas, c'est-à-dire dans la matinée et dans l'après-midi. La drogue ne doit pas avoir plus d'un an car la concentration de ses principes actifs n'est pas toujours sûre. Une méthode plus fiable consiste donc à utiliser une teinture de plante fraîche (30 gouttes 3 fois par jour). L'évolution de la pharmaceutique aboutira, en définitive, à la production de préparations ayant une concentration stabilisée des alcaloïdes et flavonoïdes et à l'élimination de la drogue, en tant que telle, de la thérapie. Bien que l'action antispasmodique de la drogue affecte aussi les bronches, elle ne peut remplacer des antitussifs efficaces. Les alcaloïdes des racines (principalement de la sanguimarine) sont un constituant efficace des bains de bouche utilisés avec succès dans le traitement des maladies périodontales (gencives).

La Chélidoine (1) est une plante vivace toxique pouvant atteindre 1 m de haut selon les localités. Elle est très fragile et exsude un suc laiteux orangé aux endroits lésés. Racine relativement petite, comparée aux sommités, cassant facilement. Tige creuse, feuilles alternées, pennées, foncées dessus, gris cendré dessous. Fleurs jaune vif, en ombelles. Le fruit (2) est une silique s'ouvrant en deux de bas en haut. Graines noires à fossettes (3), avec un appendice blanc charnu, mets favori des fourmis qui servent ainsi à la propagation de la plante. Le suc laiteux est toujours employé, en usage externe, pour les verrues. Les résultats sont relativement heureux si l'on applique fréquemment la sève sur les verrues — jusqu'à 5 fois par jour — et si on laisse sécher.

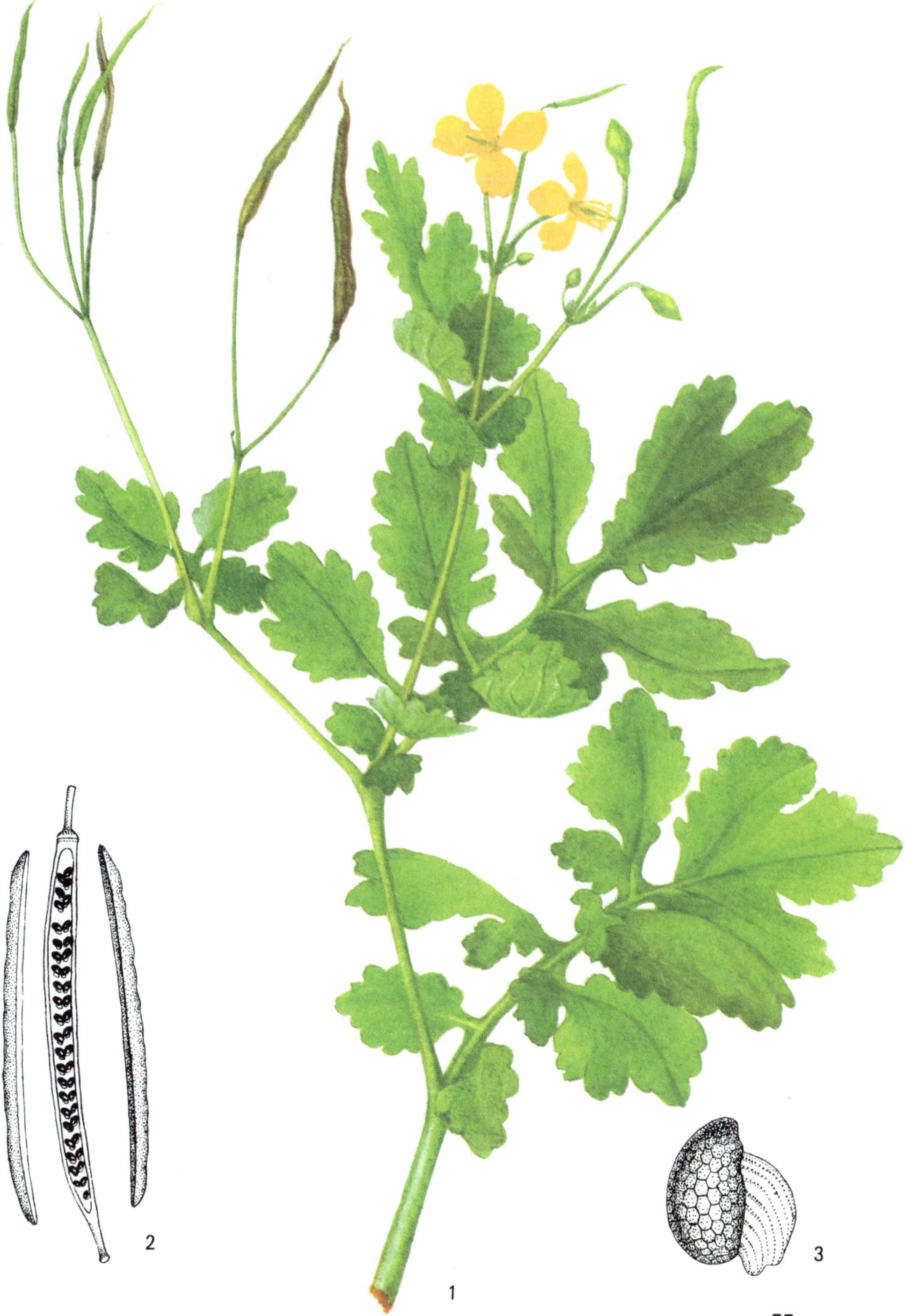
1
2
3

Chicorée sauvage — *Cichorium intybus* L. var. *intybus*

Famille des Marguerites
Composées

Le genre comprend trois espèces de plantes utiles — la Chicorée sauvage, l'Endive (*C. endivis* L.) et *C. intybus* var. *foliosum* — toutes cultivées comme salades. La Chicorée sauvage est originaire des régions tempérées et nord-tropicales d'Europe, d'Asie occidentale et d'Afrique du Nord. Elle fut introduite et s'est naturalisée dans le monde entier. Médicinalement on utilise les racines des plantes sauvages ou cultivées. *C. intybus* var. *sativum* DC est une variété de Chicorée cultivée pour remplacer le café encore de nos jours. La drogue est obtenue en séchant les racines à température modérée. Elle contient des principes amers glucosidiques et environ 20 % d'inuline. Ces substances déterminent l'utilisation de la drogue comme stomachique et pour stimuler l'appétit. Elle favorise aussi la sécrétion de bile. Elle est utilisée sous forme d'infusion (1 cuiller à café de drogue écrasée pour 1 tasse d'eau bouillante) prise 3 fois par jour, 1/2 h avant les repas. La drogue est également conseillée comme ingrédient dans les mélanges de tisanes dépuratives. Ceux-ci sont pris en thérapie préventive surtout au printemps, pour corriger la mauvaise composition des fluides corporels pouvant rendre malade et provoquer l'accumulation des causes de l'artériosclérose. Outre la racine de Chicorée, ces mélanges de tisanes contiennent des tiges et des feuilles d'Ortie, des feuilles de Bouleau et des fleurs de Sureau. Les plantes apparentées, mentionnées ci-dessus, sont également des ingrédients importants d'une alimentation correcte, surtout à cause de leur teneur en vitamines et de leurs agréables substances amères.

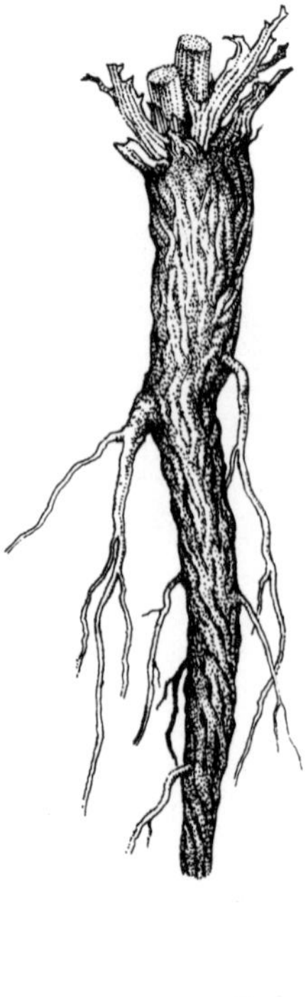

2

La Chicorée sauvage (1) est une herbe haute, exsudant un suc laiteux à la cassure. Elle pousse au bord des chemins, des champs, sur les talus et dans les lieux incultes, et peut atteindre plus de 1 m de haut, selon le site. Elle a une racine pivotante fusiforme (2) et une rosette basale de feuilles lobées, roncinées d'où se dresse une tige rigide et anguleuse. Les fleurs à cinq segments sont groupées en capitules. Elles apparaissent de juin à septembre et ne s'ouvrent que le matin et par temps sec.

Elles sont d'un bleu vif, y compris les étamines, parfois roses ou blanches. Le fruit est un akène bordé d'une couronne de poils, en réalité un calice modifié. L'idée de griller des racines de Chicorée vit le jour en Europe après 1806 pendant le blocus continental imposé par Napoléon et qui rendit nécessaire de trouver un substitut au café importé jusqu'alors.

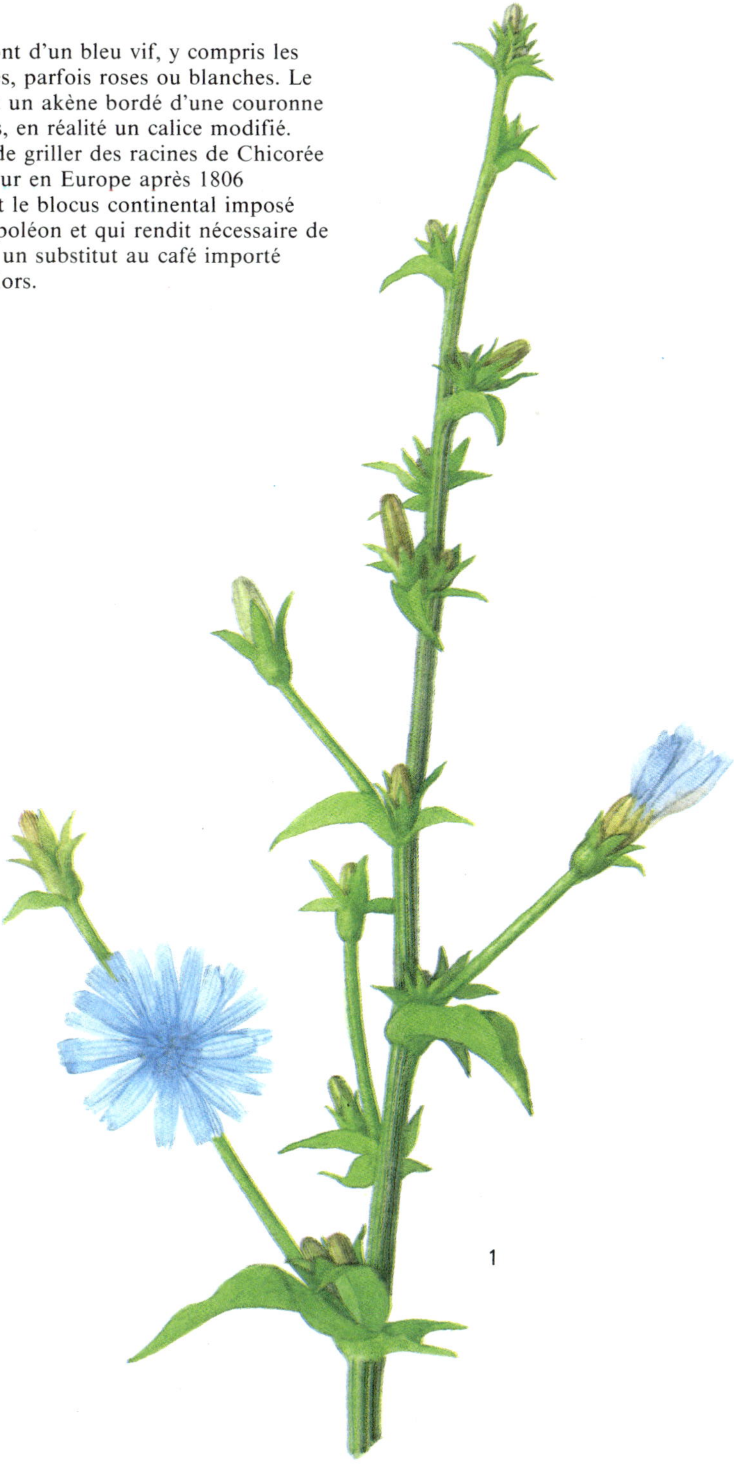

1

Chardon bénit — *Cnicus benedictus* L.

Famille des Marguerites
Composées

Le Chardon bénit est indigène dans les régions méditerranéennes d'Europe, d'Asie Mineure, de Syrie et de l'Iran à l'Afghanistan. Ailleurs il a été introduit ou s'est naturalisé à partir de plantes cultivées. Les sommités fleuries sont récoltées pour le marché des drogues végétales avant que les fleurs ne commencent à se faner. La drogue est obtenue principalement des plantes cultivées comptant plusieurs variétés différentes. Les constituants comprennent surtout le principe amer cnicine, plus d'autres substances auxiliaires ainsi que des flavono-lignanes et des traces d'huile essentielle. On dit aussi que la drogue contient des principes à action antimicrobienne. Elle est utilisée dans le traitement des troubles digestifs comme agent facilitant les sécrétions gastriques et biliaires. On conseille une infusion quotidienne préparée avec 1 cuiller à café non pleine de drogue écrasée pour 1 tasse d'eau. On l'utilise aussi sous forme d'extrait alcoolique (teinture) — 20 gouttes 3 fois par jour environ $^1/_2$ h avant les repas dans un grand verre d'eau. Pendant la convalescence et dans le cas de personnes âgées ayant un estomac peu solide, on conseille aussi de temps à autre un verre de Bénédictine qui contient un extrait de la drogue et dont l'efficacité a été bien testée. Le Chardon bénit ne doit pas être utilisé en cas d'inflammation aiguë de l'estomac ou en cas d'ulcère. C'est l'une des plantes médicinales classiques testées par des siècles d'utilisation. De nouveaux usages, par exemple pour le traitement de l'herpès et des rhumatismes, doivent être testés cliniquement.

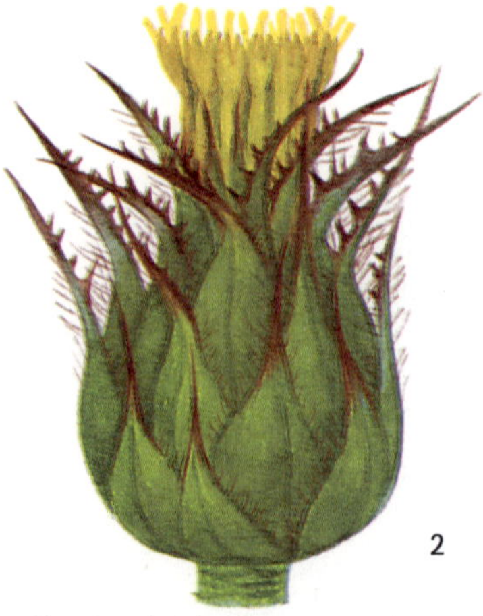

2

Le Chardon bénit (1) est une plante annuelle à tige très épineuse, fortement ramifiée, atteignant plus de 50 cm de haut. Il pousse sur les talus ensoleillés, pierreux, dans les lieux incultes et au bord des chemins dans les régions chaudes de plaines, moins souvent en zone de colline. Feuilles roncinées, dentées ou pennatifides, épineuses sur le bord, collantes et pourvues de poils épais. Fleurs (2) apparaissant de juin à août, disposées en capitules terminaux enveloppés par les feuilles caulinaires épineuses les plus hautes. Elles sont tubulaires, jaunes, et ont cinq segments. Fleurs extérieures stériles. Le fruit (3) est un akène brun jaunâtre, longitudinal, cannelé, à bord denté et aigrette à doubles rangs. Manipulée en grande quantité, la drogue est très dangereuse surtout quand on la sèche et qu'on la coupe : elle peut provoquer une inflammation douloureuse des muqueuses, des yeux et de la peau. Il faut donc porter au moins des lunettes, des gants et un vêtement couvrant le corps pour la manipuler.

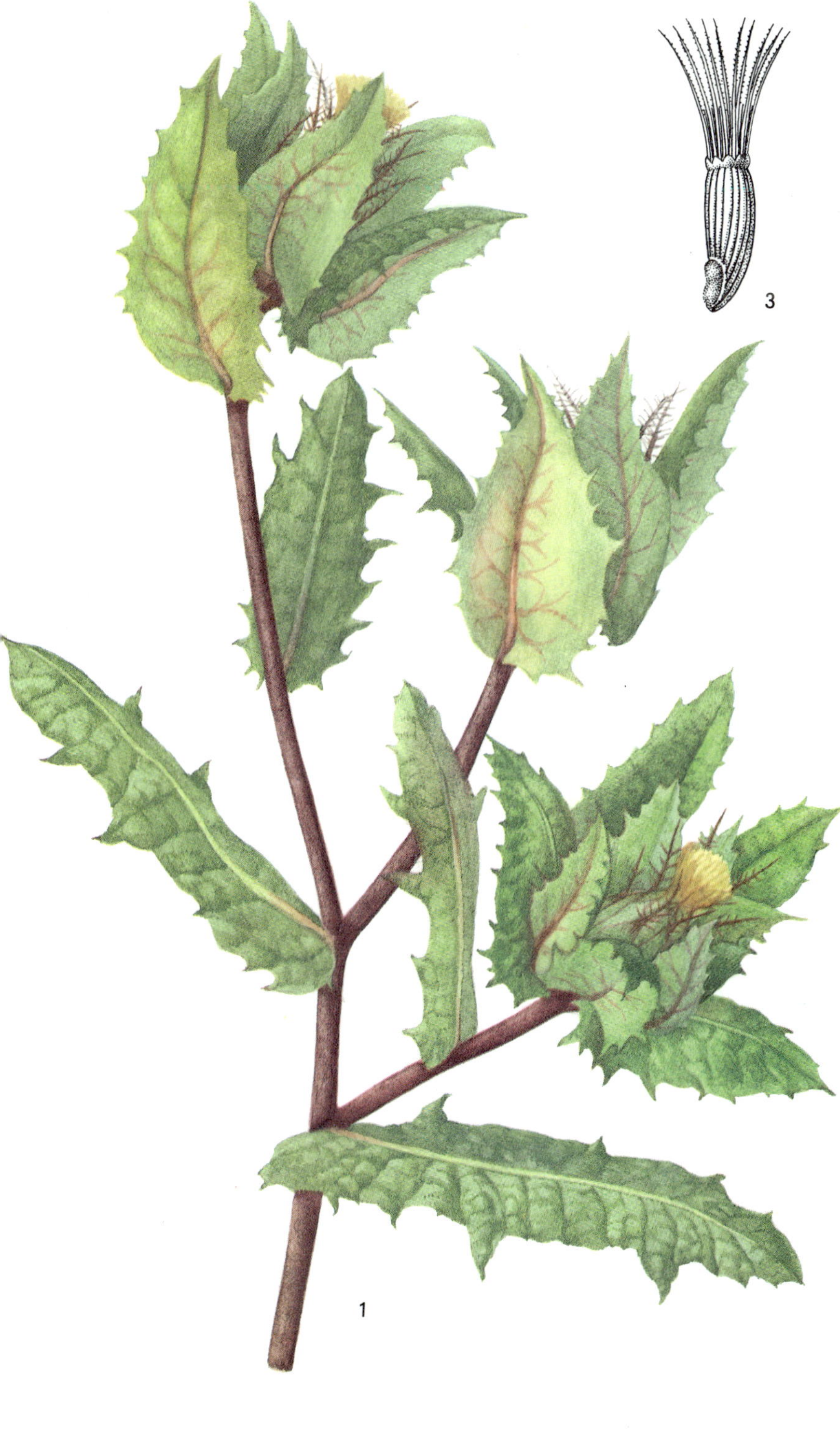
1
3

Colchique d'automne Famille des Lis
Colchicum autumnale L. Liliacées

Le nom du genre *Colchicum* qui compte 65 espèces, vient de Colchide, un ancien pays bordant la mer Noire, actuellement partie de la République de Géorgie. Le Colchique d'automne qui pousse dans toute l'Europe d'ouest en est, fleurit en automne mais les graines ne sont pas mûres avant le printemps. Ce sont les graines qui sont utilisées médicinalement. Elles contiennent quelque 20 alcaloïdes extrêmement toxiques, principalement de la colchicine. La dose mortelle pour les adultes n'est que de 50 mg. En raison de sa grande toxicité, la drogue n'est pas utilisée comme telle. On n'emploie que des préparations faites d'alcaloïdes purs isolés à partir des graines, le dosage étant prescrit par un médecin. La colchicine est considérée comme le seul agent absolument fiable pour soulager de l'inflammation extrêmement douloureuse des articulations dans les attaques aiguës de goutte. La goutte est une maladie métabolique caractérisée par une quantité excessive d'acide urique dans le sang, les sels d'acide urique étant déposés dans le cartilage et dans les ligaments des articulations. Par conséquent, pour que le dosage soit efficace il doit être à la limite de la toxicité et toute auto-médication sans contrôle médical est hors de question. Outre les alcaloïdes purs on utilise aussi l'extrait alcoolique obtenu à partir des graines — *tinctura colchici.* La colchicine ou la démécolcine moins toxique, sont utilisées commes poisons cellulaires inhibiteurs de la division cellulaire dans le traitement de la leucémie. De nos jours cependant, on préfère les médicaments contenant des alcaloïdes de l'espèce de Madagascar *Catharanthus roseus* (L.) G. Don. — Pervenche de Madagascar — pour une telle thérapie. La colchicine reste importante dans la phytogénétique et la multiplication sélective.

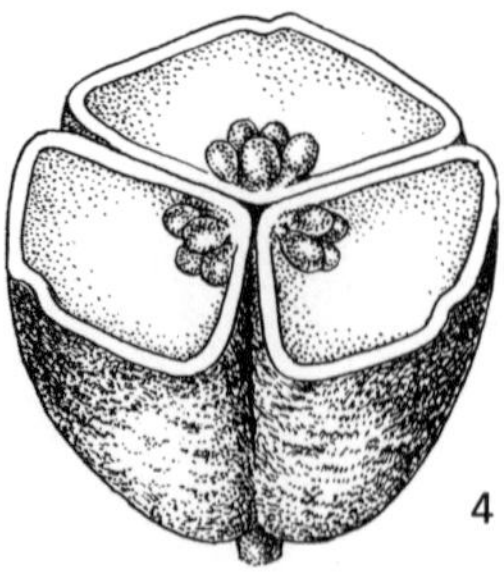
4

Le Colchique d'automne (1) fleurit de septembre à octobre dans les prés humides (généralement fauchés, fertilisés ou régulièrement inondés) et les marais de la plaine à la montagne. C'est une plante vivace à bulbe piriforme enfoui profondément dans le sol. Le bourgeon apparaissant sur le côté du bulbe se développe en été en une courte tige souterraine d'où partent les fleurs puis les feuilles au printemps suivant. Les fleurs mauve-violet (2) au nombre de 1 à 3 apparaissent au-dessus de la surface et fleurissent en automne. Les étamines dans la gorge des fleurs ont des anthères orange. Au moment de la floraison, l'ovaire aux nombreux ovules est à la base du tube du périanthe sous la surface du sol. Après fertilisation la tige souterraine se met à pousser et sa base s'épaissit pour former un nouveau bulbe (3) d'où émergent, au printemps, de larges feuilles lancéolées ayant jusqu'à 30 cm de long. Entre les feuilles se trouve une capsule gonflée avec de nombreuses graines globuleuses, très dures. Coupe transversale de la capsule (4).

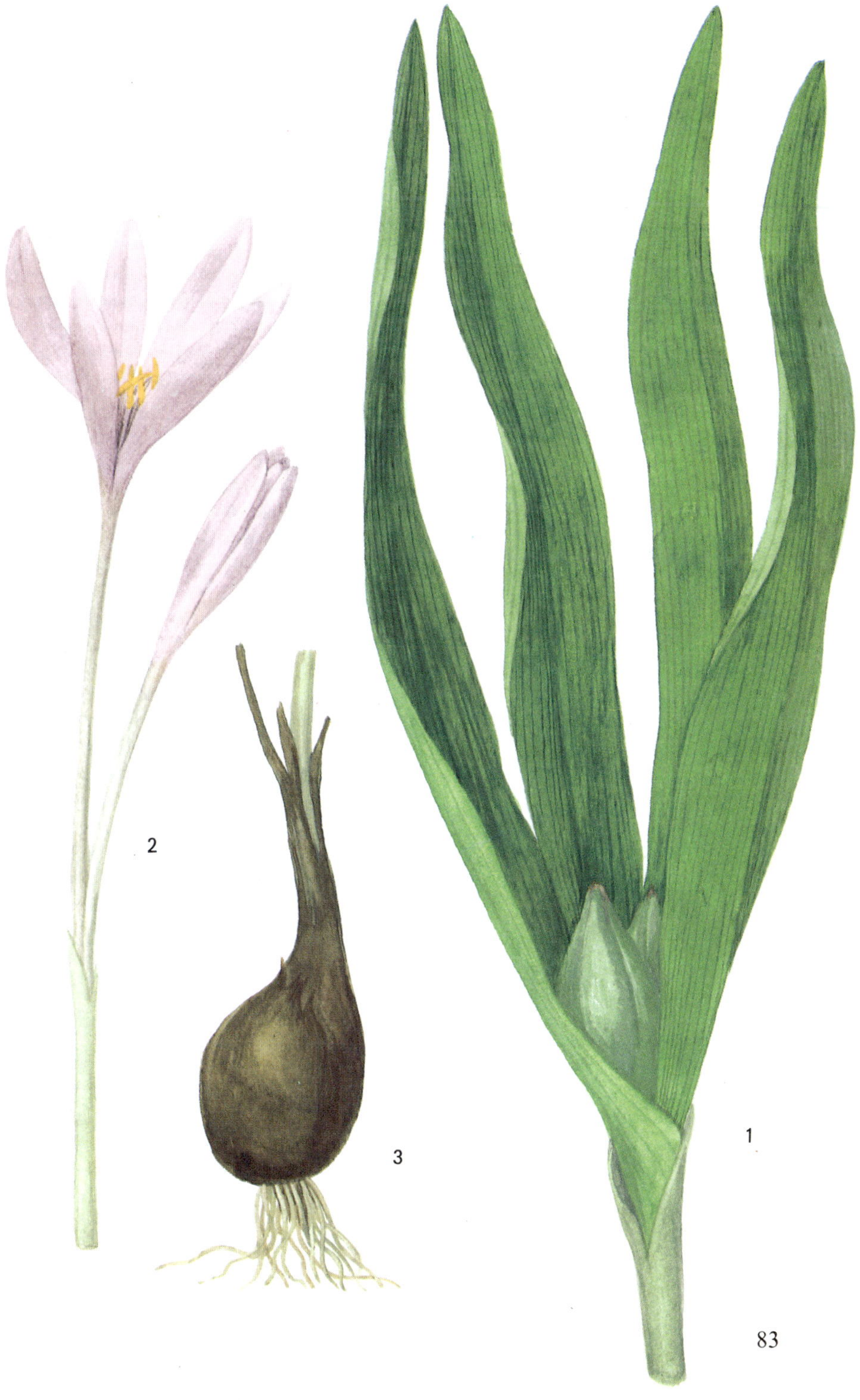
2
3
1

Muguet — *Convallaria majalis* L.

Famille des Lis
Liliacées

Le Muguet est la seule espèce du genre qui pousse dans tout l'hémisphère Nord dans les bois d'Europe, de Sibérie, d'Amérique du Nord et du Japon. C'est une jolie plante extrêmement toxique, c'est pourquoi son histoire comme plante médicinale n'est pas très longue. Elle est utilisée médicinalement depuis 1856, quand un groupe de glucosides, alors appelé convalamarine, fut isolé à partir de la plante. Pour le marché des drogues végétales on récolte les feuilles et les tiges fleuries, coupées avec un couteau à ras de terre. Les feuilles jaunies sont sans effet. Elles contiennent jusqu'à 0,6 % de glucosides toxiques très efficaces, surtout de la convallatoxine, du convallatoxol et d'autres. Les principes actifs de la plante régulent l'action du cœur et sont désormais utilisés principalement en cardiologie. On a prouvé qu'il y existe une nette similarité entre le mécanisme d'action des glucosides du Muguet et de la Digitale. Les glucosides du premier sont plus efficaces. Le Muguet s'est avéré être un remède de grande valeur en raison de la rapidité de son effet et aussi parce que ses glucosides cardiaques ne s'accumulent pas dans le corps, même lors d'une utilisation à long terme, mais sont rapidement éliminés par l'urine. Il est utilisé dans le traitement des troubles circulatoires, de l'insuffisance cardiaque, particulièrement chez les personnes âgées, et de bradycardie. Il est utilisé seulement sous forme de spécialités médicales contenant les glucosides isolés purs ou d'extraits standardisés, très occasionnellement sous forme d'infusion. Il ne doit être administré que sous contrôle d'un médecin. Le Muguet est une plante d'ornement très populaire. L'huile essentielle, d'odeur agréable, est un ingrédient important en parfumerie.

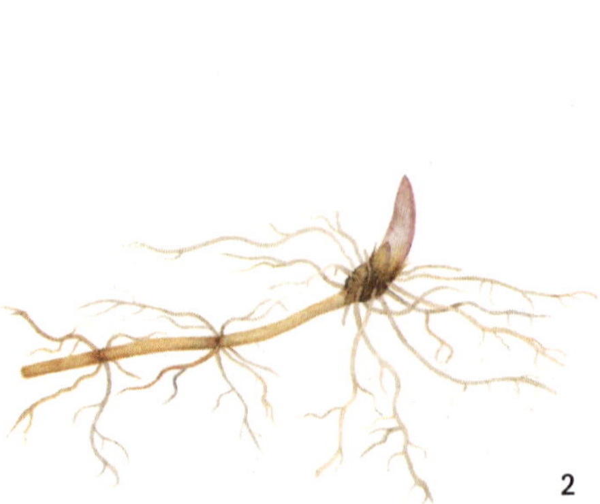
2

Le Muguet (1) est une plante vivace des bois de feuillus, des clairières forestières, des prairies de montagne et des fourrés de la plaine à la montagne. Il a un rhizome souterrain ramifié, traçant (2), qui porte annuellement deux feuilles elliptiques jusqu'à 30 cm de long, le long desquelles se dresse une hampe verticale terminée par une grappe lâche de fleurs retombantes, d'un seul côté (3). Floraison en mai et juin. Les fleurs sont en forme de clochettes, d'un blanc laiteux ou teintées de rose, avec

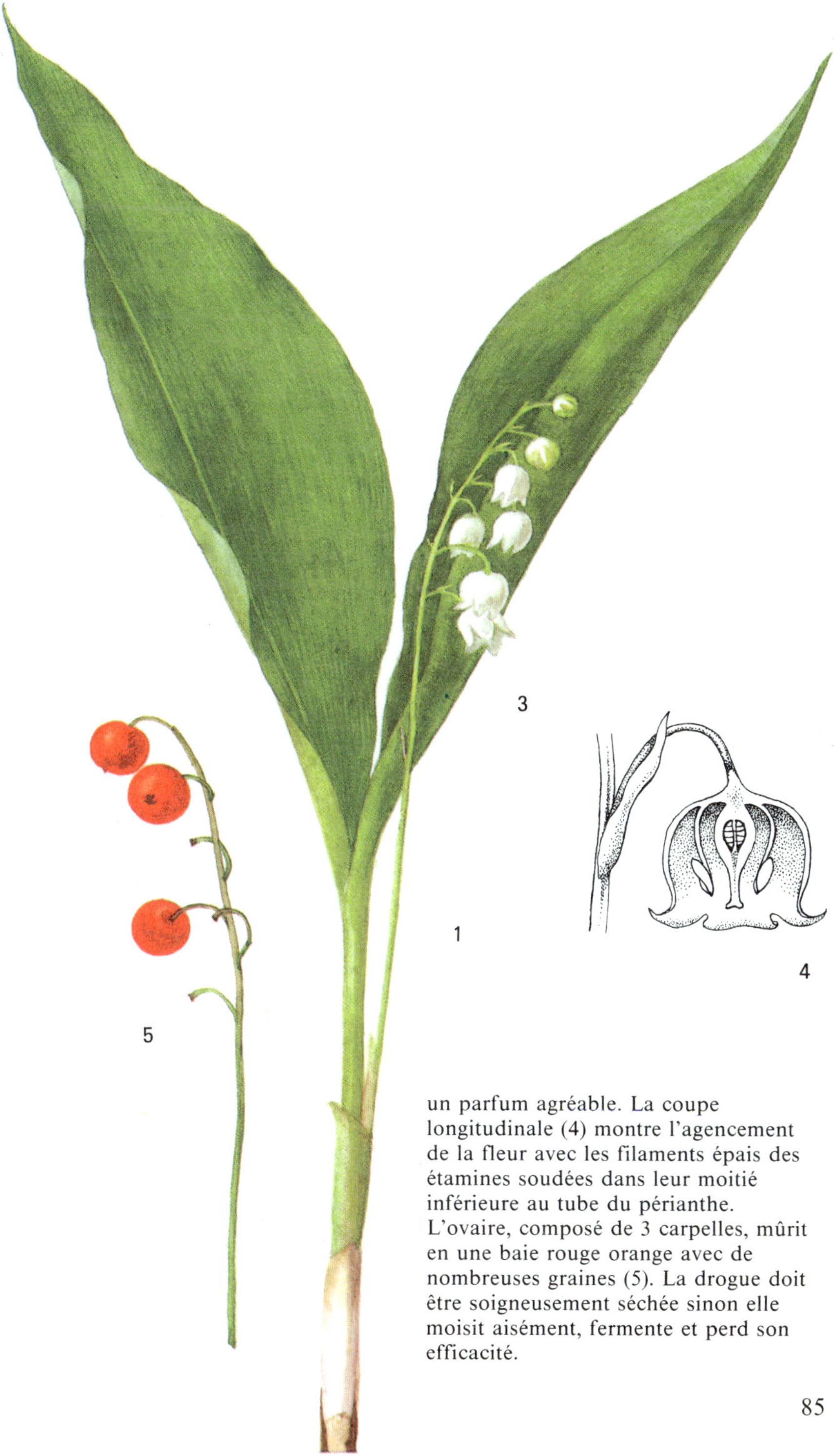

un parfum agréable. La coupe longitudinale (4) montre l'agencement de la fleur avec les filaments épais des étamines soudées dans leur moitié inférieure au tube du périanthe. L'ovaire, composé de 3 carpelles, mûrit en une baie rouge orange avec de nombreuses graines (5). La drogue doit être soigneusement séchée sinon elle moisit aisément, fermente et perd son efficacité.

Coriandre cultivée — Famille des Carottes
Coriandrum sativum L. — Ombellifères

La Coriandre est très probablement originaire de la région méditerranéenne d'Afrique et d'Asie. De nos jours elle est cultivée principalement comme herbe culinaire dans le monde entier où elle s'est souvent naturalisée. Comme pour tous les autres condiments, sa popularité fluctue en fonction de la quantité cultivée. Médicinalement ce n'est pas une drogue d'une importance vitale mais elle est largement utilisée, principalement en Amérique latine. Les fruits mûrs sont récoltés à des fins médicinales. Ils contiennent environ 1 % d'une huile essentielle d'arôme agréable composée principalement de D-linalol. Comme les autres espèces apparentées, Aneth odorant, Cumin des prés, Anis et Fenouil, elle est utilisée dans le traitement des troubles digestifs généralement accompagnés de mauvaise humeur, perte d'appétit et flatulence douloureuse. La Coriandre peut donc à juste titre être désignée scientifiquement comme stomachique, carminative et légèrement spasmolytique. Elle est utilisée sous forme d'infusion (1/2 cuiller à café de drogue écrasée pour 1 tasse d'eau), 3 fois par jour 1/2 h avant les repas. C'est un ingrédient de plusieurs types de la célèbre liqueur « Eau des Carmes », connue depuis 1610, et dont le composant principal est une liqueur alcoolisée à base de mélisse. En usage externe elle est utilisée sous forme de friction d'extrait alcoolique pour les muscles et articulations douloureux. La Coriandre a une place bien établie dans l'industrie alimentaire comme condiment qui non seulement améliore nettement la saveur et l'arôme de la nourriture mais aussi rend plus digestes les viandes lourdes et les légumes confits au vinaigre. Elle a le même effet quand elle est utilisée pour faire des pains ou comme ingrédient dans la poudre de curry. Elle entre aussi dans la composition de certaines liqueurs digestives et elle est utilisée pour aromatiser certaines bières. C'est une plante cultivée depuis l'Antiquité, connue des peuples de l'Inde et de la région méditerranéenne depuis des temps immémoriaux.

La Coriandre (1) est une plante annuelle atteignant jusqu'à 80 cm. En Europe centrale on ne la rencontre que cultivée ou à l'état sauvage temporairement naturalisée. Contrairement aux fruits mûrs à l'arôme agréable, les sommités et les fruits verts ont une odeur désagréable rappelant les punaises des lits et provoquée par le composant organique transtridécène. Les feuilles sont pennatiséquées, les supérieures finement divisées, avec même des segments linéaires. Les fleurs blanches à rougeâtres sont disposées en ombelles composées de 3 à 5 ombellules. Le fruit est un double akène globuleux (2) à côtes basses, ses deux parties restant soudées même à maturité. La coupe transversale (3) montre 2 grands canaux d'huile essentielle sur la large base plate de chaque akène et de petites cellules d'huile essentielle entre les côtes basses.

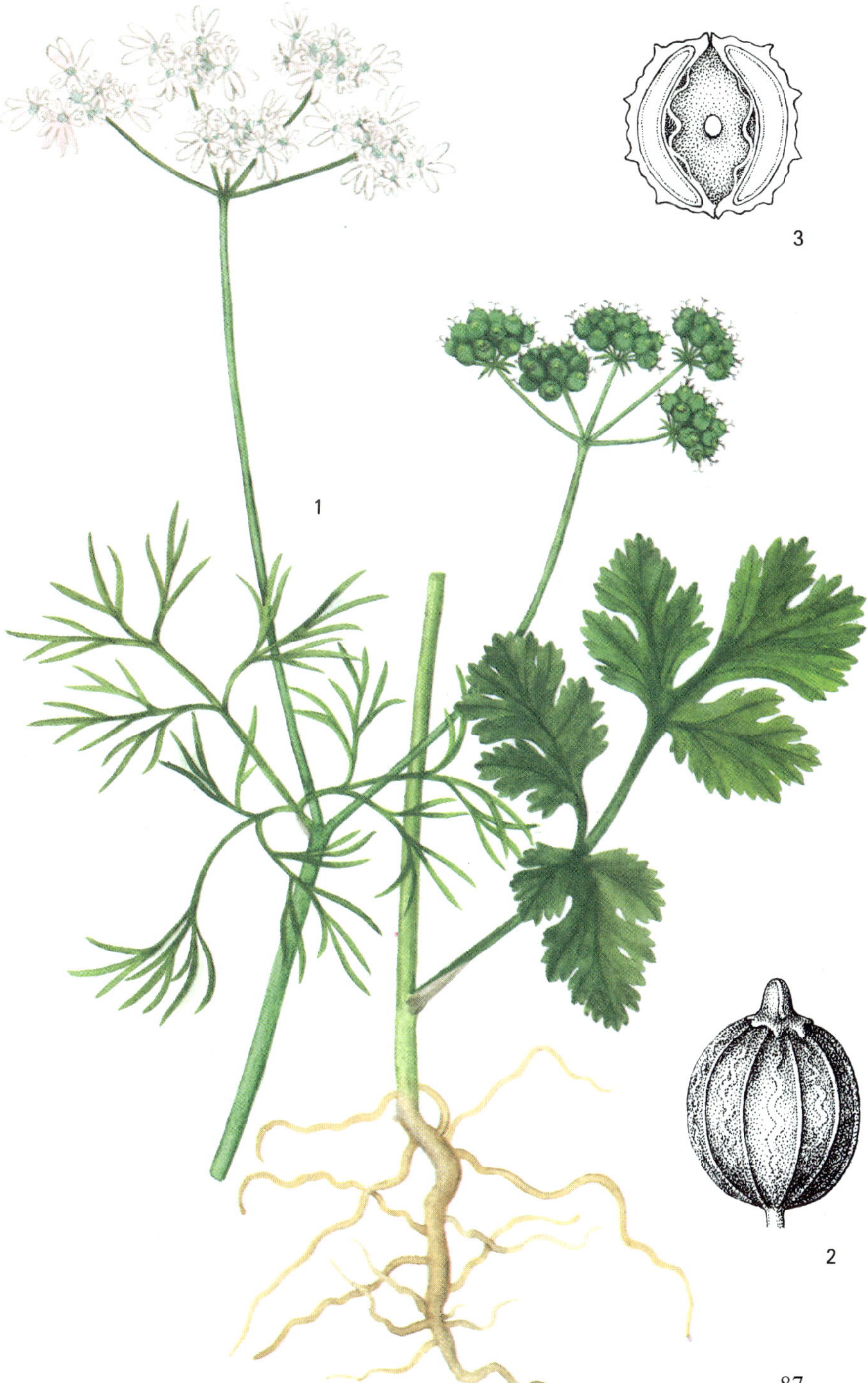
1
2
3

Aubépine à deux styles Famille des Roses
Crataegus laevigata (Poir.) DC. Rosacées

L'Aubépine à deux styles est native d'Europe et d'Asie occidentale avec une petite aire de distribution en Afrique du nord-ouest. Médicinalement on utilise les fleurs mêmes, ou plus souvent les fleurs avec les jeunes feuilles, très occasionnellement les fruits aussi. La drogue de fleurs et de feuilles a une saveur amère : les cenelles sont farineuses, acides et amères. Les composants ont été soigneusement étudiés récemment et il a été prouvé qu'il s'agit principalement de flavonoïdes et de procyanidines responsables de l'action marquée de la drogue. Il ne faut pas non plus oublier les acides triterpéniques de base. Des recherches approfondies quant à son efficacité classent cette drogue comme l'une des meilleures substances phytothérapeutiques. Elle a une action vasodilatatrice sur les artères coronaires, améliorant ainsi la circulation sanguine et fortifiant le cœur tout en oxygénant le sang. Son effet n'est pas immédiat mais graduel et elle ne peut donc pas remplacer ni la nitroglycérine, ni les glucosides de Digitale. En effet secondaire on peut noter qu'en fortifiant le muscle cardiaque elle diminue la pression artérielle. Ce n'est pas un véritable effet hypotenseur mais plutôt un effet médiateur. La drogue a une action bénéfique sur le rythme cardiaque des patients âgés présentant un cœur faible et des extrasystoles. L'avantage de la drogue est qu'on peut l'administrer en toute sécurité pendant de longues périodes et qu'elle est bien tolérée. Elle est utilisée sous forme d'infusion (1 cuiller à café de drogue écrasée de fleurs et de feuilles pour 1 tasse d'eau) matin et soir. On peut conseiller les mélanges de tisanes à base d'Aubépine, Mélisse, Valériane et Gui pour leur effet combiné, calmant et hypotenseur. Les extraits d'Aubépine entrent dans la composition de nombreuses préparations commerciales (gouttes, dragées, injections).

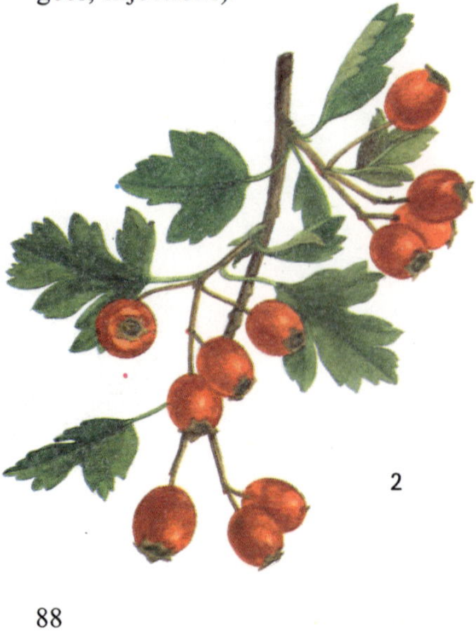

2

L'Aubépine à deux styles (1) est un arbuste ou un arbre pouvant atteindre 10 m de haut, aux rameaux épineux. Il pousse généralement dans les broussailles et en bordure de forêt aux altitudes basses et chaudes. On le plante occasionnellement et il se naturalise souvent. Les feuilles sont alternes, pétiolées, pennatipartites et vert grisâtre

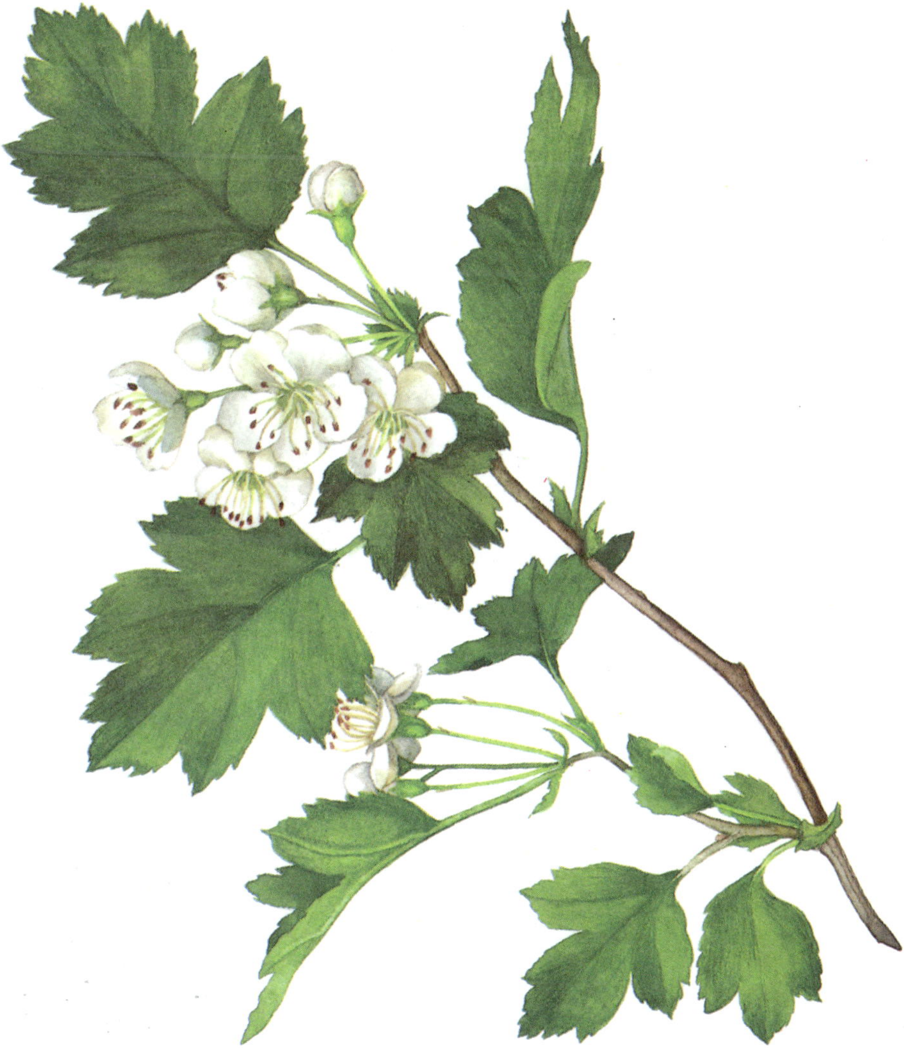

1

dessous. Floraison de mai à juin. L'inflorescence consiste en 5 à 10 fleurs pentamères aux pétales blancs et aux nombreuses étamines surmontées d'anthères rouges. Le fruit (2) est rouge, globuleux, à pépins, et présente les restes du calice persistant. Les variétés ornementales à fleurs doubles, blanches ou rouges, ne conviennent pas à des fins pharmaceutiques.

Artichaut Famille des Marguerites
Cynara scolymus L. Composées

De nos jours on ne trouve plus l'Artichaut que sous sa forme cultivée. Selon toute probabilité il a été développé par un long croisement sélectif à partir du Cardon sauvage (*Cynara cardunculus*) qui pousse encore à l'état sauvage dans la région méditerranéenne et a aussi été cultivé comme légume depuis l'Antiquité. Pour la pharmacie on utilise les feuilles (*Folium cynarae*) récoltées pendant la floraison. Elles sont sans odeur et ont une saveur amère. Les constituants comprennent la cynarine et la cynaropicrine, principes amers glucosidiques de saveur agréable, des flavonoïdes à action anti-inflammatoire et des tanins. Combinés ils ont un effet bénéfique sur une vésicule biliaire malade et affaiblie et stimulent la sécrétion de bile par le foie en plus de leur action de désintoxication. Ils abaissent le taux de cholestérol dans le sang et évitent le dépôt excessif de particules de graisse dans les tissus hépatiques et le sang, prévenant ainsi l'artériosclérose. La drogue évite la formation de calculs biliaires et abaisse la teneur en sucre du sang dans les diabètes naissants et les diabètes des personnes âgées. Elle est conseillée pour éliminer les effets indésirables du traitement par antibiotiques ou sulfamides. Les propriétés indiquées sont plus que suffisantes pour donner à cette vieille (et nouvelle) drogue une bonne place. De nos jours de nombreuses spécialités pharmaceutiques sont à base d'Artichaut mais cela n'empêche nullement son utilisation comme remède familial sous forme de tisane préparée en faisant légèrement bouillir 1 cuiller à café de drogue dans 1 tasse d'eau, que l'on boira 2 à 4 fois par jour avant les repas.

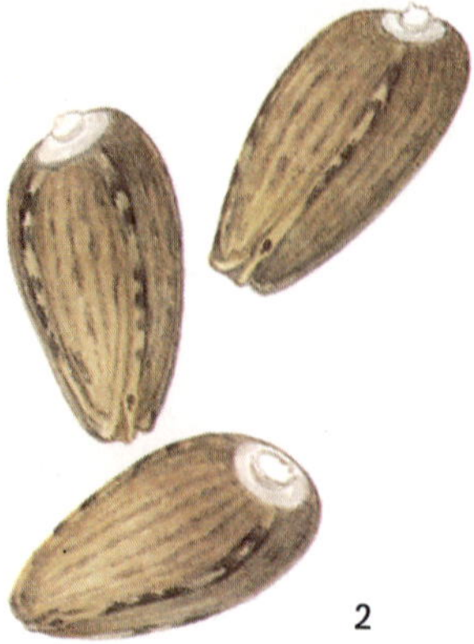
2

L'Artichaut (1) est une grande plante vivace à tige droite, feutrée, non ramifiée poussant jusqu'à 2 m de haut. Les grandes feuilles, contrairement à celles du Cardon, sont dépourvues d'épines et sont tomenteuses et grises dessous ; les feuilles du bas de la tige sont pétiolées, les supérieures sont sessiles. Les fleurs violettes, relativement petites, sont disposées en grands capitules à réceptacle charnu. Les capitules peuvent même avoir plus de 10 cm de diamètre et sont recouverts de bractées involucrales charnues imbriquées. Le fruit est un akène (2). Égyptiens, Grecs et Romains connaissaient les artichauts comme légumes. À Rome ils occupaient une place importante dans les menus de fêtes. On ignore tout de leur culture au Moyen Âge. Ce n'est pas avant le XVe siècle qu'ils firent leur apparition en Italie et un siècle plus tard en France d'où ils partirent finalement pour l'Europe centrale mais là-bas ils gèlent aisément.

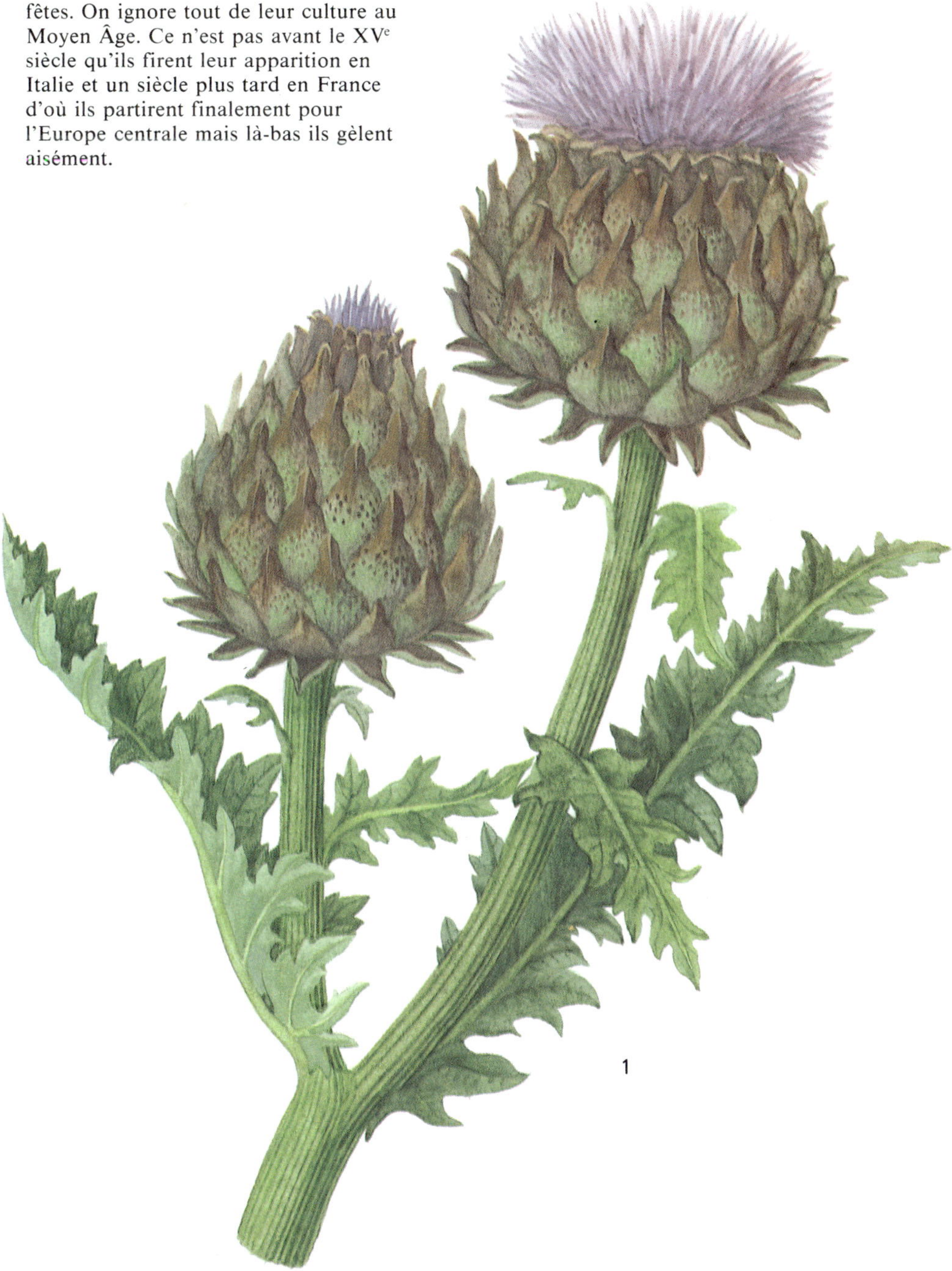

Datura, Pomme épineuse — *Datura stramonium* L.

Famille des Morelles
Solanacées

Quand le médecin espagnol Franscisco Hernandez rapporta d'Amérique le Datura en Europe, au XVIe siècle, comme plante ornementale, personne ne pouvait se douter que 400 ans plus tard il serait considéré comme une plante naturalisée sinon indigène en Europe. De nos jours on le trouve dans toute l'Europe et dans de nombreux pays on le cultive à échelle commerciale. À usage pharmaceutique on utilise les feuilles sans les tiges et aussi les graines mais très occasionnellement. Toute la plante est extrêmement toxique. Elle contient plus de 0,5 % d'alcaloïdes, principalement de l'atropine qui dérive de l'hyoscyamine pendant le séchage, et de la scopolamine. Les autres constituants comprennent des substances auxiliaires glucosidiques, plus ou moins les mêmes que celles de la Morelle et de la Jusquiame. Les alcaloïdes affectent le système nerveux central, principalement le cerveau. Ils soulagent des spasmes des muscles lisses de la vésicule biliaire et des coliques néphrétiques ainsi que des crises d'asthme. Il est donc évident que la drogue est principalement utilisée dans le traitement de l'asthme et des toux spasmodiques ainsi que pour supprimer ou du moins atténuer les tremblements dans la maladie de Parkinson et chez les personnes âgées. Même si ce n'est qu'un simple traitement des symptômes, cela rend un grand service aux personnes atteintes. Dans la médecine moderne on n'utilise la plupart du temps que les alcaloïdes purs dans les préparations pharmaceutiques spéciales. La drogue en tant que telle n'est que rarement utilisée par les asthmatiques qui respirent la fumée de cigarettes antiasthmatiques ou de poudres spécialement préparées où les feuilles de Pomme épineuse sont un composant efficace.

Le Datura (1) est une herbe annuelle, souvent aussi une mauvaise herbe indésirable, qui s'est naturalisée dans le monde entier. Les plantes poussant en sol riche en azote sont des spécimens robustes, buissonnants, ayant souvent plus d'un mètre de haut, et à grandes feuilles sinuées. Les grandes fleurs blanches ou teintées de violet, en forme de trompette et à calice gonflé poussent séparément à l'aisselle des branches. Le fruit est une capsule ovoïde dressée, épineuse, avec de nombreuses graines noires réniformes. On cultive également la variété *innermis*, cultivar à capsules inermes (2) pour éviter le risque de blessure lors de la récolte des feuilles. D'autres espèces qui diffèrent nettement par la forme de la capsule, entre autres, ont également une importance pharmaceutique au plan commercial en raison de leur plus grande concentration en alcaloïdes, surtout la scopolamine, par exemple *Datura metel* et *Datura innoxia* (3).

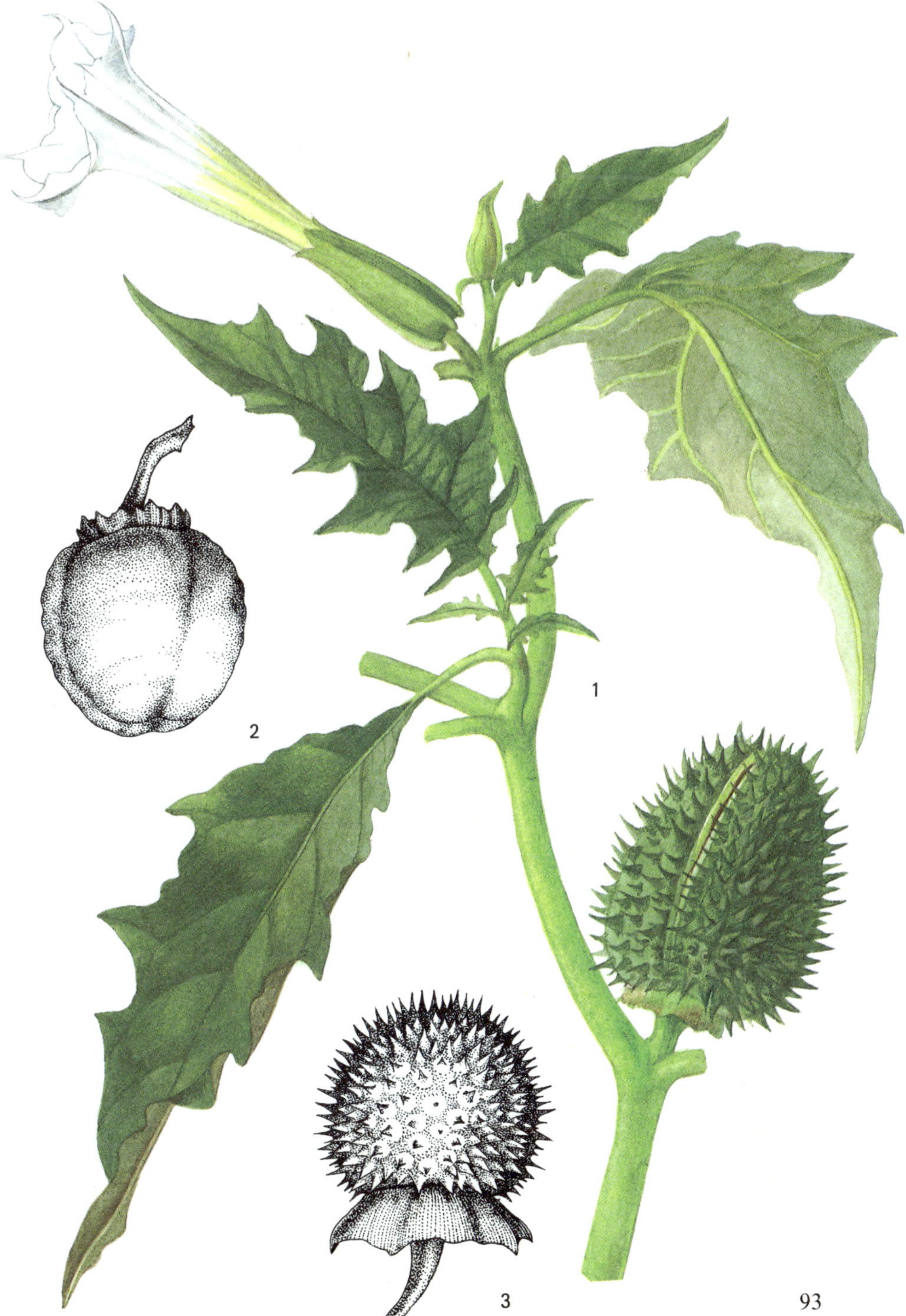
1
2
3

Rossolis à feuilles rondes, Drosera Famille des Rossolis
Drosera rotundifolia L. Droséracées

Le genre *Drosera* compte quelque 90 espèces et son lieu d'origine est situé dans l'hémisphère Sud. Le Rossolis à feuilles rondes est l'une des 3 espèces natives d'Eurasie qui poussent en sols acides pauvres, principalement dans les marais. Étant donné ses petites dimensions, on ramasse toutes les parties de la plante — racines comprises — pour le marché des drogues végétales, pendant la période de floraison. En fait le Rossolis à feuilles rondes ne peut être ramassé à une autre période. C'est une espèce très menacée en raison surtout de la disparition de son habitat naturel et aussi, à un certain degré, en raison d'une cueillette peu réfléchie. Le Rossolis était déjà utilisé dans l'Antiquité à des fins médicinales quand il était ajouté aux liqueurs de plantes. La drogue contient des dérivés de naphtoquinone, principalement de la plumbagine, et des substances auxiliaires. Elle est utilisée pour son effet antispasmodique spécifique dans les toux convulsives, spasmodiques et pour son effet bénéfique sur l'artériosclérose naissante et l'insuffisance vasculaire. En cas d'artériosclérose particulièrement, il faut compter sur un traitement à long terme. Étant donné la disponibilité limitée de la drogue, on ne l'utilise plus aussi souvent sous forme d'infusion. Le dosage est de 1 cuiller à café de drogue pour 1 tasse d'eau bouillante, 3 fois par jour, à petites gorgées. Dans le traitement des toux spasmodiques, la drogue s'est avérée très efficace en combinaison avec le Thym sous forme d'infusion faite de 5 parts de Thym (sommités fleuries) et 1 part de Rossolis pour 1 tasse de breuvage 3 à 5 fois par jour. Étant donné l'approvisionnement limité en drogue de Rossolis à feuilles rondes, d'autres espèces de Drosera sont importées pour les besoins de l'industrie pharmaceutique. On envisage également de cultiver la plante pour le marché des drogues végétales.

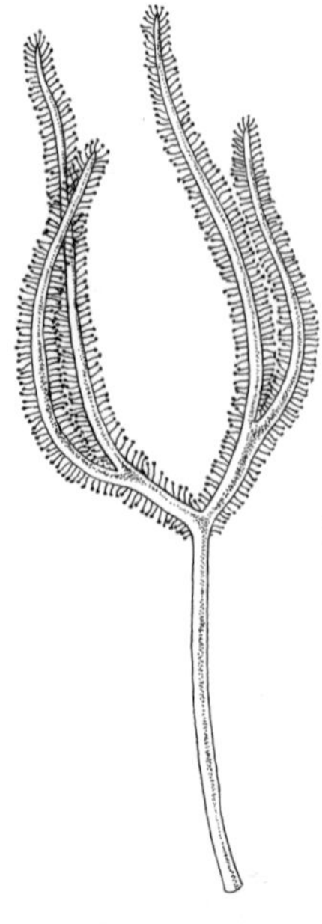

2

Le Rossolis à feuilles rondes (1) est une plante vivace carnivore, aux délicates racines filamenteuses, poussant dans les marécages, les bordures de tourbières et les rochers suintants. Les feuilles sont disposées en rosettes basales et enroulées en spirale quand elles sont jeunes. Longuement pétiolées, presque circulaires, elles sont couvertes de poils rouges glanduleux sécrétant des gouttelettes d'un liquide poisseux et contenant des enzymes digestifs à leurs extrémités. Ces enzymes aident à digérer les parties molles des insectes capturés et maintenus sur les feuilles par les gouttes collantes. Une hampe gracile monte de la rosette de feuilles et s'achève par une cyme lâche, monoaxiale, de petites fleurs blanches qui apparaissent de juin à août. Le fruit est une capsule portant de nombreuses petites graines. Une drogue analogue est obtenue à partir d'autres espèces, généralement plus grandes, à feuilles plus longues et plus grandes (2), telles que *Drosera anglica, Drosera capensis* et *Drosera paleacea*.

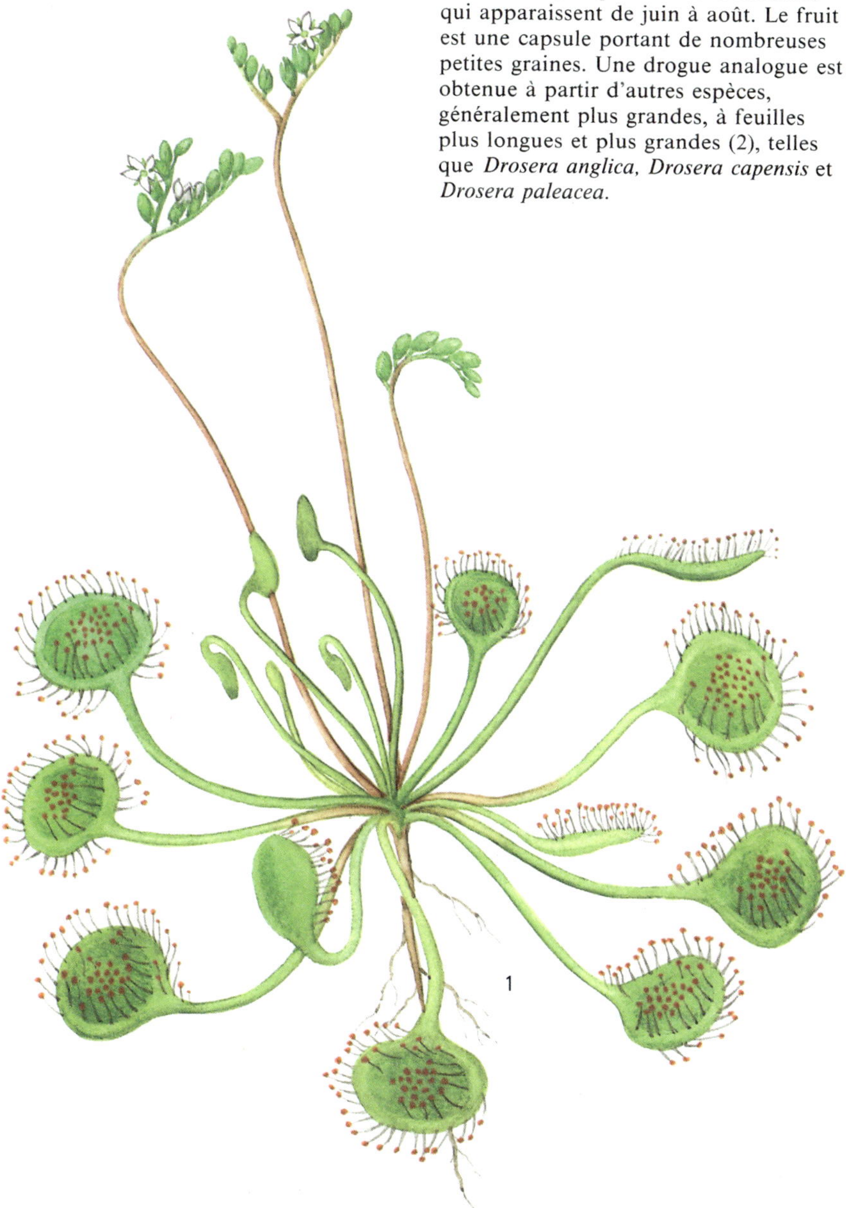

Fougère mâle

Dryopteris filix-mas (L.) SCHOTT — Aspidiacées

C'est une espèce toxique de Fougère, de forme variable, largement distribuée dans tout l'hémisphère Nord. Médicinalement on utilise les rhizomes avec les restes inséparables des frondes. Ils contiennent de nombreux dérivés de phloroglucine qui sont très instables. Pour cette raison, la drogue obtenue par séchage perd très rapidement son efficacité. Elle est utilisée principalement comme anthelminthique, en d'autres termes pour éliminer les vers intestinaux, les ténias en particulier, et les maladies qu'ils provoquent. Les meilleurs effets thérapeutiques ont toujours été obtenus en utilisant non pas la drogue séchée mais la drogue fraîche, ou plutôt l'extrait de drogue. Cela entra dans la pratique médicale au XVIIIe siècle grâce au médecin suisse Peschier. De nos jours l'usage de la drogue est abandonné, essentiellement à cause des produits anthelminthiques de synthèse plus sûrs et mieux tolérés. Toutefois, quand ceux-ci ne produisent pas l'effet désiré, l'extrait de drogue brute demeure un agent fiable bien que plus risqué. Il existe en effet un risque de lésion du foie, c'est pourquoi la drogue ne peut être administrée si le foie n'est pas en parfait état, par exemple après une hépatite et chez les jeunes enfants. Diminuer le dosage pour une question de sécurité ne sert à rien. Des résultats fiables peuvent être obtenus avec seulement une dose de 8 à 10 g d'extrait dans un sirop ou un café, suivi (2 à 3 heures plus tard) par un puissant laxatif tel que l'huile de castor. Toutes ces conditions ne doivent être remplies que sous le contrôle d'un médecin ou selon ses instructions. L'extrait est également produit sous forme de capsules gélatineuses qui sont moins désagréables et que l'on avale plus aisément.

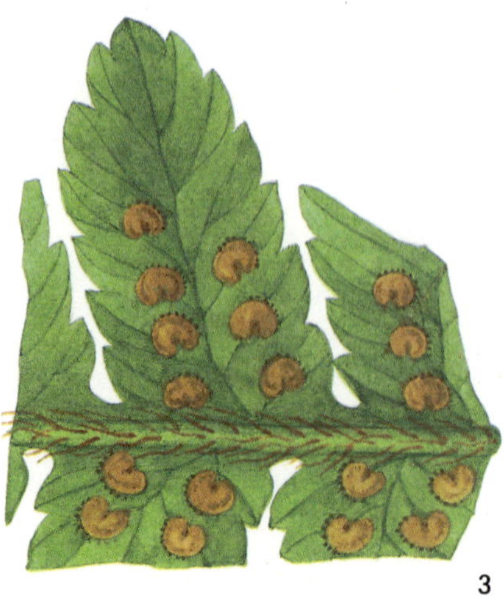

3

La Fougère mâle est une fougère vivace, robuste, qui aime l'ombre, des bois humides de la plaine à la montagne. Elle a un rhizome écailleux couvert de poils roux (1) qui porte de grandes frondes disposées en entonnoir (2) sur des tiges glumacées, rousses, épaisses et plutôt courtes. Oblongues et se rétrécissant à chaque extrémité, elles sont composées de 30 folioles en paires alternes, divisées de façon pennée presque jusqu'à la nervure centrale. De juin à septembre elles présentent deux rangées de sores (groupes circulaires de

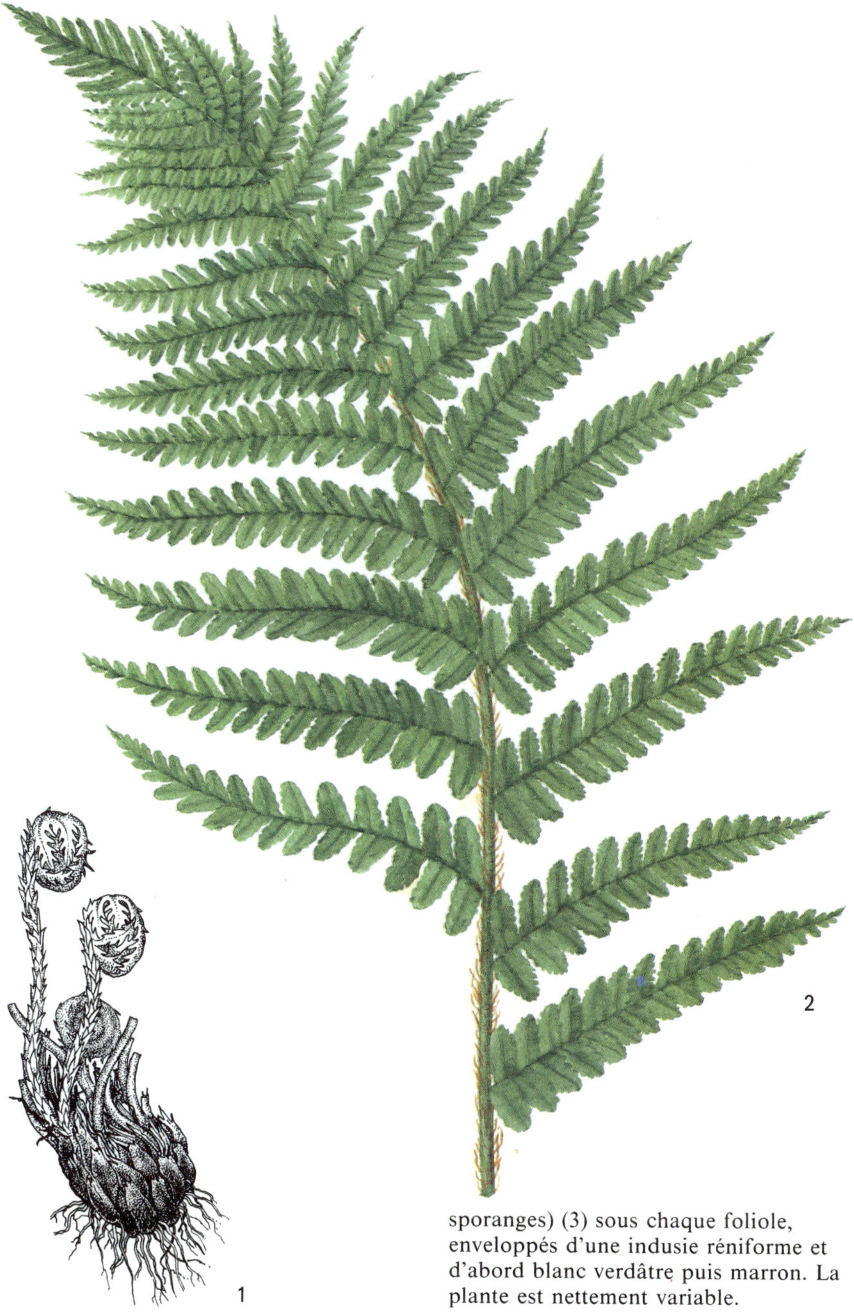

2

1

sporanges) (3) sous chaque foliole, enveloppés d'une indusie réniforme et d'abord blanc verdâtre puis marron. La plante est nettement variable.

Prêle des champs

Equisetum arvense L. Équisétacées

La Prêle des champs pousse principalement dans l'hémisphère Nord, des régions arctiques à la Sicile, au nord de l'Iran, de l'Himalaya à la Chine; on la trouve aussi au sud de l'équateur où elle a été introduite. Elle s'est surtout répandue pendant la période où on l'utilisait pour décaper la vaisselle en étain. Herbe champêtre qui se propage aisément de façon végétative, elle gagna continuellement de nouveaux territoires. Les tiges d'été, stériles, sont utilisées médicinalement. Elles sont sans odeur, sans saveur aucune et moisissent facilement si elles ne sont pas soigneusement séchées. Elles contiennent de l'acide silicique partiellement soluble, des saponines à action diurétique et des flavonoïdes. La présence d'alcaloïdes n'est pas objectivement prouvée. Sa réputation récente dans l'exercice de la médecine fut soutenue et encouragée au XIXe siècle par le célèbre phytothérapeute et fondateur de l'hydrothérapie : Sébastien Kneipp. L'utilisation principale de la drogue est déterminée par son action diurétique. Elle est administrée sous forme d'infusion (1 cuiller à café de drogue écrasée pour 1 tasse d'eau bouillante, 3 fois par jour), soit seule, soit en combinaison avec d'autres drogues (Persil, Bugrane des champs et Genévrier). Un autre traitement thérapeutique avec cette drogue est déterminé par l'effet bénéfique des constituants sur l'élasticité et la fermeté des tissus ligamenteux, d'où son utilisation après des opérations orthopédiques ainsi que pour traiter les douleurs musculaires du bas du dos. Il est conseillé de prendre des bains avec une préparation à base de drogue et de boire 4 à 5 tasses d'infusion par jour (2 cuillers à soupe de drogue pour 1 l d'eau qu'on laisse macérer peu de temps ou pendant plusieurs heures). La drogue n'est plus utilisée pour son effet soi-disant bénéfique dans le traitement de la tuberculose car il existe maintenant des médicaments efficaces pour soigner cette maladie. Mais il ne faut pas passer sous silence l'action antirhumatismale prouvée de la drogue.

La Prêle des champs (1) est une plante vasculaire vivace se propageant à l'aide de spores à partir des tiges de printemps et de façon asexuée au moyen du rhizome articulé. Les tiges de printemps fertiles, sans chlorophylle, ainsi que les tiges d'été vertes sont annuelles. Une fois les spores libérées, les tiges printanières sèchent et le rhizome porte des tiges d'été cassantes, ayant jusqu'à 50 cm de haut, qui sont cannelées et se ramifient en verticilles. Ce sont celles-ci que l'on récolte pour le marché des drogues végétales. La Prêle des champs se rencontre communément sur les talus, les alluvions et dans les fossés, de la plaine à la montagne et c'est une mauvaise herbe gênante dans prairies humides, champs et jardins. Les tiges des espèces voisines, par exemple

Equisetum sylvaticum (2) et *Equisetum palustre* ne sont pas ramassées pour le marché des drogues végétales car on les considère toxiques à cause de leur teneur en bases alcaloïdes.

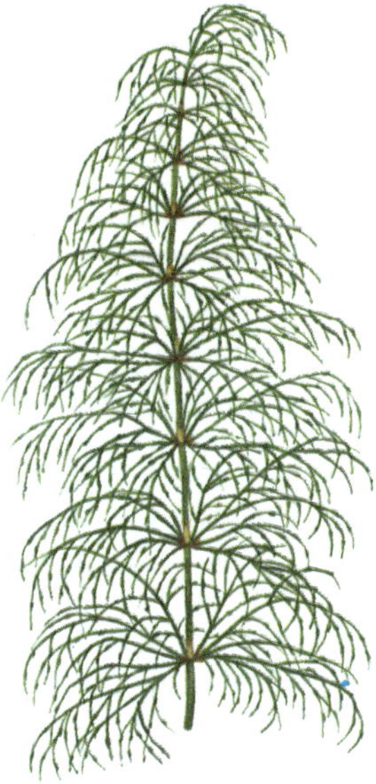

2

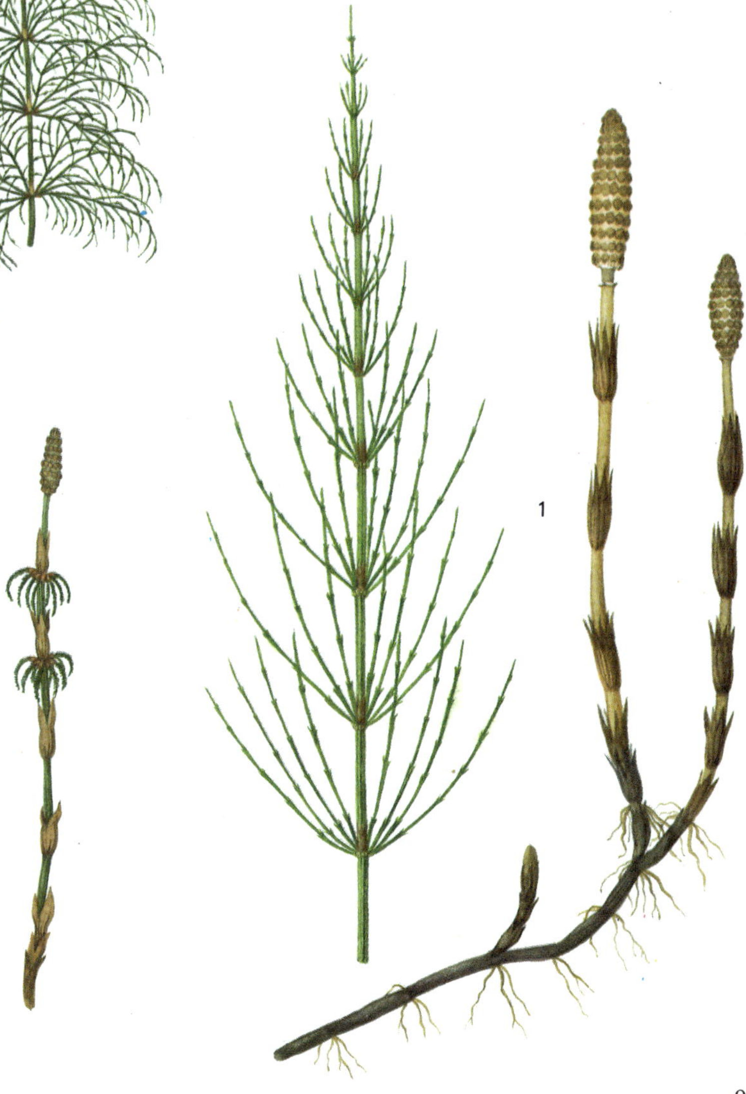

1

Euphraise — Famille des Scrofulaires
Euphrasia rostkoviana HAYNE — Scrofulariacées

Ce genre compte quelque 200 espèces ne présentant qu'une légère différence dans leurs caractéristiques morphologiques. Toutes les espèces du genre *Euphrasia* conviennent pour les utilisations pharmaceutiques. Le nom générique de la plante vient du grec *euphraino* qui signifie rendre heureux ; elle fut utilisée dès l'Antiquité pour soigner les maladies des yeux. On la trouve dans l'hémisphère Nord, surtout en Europe, Sibérie et Himalaya. Médicinalement on utilise les tiges fleuries. Elles contiennent des flavonoïdes et le glucoside aucubine aux propriétés cicatrisantes (granulation). Les autres constituants, surtout des tanins et peut-être aussi une huile essentielle, favorisent l'action de l'aucubine. La drogue est utilisée sous forme d'infusion en bain oculaire et en compresses appliquées sur les yeux pour soigner l'inflammation des paupières et de la conjonctive, et les orgelets. Elle est également efficace pour traiter une fatigue générale des yeux et ses effets consécutifs. L'infusion est préparée avec 1 cuiller à soupe de drogue écrasée pour $^1/_2$ l d'eau bouillante. Les compresses doivent être tièdes mais pour un orgelet il est conseillé d'appliquer des compresses chaudes. Mettez un tampon de gaze imprégnée d'infusion sur chaque œil et laissez-le en place pendant au moins 10 minutes. Pour les bains oculaires l'Euphraise est aussi utilisée en combinaison avec la Camomille et le Fenouil. La drogue a aussi un usage interne pour traiter les troubles digestifs et l'inflammation des voies respiratoires supérieures (1 cuiller à café de drogue pour 1 tasse d'eau, 3 fois par jour). La drogue sert de matière première pour des préparations oculaires du commerce.

L'Euphraise (1) est une plante annuelle, semi-parasite, généralement de petite taille. Grâce aux suçoirs de ses racines, elle se fixe aux systèmes racinaires des herbes et des joncs et absorbe les substances minérales dissoutes de leurs tissus conducteurs.

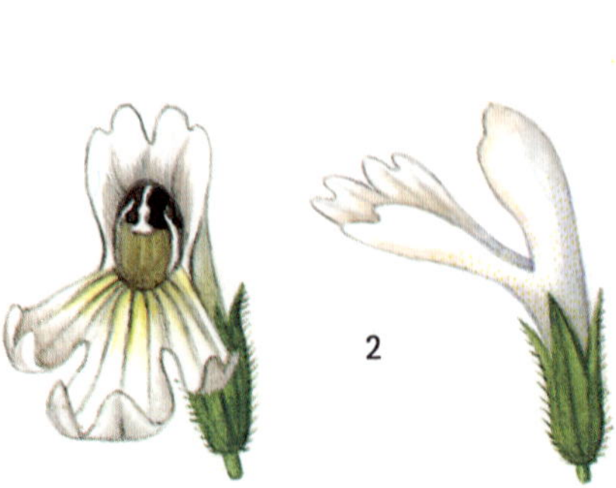

2

Tiges ascendantes, glanduleuses et velues aux articulations. Feuilles décussées et à bord denté. Fleurs (2) hermaphrodites, symétriques, à 4 lobes, calice en forme de clochette, corolle bilabiée, blanche à violet clair ; parfois avec des stries pourpres sur la lèvre inférieure et des taches jaunes à l'entrée de la gorge. Le fruit est une capsule qui se fend en deux pour libérer ses nombreuses petites graines. Certaines espèces ont deux types de plantes pendant la même saison de croissance ; on appelle cela le dimorphisme saisonnier. En été les plantes sont petites, elles ont des tiges non ramifiées et fleurissent de mai à juin, les plantes d'automne sont plus grandes, à tiges très ramifiées et fleurissent de septembre à octobre.

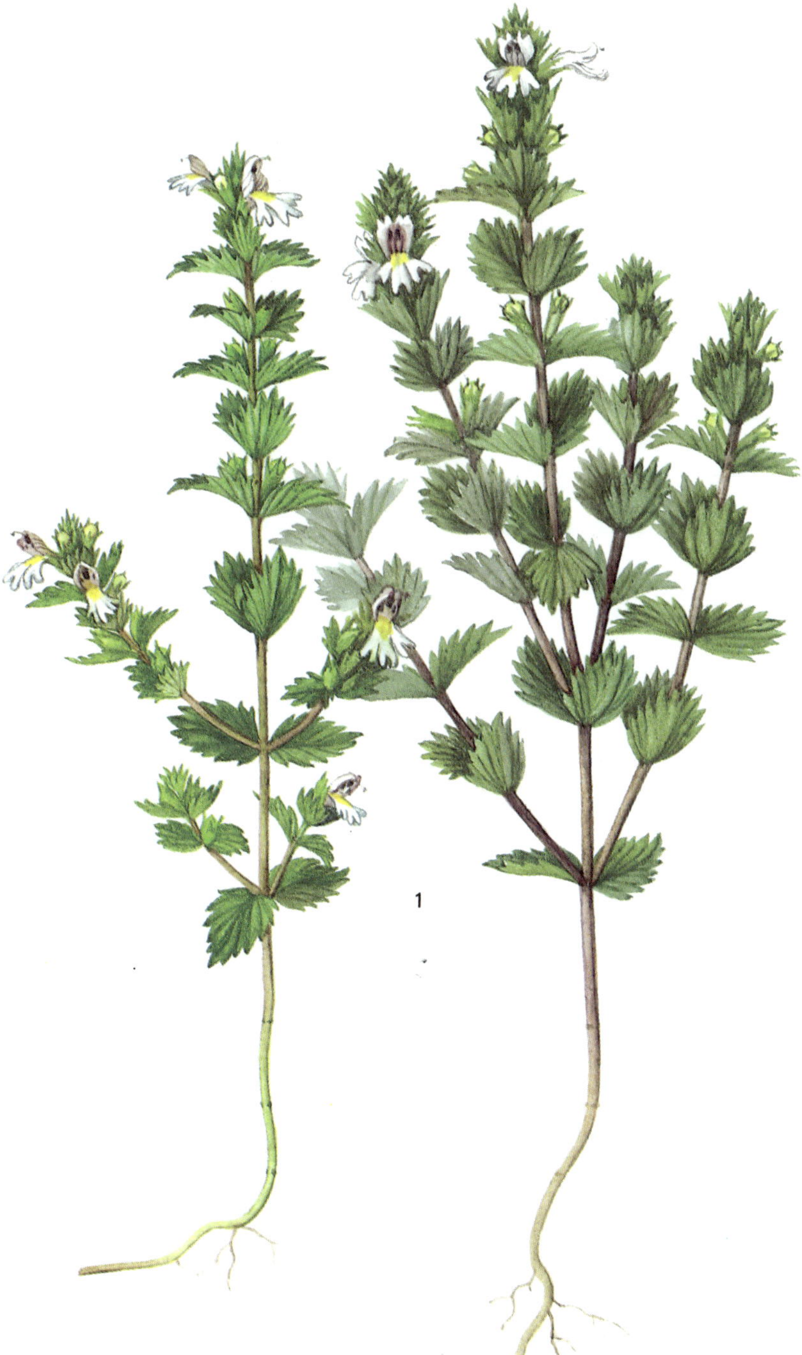
1

Sarrasin Famille des Patiences
Fagopyrum esculentum MOENCH Polygonacées

Le genre *Fagopyrum* compte deux espèces, toutes deux originaires d'Asie centrale, que l'on trouve dans plusieurs écotypes, et diverses variétés cultivées. Le Sarrasin était cultivé pour produire de la farine et du fourrage pour les animaux dans les steppes d'Asie orientale. Il était déjà connu en Chine au Xe siècle et il s'introduisit en Europe au Moyen Âge avec les invasions des Mongols et des Tatars. Il fut d'abord largement cultivé en Europe mais perdit peu à peu de son importance. Sur le total de 2 millions d'hectares actuellement cultivés, 65 % poussent dans le nord de l'URSS, suivie de la Chine, du Japon, de l'Inde, des USA et de l'Amérique du Sud. À usage médicinal on utilise les sommités qui servent exclusivement de matière première pour isoler la rutine, glucoside flavonique, (1 à 5 %) qui est utilisée pour soigner les troubles de la circulation, les hémorroïdes, les varices, les ulcères variqueux. La rutine est un ingrédient efficace de nombreuses spécialités médicales pour traiter les problèmes mentionnés. On préfère les préparations du commerce à l'usage de la drogue brute (sommités séchées) car en plus de la rutine, les tiges contiennent aussi la dianthrone fagopyrine toxique qui provoque une inflammation de la peau, la diarrhée et des spasmes surtout chez les animaux exposés au soleil. La maladie est appelée fagopyrisme et se rencontre chez les porcs et les moutons nourris au Sarrasin. La concentration relativement importante en acide oxalique ne permet pas l'utilisation directe de la drogue brute.

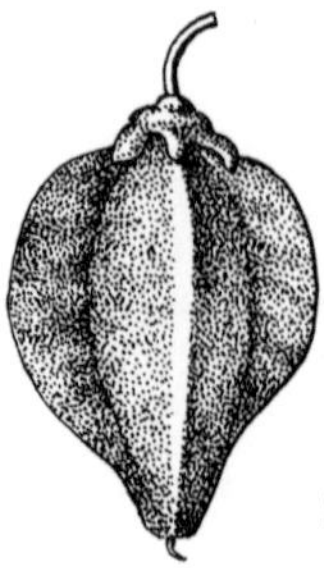

2

Le Sarrasin (1) est une herbe annuelle à tige creuse et anguleuse qui devient rouge quand la plante mûrit. Elle atteint une hauteur moyenne de 80 cm. Les feuilles sont pétiolées et carrément cordiformes. Les fleurs rosées sont petites et disposées en grappes axillaires et en inflorescence corymbée terminale. Le fruit est un akène brun trigone (2) ressemblant à une faîne, qui donna son nom allemand à la plante. Outre le Sarrasin cultivé aussi en Europe en mélange, le Sarrasin de Tartarie (*Fagopyrum tataricum*) est cultivé depuis des temps immémoriaux en Asie

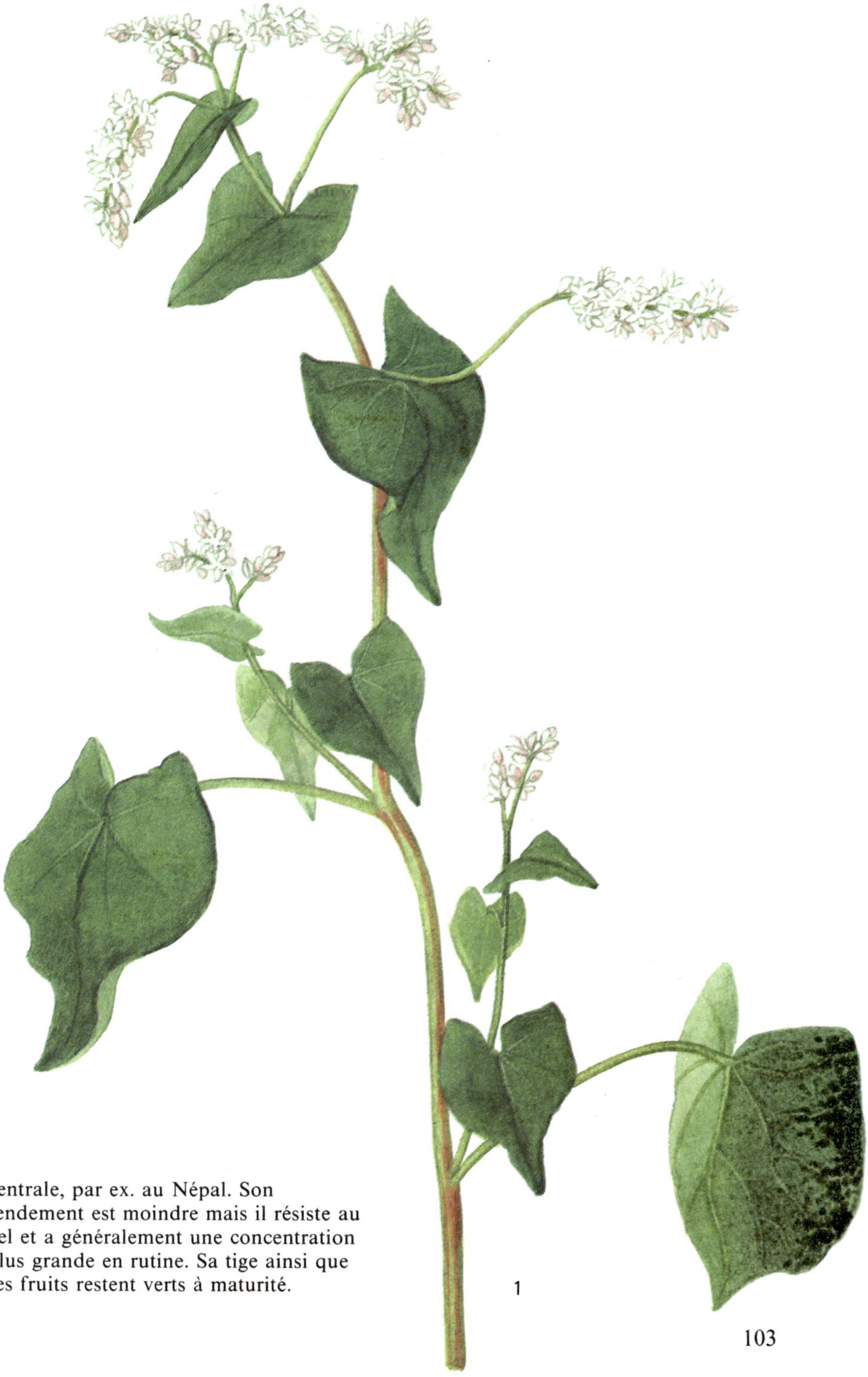

1

centrale, par ex. au Népal. Son rendement est moindre mais il résiste au gel et a généralement une concentration plus grande en rutine. Sa tige ainsi que ses fruits restent verts à maturité.

Fenouil
Foeniculum vulgare Mill.

Famille des Carottes
Ombellifères

Cette espèce extrêmement variable est originaire de la zone s'étendant de la Méditerranée orientale à l'Inde. Médicinalement on n'utilise que les fruits des plantes cultivées. Ils contiennent une huile essentielle constituée principalement d'anethol et de fenchone, des flavonoïdes, des coumarines et des substances auxiliaires. La drogue est d'abord utilisée pour le traitement des maladies des voies respiratoires supérieures où le Fenouil agit comme expectorant aidant à évacuer les mucosités des tubes bronchiques et exerçant une action anti-inflammatoire, ensuite pour les troubles du système digestif, surtout grâce à son effet carminatif et antispasmodique. Le grand avantage du Fenouil c'est son odeur et sa saveur agréables. Il est également utilisé, mais moins souvent, sous forme d'infusion en bain oculaire et en compresses pour soigner l'inflammation des paupières, de la conjonctive, les orgelets. Pour l'usage interne l'infusion est préparée avec 1 cuiller à café non pleine de drogue écrasée pour 1 tasse d'eau bouillante, bue à petites gorgées 3 fois par jour. Il faut l'administrer tiède et à la cuiller pour les jeunes enfants. Dans le traitement des troubles digestifs l'infusion ne doit pas être sucrée tandis que pour le traitement des voies respiratoires, il est conseillé de la sucrer avec du miel. La drogue est un composant de nombreux mélanges de tisanes. Elle est également utilisée en médecine vétérinaire. Enfin, le Fenouil est aussi cultivé comme légume et condiment dans la région méditerranéenne, par exemple les variétés *F. vulgare* var. *azoricum* et *F. vulgare* var. *dulce.*

Le Fenouil (1) est une plante bisannuelle atteignant 2 m de haut, à la tige glabre, finement sillonnée et aux feuilles plumeuses finement divisées en lobes comme des fils. Les petites fleurs jaunes sont disposées en ombelles terminales. Les pétales sont superficiellement dentelés et recourbés vers le haut. Le fruit est un double akène ovoïde, allongé, jaunâtre, à côtes longitudinales plus foncées. Il se divise depuis la base en deux akènes ayant cinq côtes nettement prononcées (2). Les côtes sont bien visibles dans la coupe transversale de l'akène (3). Les côtes contiennent des tissus conducteurs et les creux entre elles ont des canaux avec l'huile essentielle. Le Fenouil fleurit de juillet à septembre et ne mûrit vraiment que dans les localités chaudes. C'est pourquoi dans les régions de basse et moyenne montagne, on a coutume de cultiver l'espèce voisine *Myrrhis odorata* (Cerfeuil musqué) dont l'huile essentielle est d'une composition similaire et a les mêmes usages.

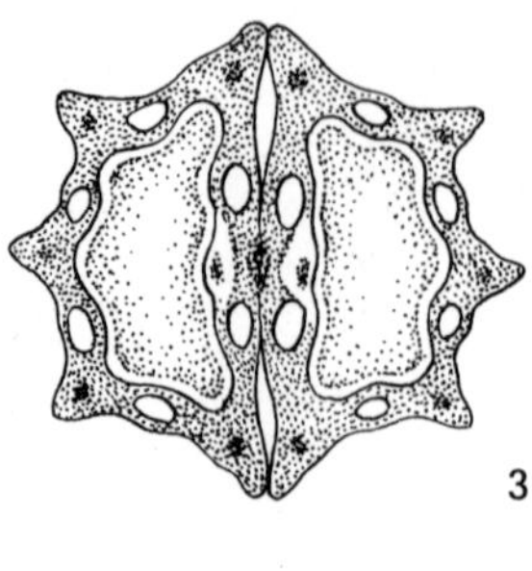
3

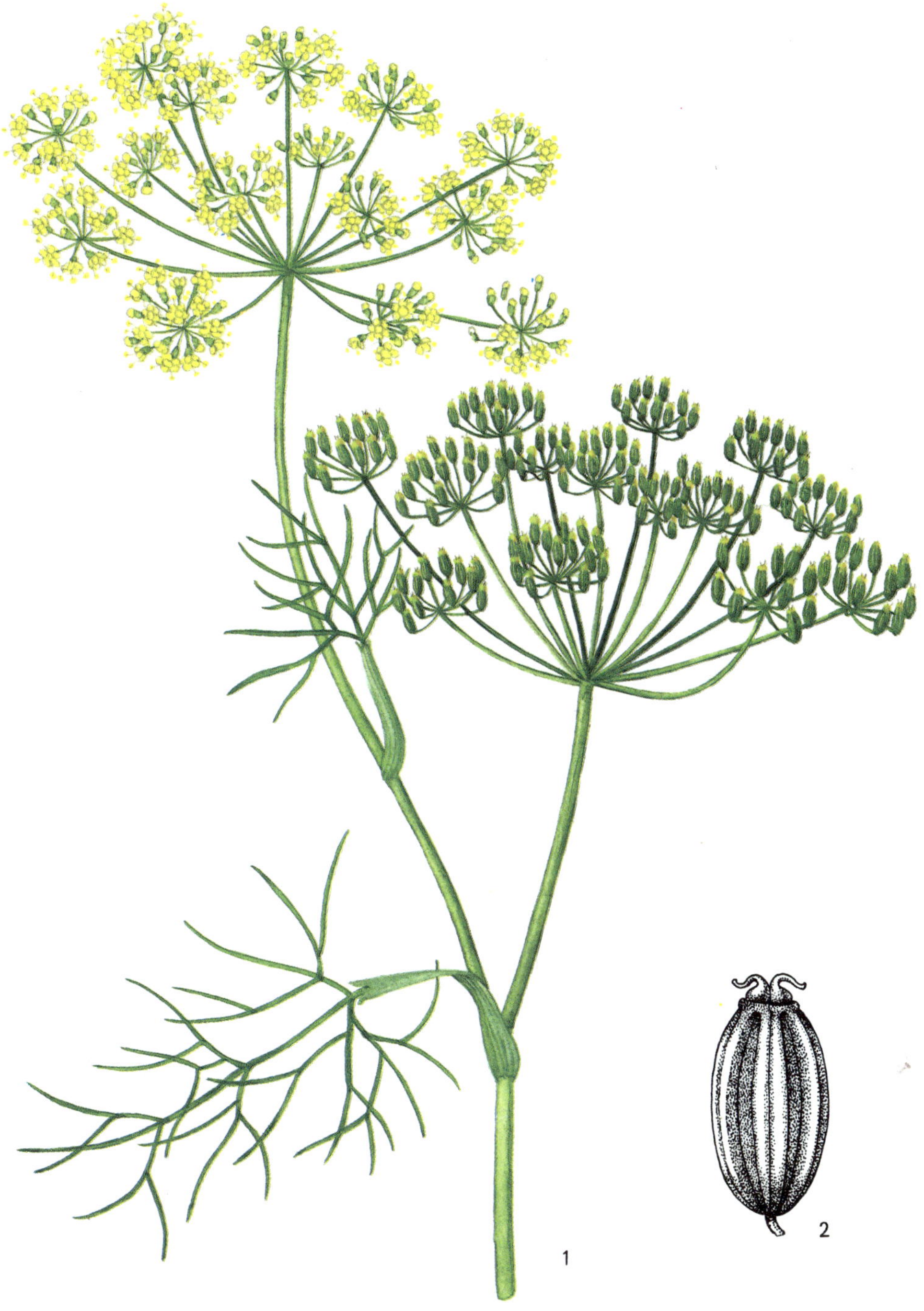
1
2

Fraisier sauvage
Fragaria vesca L.

Famille des Roses
Rosacées

Le genre *Fragaria* comporte quelque 30 espèces que l'on trouve dans les régions tempérées et subtropicales de l'hémisphère Nord ainsi que dans les Andes. Le Fraisier sauvage est originaire des régions tempérées d'Europe et d'Asie jusqu'au lac Baïkal ; en Extrême-Orient et en Amérique du Nord c'est une espèce naturalisée. Ce sont les feuilles et les tiges que l'on utilise médicinalement. Elles contiennent environ 5 % de tanins, des flavonoïdes et des traces d'huile essentielle. Il ne faut donc s'attendre à aucun effet marqué de la drogue, elle n'est que légèrement astringente, diurétique et antiseptique, c'est pourquoi ce fut toujours, plus ou moins, un composant neutre des mélanges de tisanes. Elle relève cependant l'arôme et la saveur de ces mélanges auxquels on l'ajoute et en outre elle n'a pas d'effet secondaire indésirable. La drogue elle-même est utilisée sous forme d'infusion (1 cuiller à café pour 1 tasse d'eau bouillante, plusieurs fois par jour) pour traiter les troubles digestifs et les maladies urinaires surtout chez les enfants. L'infusion est également une tisane rafraîchissante et fortifiante pour les convalescents et son goût en fait un substitut acceptable du vrai thé. Elle est également conseillée comme moyen préventif à l'époque où l'on peut attraper la grippe. En usage externe on l'utilise comme bain de bouche dans les maladies périodontales car outre son action vulnéraire elle élimine aussi la mauvaise haleine, et comme préparation pour bain pour soigner les hémorroïdes. En usage externe on prépare l'infusion avec 1 cuiller à soupe de drogue pour $^1/_4$ l d'eau bouillante.

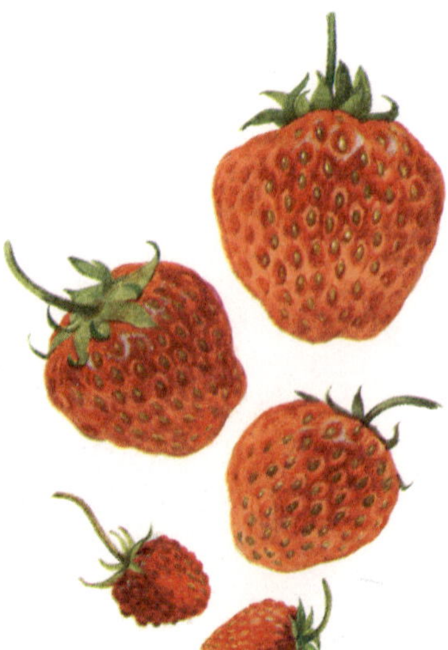

3

2

Le Fraisier sauvage (1) est une petite plante vivace des bois ouverts, des clairières forestières et des talus herbeux. Elle a un rhizome ramifié et une rosette de feuilles basales trifoliées. Elle fleurit de mai à septembre. Les fleurs, sur des hampes de 5 à 20 cm de long, sont blanches. Les fruits sont de minuscules akènes dispersés à la surface d'un grand réceptacle semi-globuleux, charnu et juteux — la fraise. Celle-ci est rouge, sucrée, aromatique et se détache facilement. Le Fraisier fut introduit en Europe au XVe siècle pour y être cultivé et le XVIIIe siècle vit le début de la culture de la variété stolonifère *Fragaria vesca* var. *eflagellis* poussant dans les Alpes, tandis qu'on découvrait aussi une autre variété, var. *semperflorens.* Le croisement des deux fournit les fraises remontantes familières (2). Le Fraisier de jardin à grands fruits (*Fragaria* × *ananassa*) fut développé en Hollande (3). Ses feuilles ne conviennent pas pour un usage médicinal et ne sont donc pas récoltées pour le marché des drogues végétales.

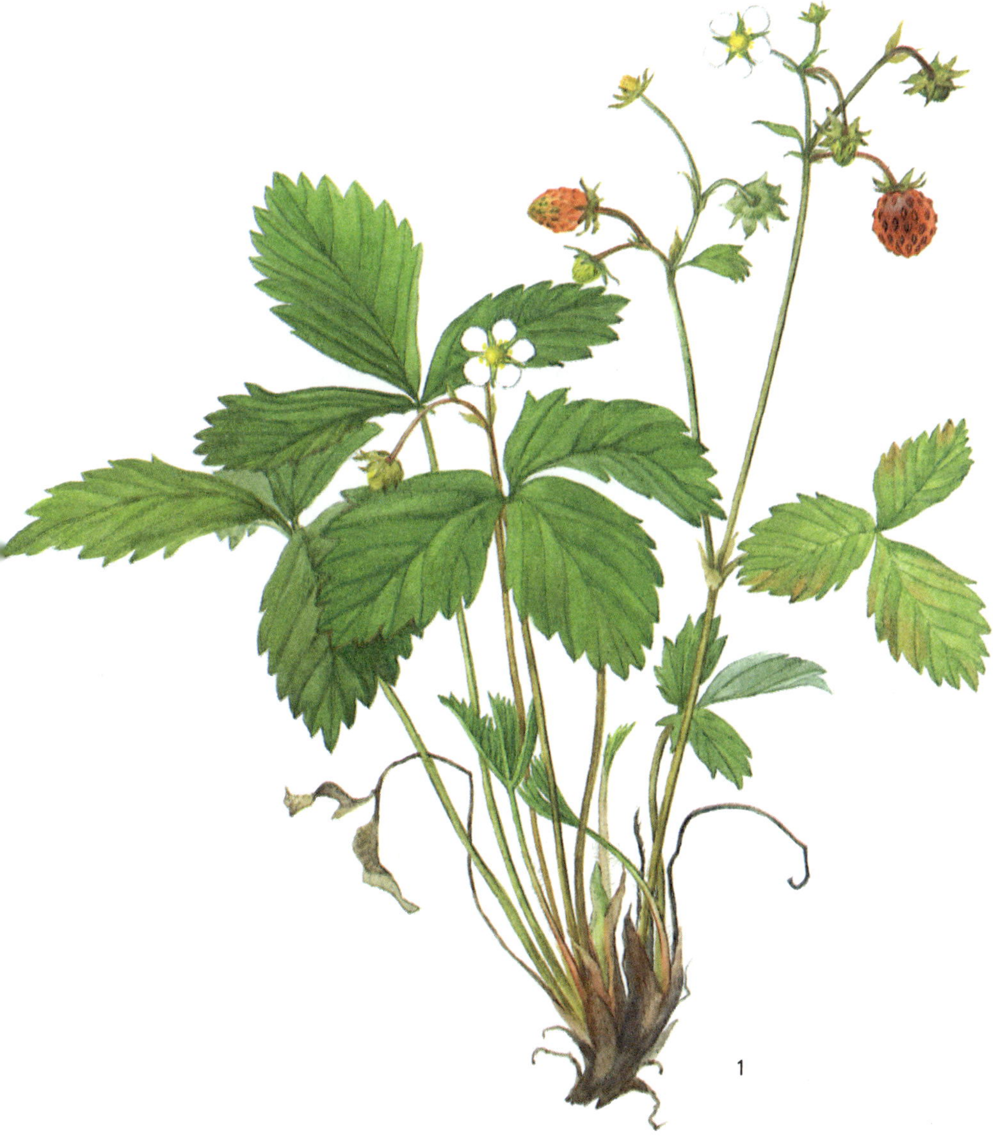

1

Galéopsis douteux Famille des Sauges
Galeopsis segetum NECK. Labiées

Le genre eurasiatique *Galeopsis* compte quelque 10 espèces. Le Galéopsis douteux est originaire de l'Europe occidentale, sa distribution s'étendant du Danemark au nord-est de l'Italie. Ailleurs c'est une plante introduite. Ce sont les tiges fleuries mais non les parties basses, ligneuses, ni les fruits, qu'on utilise médicinalement. Comme la chaleur les abîme aisément, elles doivent être séchées le plus vite possible après leur cueillette. Elles sont récoltées principalement dans la nature mais la plante commence aussi à être cultivée. Ce n'est pas la seule espèce ramassée pour le marché des drogues végétales. Les autres espèces ayant les mêmes constituants sont l'Ortie royale (*Galeopsis tetrahit*) et l'Ortie rouge (*Galeopsis ladanum*). Les constituants comprennent de l'acide silicique soluble, des saponines et des tanins, des sucres auxiliaires et des acides organiques. En médecine populaire la drogue est donc conseillée pour soigner le catarrhe, les infections virales des voies respiratoires supérieures, la bronchite, la trachéite, la laryngite et la pharyngite et elle continue à être utilisée aussi pour traiter la toux dans la tuberculose et la silicose. À une époque elle était employée avec la Prêle et la Renouée, comme ingrédient des « herbes aromatiques libériennes » mélange de tisanes utilisé pour traiter la tuberculose. La médecine populaire se sert aussi des propriétés diurétiques du Galéopsis douteux, la drogue étant souvent administrée sous forme de mélange, en association avec d'autres drogues diurétiques. Pour cet usage la drogue est préparée comme décoction de 1 cuiller à café de drogue écrasée pour 1 tasse d'eau, prise 3 fois par jour. En raison de la plus grande concentration d'acide silicique, la décoction, c'est-à-dire l'ébullition de la drogue, est préférable à une simple infusion. Le Galéopsis douteux reste une plante dont les propriétés médicinales n'ont pas été suffisamment étudiées jusqu'à présent.

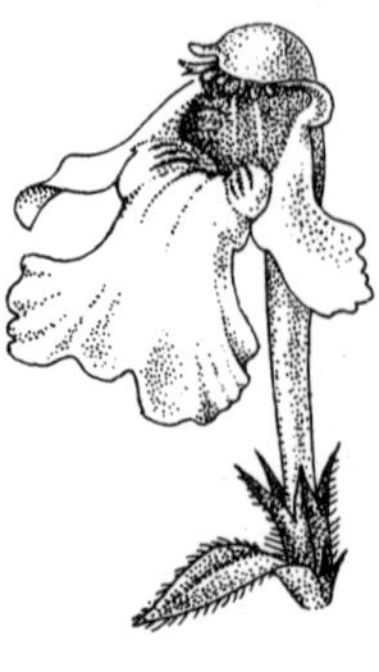

2

Le Galéopsis douteux (1) est une plante annuelle à tige fine, carrée, généralement ramifiée, atteignant 20 à 50 cm de haut. Elle pousse dans les bois ouverts, les clairières, les jachères et les bordures de champs dans les régions chaudes. La tige est velue, surtout aux articulations gonflées. Les feuilles sont lancéolées, décussées, à bordure dentée. Le limbe est souvent glanduleux mais contrairement à la plupart des membres de cette famille, les glandes ne contiennent pas d'huile essentielle. Les fleurs, qui apparaissent de juillet à septembre, sont disposées en groupes de 6 à 16 poussant à l'aisselle des feuilles supérieures. La structure de la

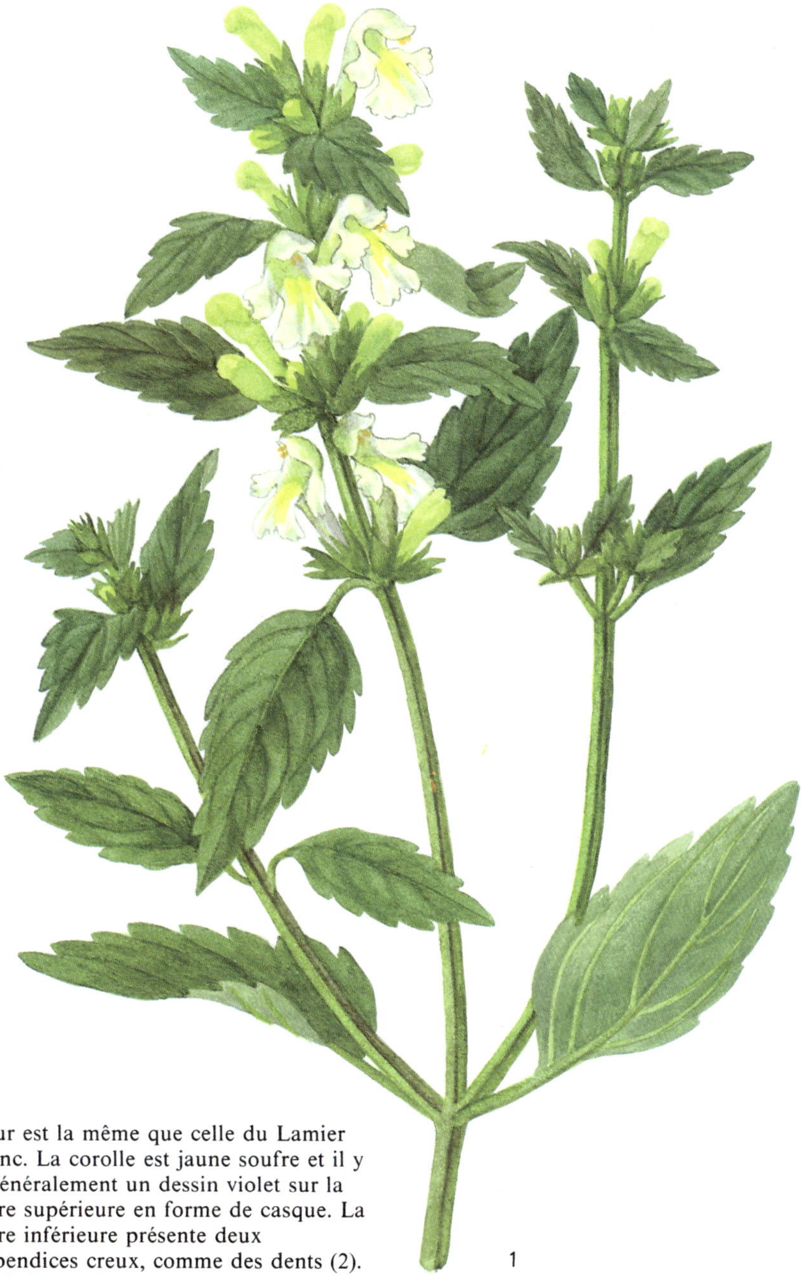

fleur est la même que celle du Lamier blanc. La corolle est jaune soufre et il y a généralement un dessin violet sur la lèvre supérieure en forme de casque. La lèvre inférieure présente deux appendices creux, comme des dents (2). Le fruit consiste en quatre nucules ovoïdes, brunâtres.

1

Aspérule odorante Famille des Gaillets
Galium odoratum (L.) Scop. Rubiacées

La famille des Gaillets compte 7000 espèces que l'on trouve principalement sous les tropiques. L'Aspérule odorante, cependant, est originaire des régions tempérées et des montagnes subtropicales d'Eurasie. Elle s'est naturalisée en Amérique du Nord. À usage médicinal on utilise les tiges fleuries bien pourvues de feuilles. Elles sont récoltées dans la nature. Elles ne doivent pas être comprimées car la chaleur les abîme aisément et elles deviennent noires. Les constituants comprennent la coumarine à l'arôme caractéristique, obtenue pendant le séchage à partir du glucoside mélilotoside, un aglycone semblable à l'aucubine, la sperugline et des substances auxiliaires. La drogue a des propriétés sédatives et antispasmodiques. À forte dose cependant, la coumarine a un effet narcotique. La liaison de deux molécules de coumarine donne naissance au dicoumarol qui empêche efficacement la coagulation du sang et donc la formation de caillots sanguins. C'est pourquoi on peut utiliser cette drogue avec succès dans le traitement des varices et des thrombophlébites de même que d'autres plantes contenant de la coumarine (par ex. le Mélilot, la Rue et la Renouée). En médecine populaire elle est utilisée essentiellement pour traiter l'irritabilité nerveuse générale, l'insomnie et les troubles digestifs d'origine nerveuse. Elle est également recommandée comme diurétique doux pour les personnes souffrant d'hypertension. Elle est administrée sous forme d'infusion (1 cuiller à café de drogue écrasée pour 1 tasse d'eau bouillante, à petites gorgées 2 à 3 fois par jour). Il est déconseillé d'assaisonner des aliments avec de la coumarine en raison de ses propriétés physiologiques marquées. La seule exception c'est pour la préparation du « Maibowle » allemand, préparé en faisant infuser de jeunes pousses dans du vin blanc du Rhin.

L'Aspérule odorante (1), plante vivace de 10 à 40 cm de haut, est une plante commune des bois de hêtres de la plaine à la montagne. La tige est dressée et carrée, les feuilles et stipules sont disposées en verticilles allant jusqu'à huit. La tige est terminée par une inflorescence très ramifiée de petites fleurs blanches (2). Les fleurs fanées sont remplacées par des doubles akènes coriacés (3) qui se divisent en deux akènes semi-globuleux à maturité. L'huile des graines de *Dipteryx odorata* (Aubl.) Willd., de la famille des légumineuses est une source riche de coumarine. Cette plante pousse au Brésil, au Venezuela, en Guyane et ses fruits (4) sont utilisés pour parfumer le tabac et les produits cosmétiques, en remplacement de la Vanille, et comme matière première pour fournir la coumarine.

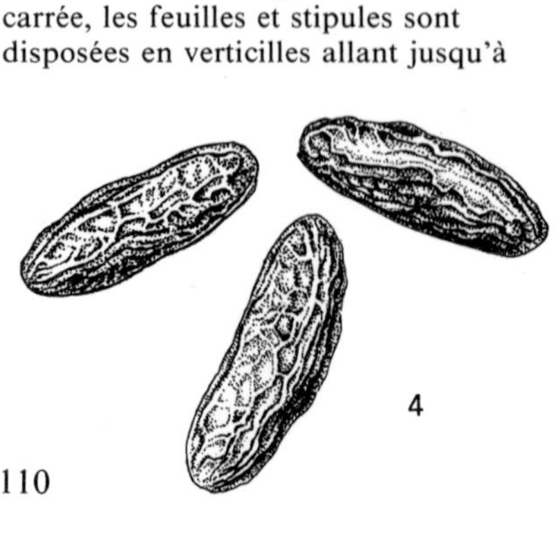

4

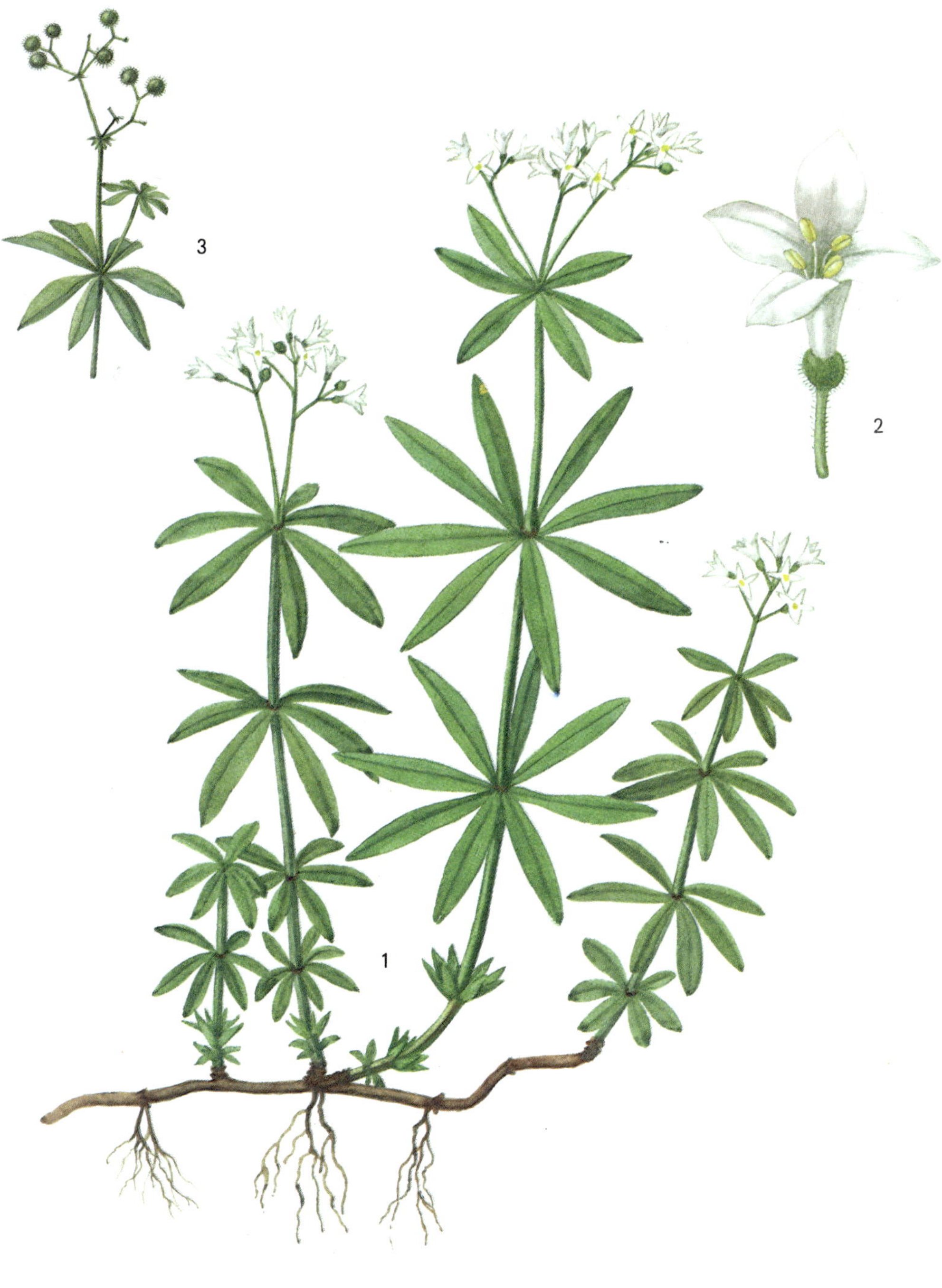
3
2
1

Réglisse Famille des Pois
Glycyrrhiza glabra L. Légumineuses

Le genre *Glycyrrhiza* ne comporte pas beaucoup d'espèces — 15 seulement. La plus connue est la Réglisse, originaire de la région méditerranéenne, d'Europe du sud-est et d'Asie centrale. Médicinalement on utilise la racine récoltée à la fois dans la nature et sur les plantes cultivées. Elle contient de nombreuses saponines, ou plutôt leurs acides ; la plus estimée est la glycyrrhizine et son aglycone la glycyrrhétine. D'autres constituants comprennent des glucosides flavoniques, des oxycoumarines et des substances auxiliaires. La drogue a une action expectorante efficace dans l'inflammation des voies respiratoires supérieures ainsi que des propriétés légèrement laxatives et antispasmodiques. Elle est utilisée sous forme d'infusion ou de décoction brièvement bouillie (1 cuiller à café de drogue finement écrasée pour 1 tasse d'eau), la dose étant de 1 tasse 3 fois par jour. On utilise cependant beaucoup plus souvent l'extrait préparé commercialement et obtenu en faisant infuser la drogue dans de l'eau chaude (40° C) suivi d'évaporation sous vide. On le trouve sous forme liquide ou solide selon l'usage qu'on lui assigne. Il contient 9 à 12 % d'acide glycyrrhizinique dont la concentration est le facteur déterminant dans le nouveau traitement des ulcères gastriques et duodénaux. Un certain nombre de préparations pharmaceutiques du commerce sont basées sur ce principe actif. Malgré certains effets secondaires, on continue à conseiller ce traitement pour éviter de recourir à la chirurgie. Il est recommandé de dissoudre 20 g d'extrait solide dans un verre de tisane de Camomille et de le boire dans la journée en petites quantités, après les repas ; ce traitement doit être poursuivi pendant 3 jours environ. Dans bien des cas cette « cure » est couronnée de succès. La Réglisse n'est pas une drogue dangereuse. Le dosage ne doit toutefois pas être augmenté à volonté, ni la drogue utilisée arbitrairement sur de longues périodes.

La Réglisse (1) est une grande plante vivace atteignant 1,5 m de haut, à racine ligneuse et stolons cylindriques (2). Tiges dressées et ramifiées, feuilles pennées impaires avec 5 à 7 paires de folioles légèrement visqueuses dessous en raison de leurs glandes résineuses sessiles. Inflorescences en grappes, apparaissant en juillet et août. Corolle de forme typique présentant différentes teintes de bleu-violet. Le fruit est une gousse avec 1 à 4 graines globuleuses. Les racines de Réglisse ont une taille variant avec l'âge de la plante ; celles

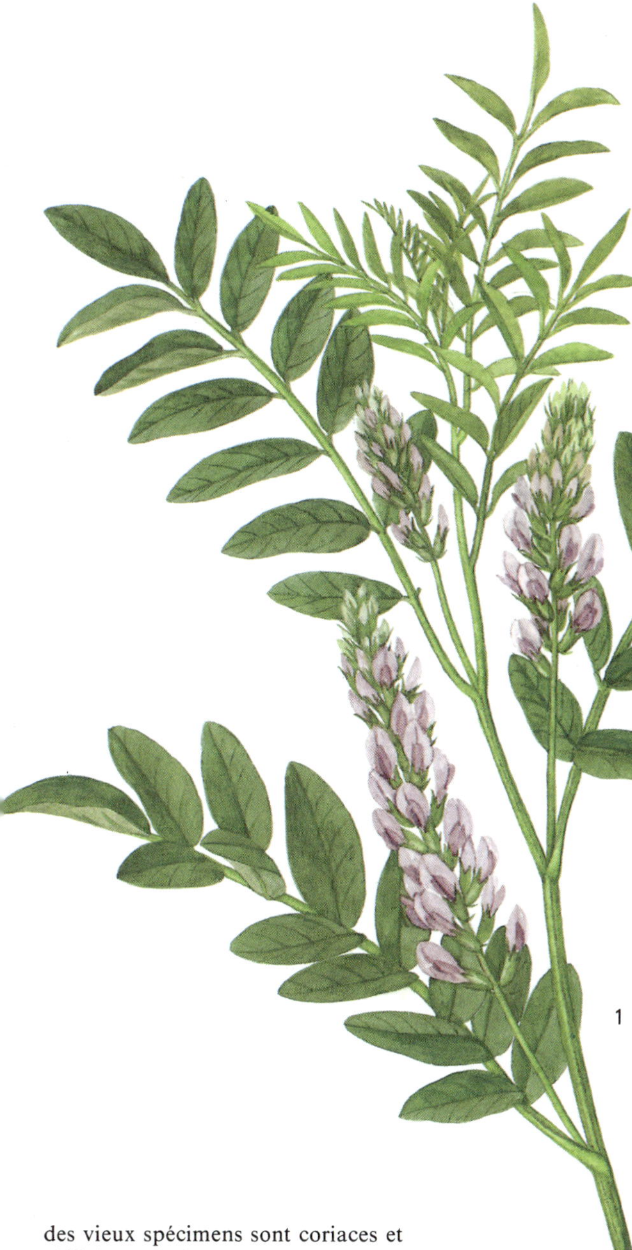

1

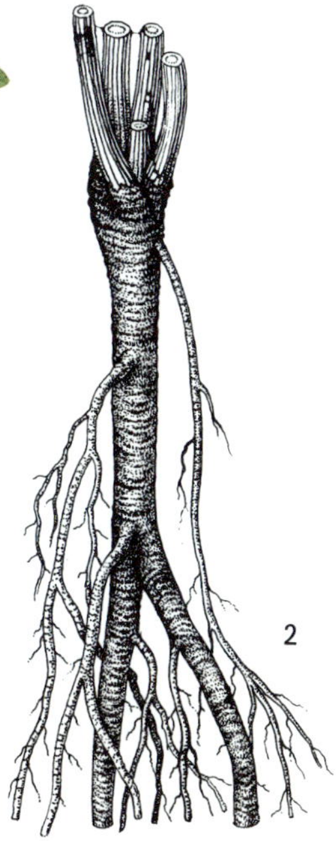

2

des vieux spécimens sont coriaces et difficiles à traiter — c'est le « bois de réglisse » — et elles sont aussi utilisées dans l'industrie alimentaire pour aromatiser gâteaux, bonbons, boissons.

Herniaire glabre Famille des Oeillets
Herniaria glabra L. Caryophyllacées

Le genre *Hernaria*, comptant 20 espèces, est indigène en Europe, Asie occidentale et Afrique du Nord. Ceci s'applique aussi à la distribution des deux espèces utilisées médicinalement — la Herniaire glabre et la Herniaire velue plus thermophile. Aux fins pharmaceutiques on récolte les tiges fleuries sans les racines. Elles sont vert jaunâtre, sans odeur (Herniaire glabre) ou avec un léger parfum de coumarine (Herniaire velue), légèrement amères et provoquent une sensation d'irritation sur la langue. La drogue contient des saponines, des dérivés de coumarine tels que l'herniarine, des glucosides flavoniques et d'autres substances auxiliaires. Elle a un effet diurétique, antispasmodique et antiseptique dans l'inflammation des voies urinaires et des spasmes douloureux de la vessie et des voies urinaires qui s'ensuivent. Elle est utilisée sous forme d'infusion, mise à macérer peu de temps ou plusieurs heures (1 cuiller à café de drogue écrasée pour 1 tasse d'eau, 3 à 4 fois par jour, par petites gorgées). Selon R. F. Weiss, les tiges fraîches qui macèrent longtemps ont une action antispasmodique plus efficace que la drogue infusée car les propriétés antispasmodiques sont soi-disant perdues lors du séchage. Compte tenu de l'abondance relative de cette plante en Europe et en Asie, il est possible d'utiliser les tiges fraîches (seulement durant la période de croissance bien sûr), sinon il n'y a d'autre solution que d'utiliser la drogue brute. Si les tiges sont correctement cueillies au début de la floraison et séchées naturellement, la drogue obtenue peut tout à fait remplacer les tiges fraîches. La Herniaire glabre tire son nom de sa plus ancienne utilisation en médecine populaire — à vrai dire le traitement des problèmes d'excrétion accompagnant communément les hernies. À l'heure actuelle elle reste une importante drogue diurétique.

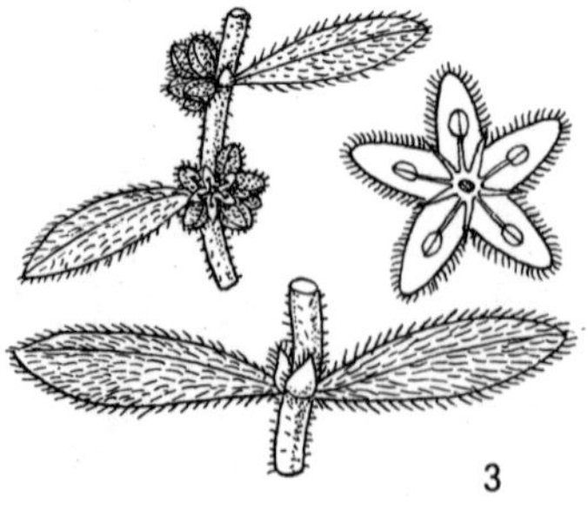

3

La Herniaire glabre (1) est une petite plante vert jaunâtre aux tiges couchées, très feuillues, ramifiées, tapissantes, s'étendant en cercle. La racine pivotante alimente correctement en eau cette plante des lieux piétinés, des chemins pavés, des digues, des endroits sablonneux. Les feuilles opposées paraissent alternes car l'une d'elles est toujours rudimentaire (plante agrandie — 2). Fleurs disposées en groupes de 10 environ. Elles sont minuscules (1 mm de diamètre), pentamères, verdâtres. Floraison de juillet à septembre. Le fruit est une nucule à une graine. La Herniaire velue (3), moins commune, diffère de la Herniaire glabre par sa teinte vert glauque produite par la pilosité de toute la plante. Les différences entre les deux espèces sont surtout visibles dans les feuilles et les calices (4).

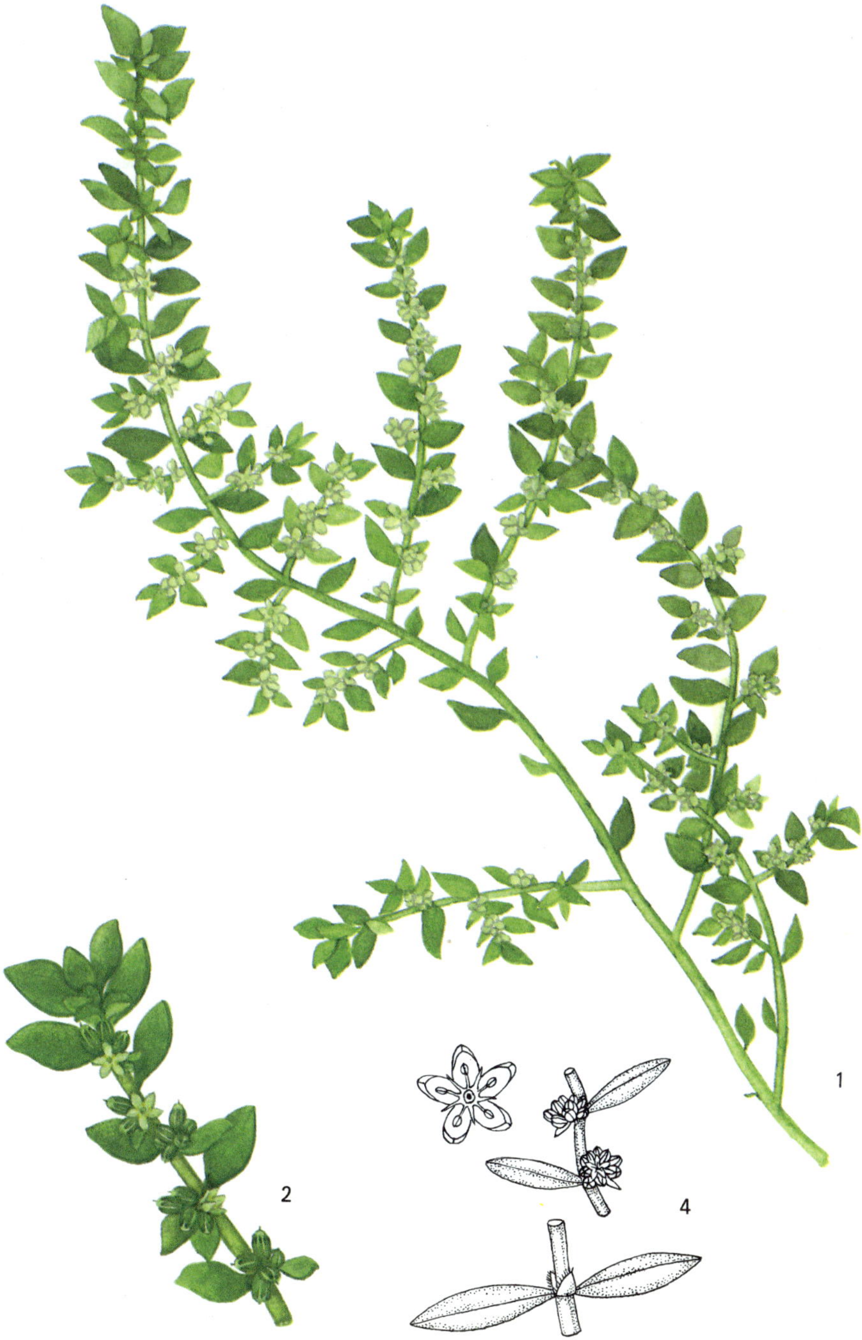
1
2
4

Argousier
Hippophaë rhamnoides L. — Éléagnacées

Le genre *Hippophaë* ne compte qu'une seule espèce comprenant plusieurs sous-espèces distribuées dans les régions tempérées d'Eurasie. En Europe elle pousse à l'état sauvage par exemple dans les Alpes, les Pyrénées et le Caucase et dans les régions de piémont respectives dans le gravier des rivières. Elle vient aussi dans les dunes littorales de la mer du Nord et de la mer Baltique. Une autre petite espèce se trouve dans l'Himalaya — *H. salicifolia* D. Don. Comme la concentration moyenne en vitamine C dans les baies de l'Argousier atteint 1.400 mg %, l'arbuste fut cultivé en plantations pour ses fruits. Il contient aussi de plus petites quantités de vitamines A, B, E et P. Par ailleurs les baies présentent une proportion équilibrée en acides organiques et en sucres, en pectine et en huile essentielle, donnant à la pulpe un arôme agréable et plutôt insolite. Les fruits sont cueillis quand ils commencent à mûrir, quand les baies virent à l'orange et ne sont pas encore molles. Seul le jus frais pressé des baies est utilisé comme tel ou transformé en sirops ou confitures. En raison de la haute teneur en vitamine C, ces produits sont aussi importants du point de vue de la santé. Contrairement aux préparations vitaminées sans saveur du commerce, ils relèvent une alimentation vitaminée par leur saveur et leur arôme. L'Argousier est une plante médicinale riche en vitamines et donc un élément conseillé de l'alimentation durant la convalescence, pour lutter contre la faiblesse générale et la fatigue et pour protéger d'une éventuelle infection, surtout à la fin de l'hiver et au début du printemps.

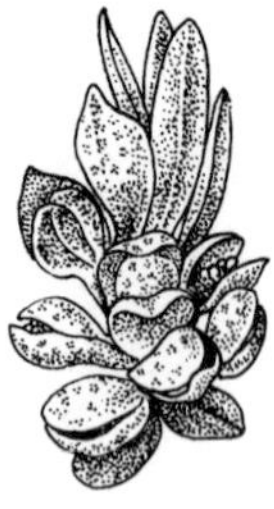
2 ♂

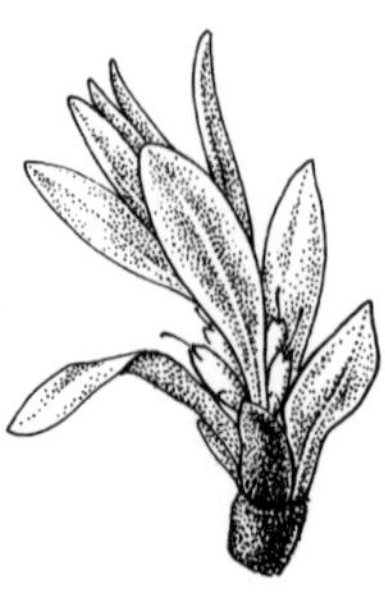
3 ♀

L'Argousier (1) est un arbuste atteignant 2 m de haut, au système racinaire traçant et aux branchages très ramifiés, épineux, gris argenté. Les feuilles sont alternes, étroitement lancéolées, glabrescentes dessus et écailleuses gris argenté dessous. Les fleurs apparaissent avant les feuilles en avril et mai. Les fleurs mâles et femelles naissent sur des buissons séparés et, dans les plantations, il est donc nécessaire d'avoir plusieurs buissons mâles ne portant pas de fruits. Fleurs discrètes, de structure simple. Fleurs

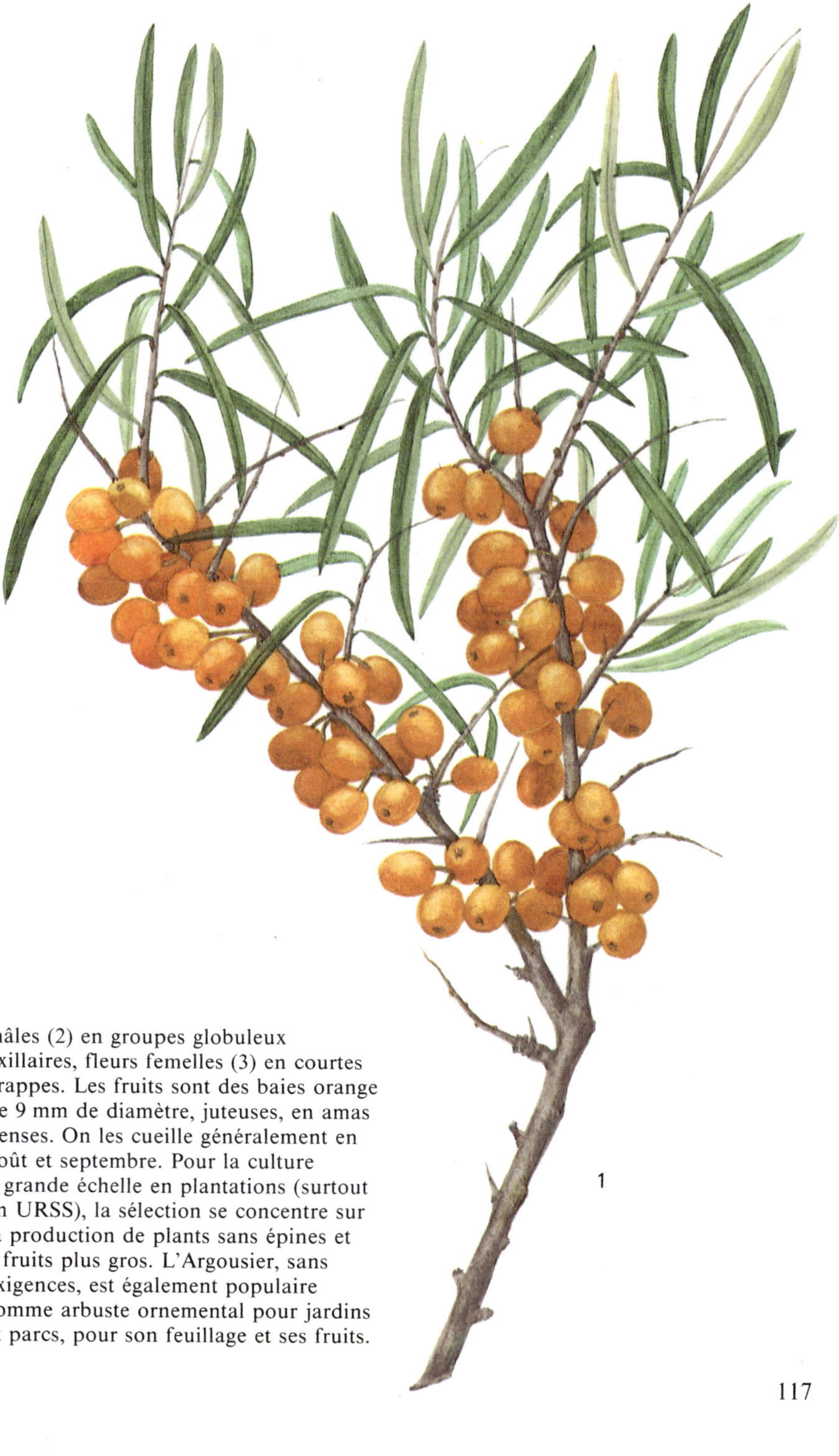

mâles (2) en groupes globuleux axillaires, fleurs femelles (3) en courtes grappes. Les fruits sont des baies orange de 9 mm de diamètre, juteuses, en amas denses. On les cueille généralement en août et septembre. Pour la culture à grande échelle en plantations (surtout en URSS), la sélection se concentre sur la production de plants sans épines et à fruits plus gros. L'Argousier, sans exigences, est également populaire comme arbuste ornemental pour jardins et parcs, pour son feuillage et ses fruits.

1

Houblon Famille du Chanvre
Humulus lupulus L. Cannabacées

Le Houblon est une plante grimpante des régions tempérées d'Eurasie poussant à l'état sauvage surtout autour du 50e parallèle. Pour la pharmacie et l'industrie alimentaire on n'utilise que les plantes cultivées en Europe centrale et méridionale et dans les régions chaudes d'Asie et d'Amérique du Nord ainsi que d'Australie. La culture du Houblon en Europe remonte au début du Moyen Âge et en France sans doute au milieu du VIIIe siècle. En Allemagne et en Bohême on le cultivait depuis le XIVe siècle, exclusivement pour la fabrication de la bière. Ses propriétés médicinales furent découvertes bien plus tard. Les parties récoltées pour la drogue végétale sont les strobiles ou tout simplement les glandes à la surface des bractées qui forment les strobiles. Ces cônes contiennent de la lupuline, des substances résineuses amères et une huile essentielle. Les glandes sont une espèce de concentré des principes actifs contenant 3 % d'huile essentielle et 80 % de résines amères (humulone, lupulone, etc.). Ces substances donnent à la drogue ses propriétés sédatives, hypnotiques et stomachiques et abaissent aussi les pulsions sexuelles masculines. Pour calmer l'anxiété et la tension et provoquer le sommeil, il est conseillé de prendre la drogue sous forme d'infusion (1 cuiller à soupe de cônes écrasés pour 1 tasse d'eau) avant de se coucher. Pour soigner les troubles digestifs, augmenter la dose à 3 tasses d'infusion par jour, après les repas. Avec les glandes la dose est de 1 g, c'est-à-dire un peu moins d'une cuiller à café pleine, avalée avec une tasse de tisane quelconque. Ceci aussi se prend avant le coucher pour lutter contre l'insomnie ou trois fois par jour pour les troubles digestifs.

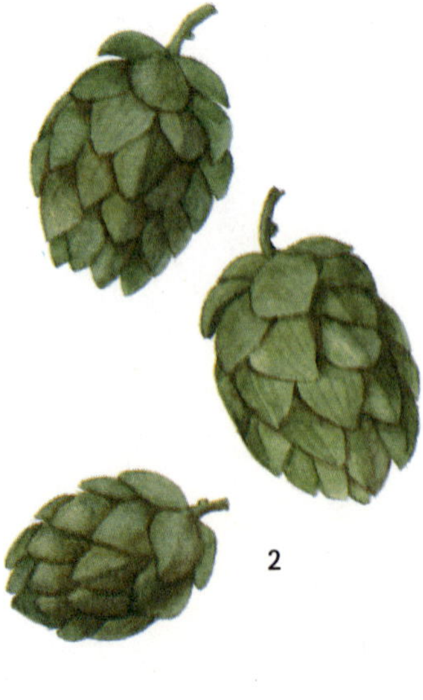
2

Le Houblon (1) pousse assez librement dans les aulnaies et les taillis littoraux. C'est une plante grimpante dioïque aux tiges grossièrement velues s'enroulant dans le sens des aiguilles d'une montre. Feuilles opposées ressemblant à celles de la Vigne. Seules diverses variétés de plantes femelles sont cultivées dans les champs de houblon. Les fleurs femelles sont groupées en strobiles ressemblant à des cônes, de 2 à 3 cm de long, d'abord verts puis virant au jaune en mûrissant (2). Bractées couvertes de glandes dont la structure est évidente sur le dessin (3). Les principes actifs ont aussi d'excellentes propriétés cosmétologiques. Ils ralentissent le vieillissement du visage et assouplissent le cheveu. Au Moyen Âge déjà, les serviteurs ajoutaient du Houblon ou des boues de bière aux

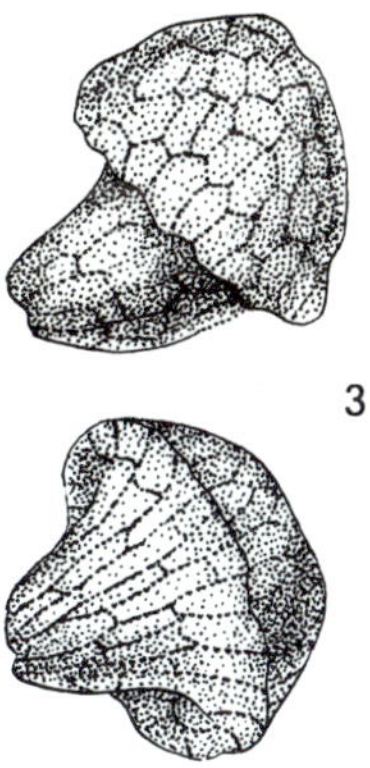

3

bains régénérateurs et soignaient les cheveux avec de la bière. Les cosmétologues modernes utilisent cette expérience et ce savoir des temps anciens quoique sous une forme différente.

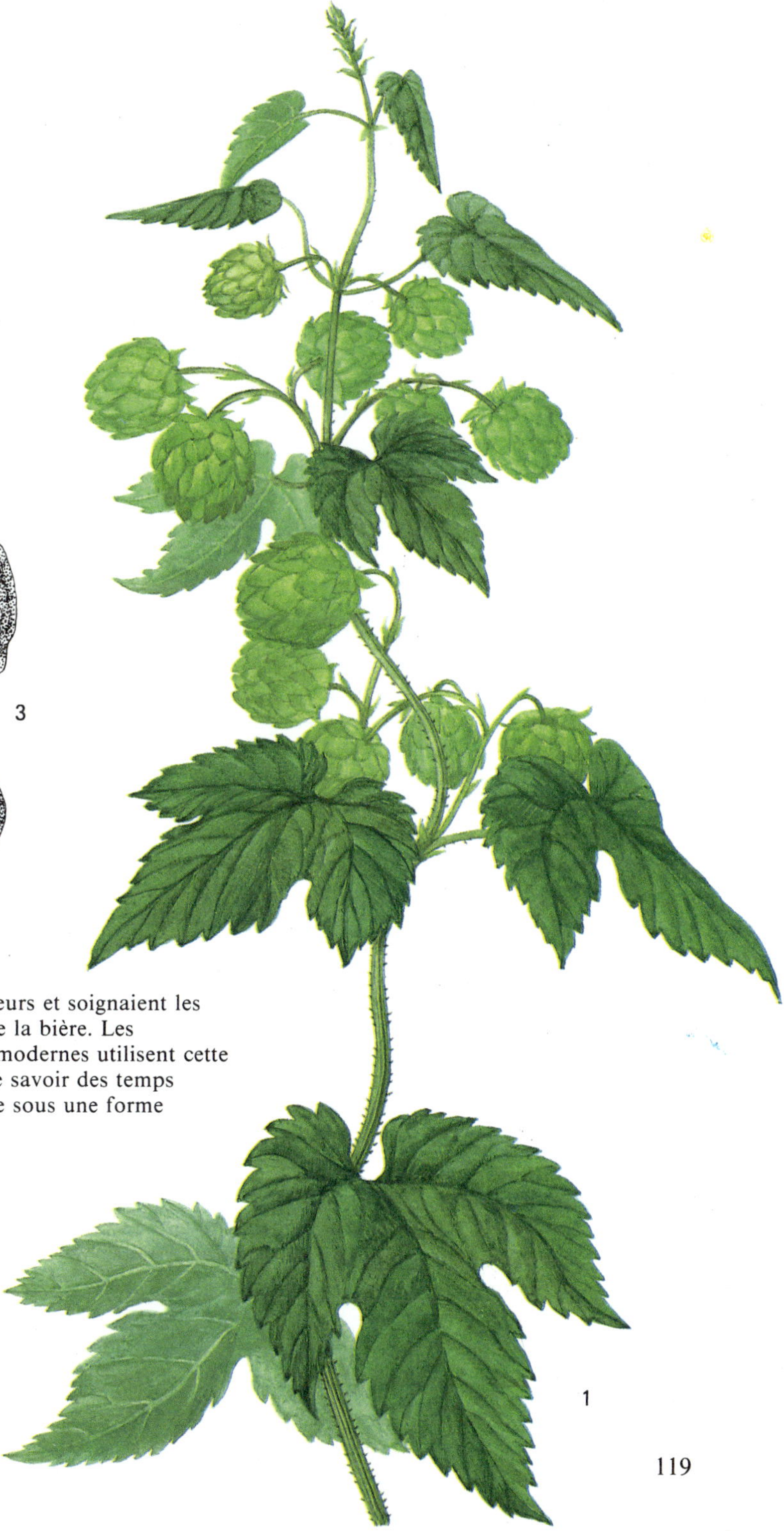

1

Millepertuis perforé
Hypericum perforatum L.

Famille des Millepertuis
Guttifères

Le genre *Hypericum* comporte de nombreuses espèces que l'on trouve pour la plupart dans les régions subtropicales. Le Millepertuis perforé est une exception. Sa distribution couvre la plupart de l'Europe, l'Asie occidentale et centrale jusqu'à l'Altaï et l'Himalaya au sud et il s'est naturalisé sur tous les continents. Médicinalement on utilise les sommités fleuries sans les parties basses, ligneuses, sans les feuilles des tiges. On les cueille au début de la floraison. Elles contiennent des dianthrones (ex. hypéricine), l'hypéroside glucoside flavonique, une huile essentielle, des tanins de catéchol et des substances auxiliaires. La drogue est utilisée pour traiter un certain nombre de maux, d'abord et surtout la dépression, la mélancolie, le sommeil agité (anxiété—tension) et l'énurésie. D'autre part des troubles digestifs, surtout d'origine nerveuse, à commencer par les troubles de la vésicule biliaire et les lourdeurs d'estomac. On l'emploie aussi en usage externe pour ses propriétés antiseptiques et vulnéraires pour soigner les plaies, les ulcères variqueux, la phlébite. La drogue est utilisée sous forme d'infusion (1 à 2 cuillers à café de drogue écrasée pour 1 tasse d'eau bouillante ; 1 à 2 tasses par jour, matin et soir), ou sous forme d'extrait (10 gouttes 3 fois par jour). Il ne faut pas s'attendre à des résultats évidents avant plus d'un mois, surtout dans le cas de maladies nerveuses. En usage externe, un extrait de fleurs fraîches écrasées dans de l'huile d'olive ou une autre huile qui ne rancit pas, convient fort bien. Les fleurs sont mises à macérer dans l'huile pendant 2 mois, après quoi on les expose au soleil et quand elles ont viré au rouge, le mélange est filtré à travers une gaze de coton pour séparer les résidus, puis appliqué sur les plaies et les zones infectées.

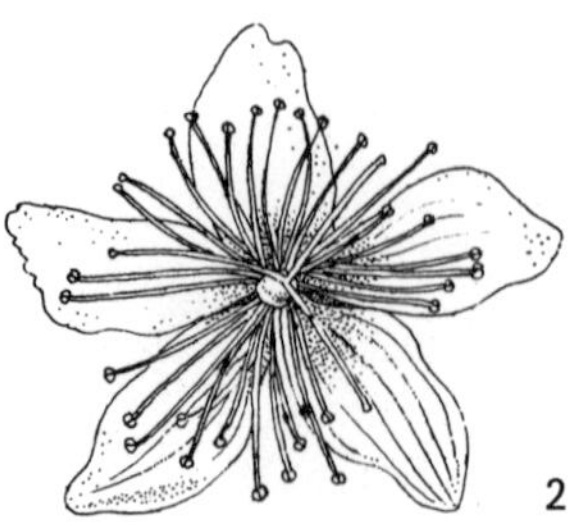
2

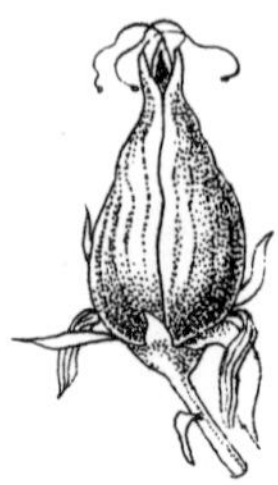
3

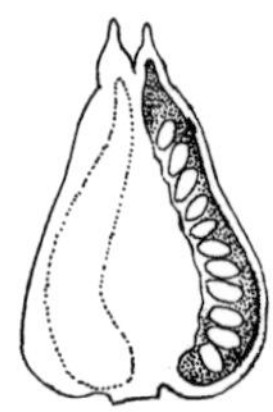

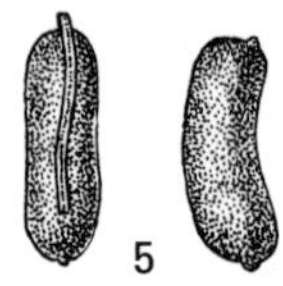
5

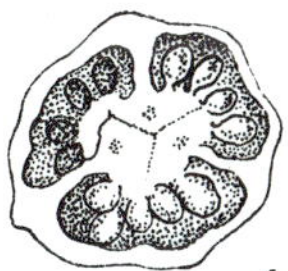

4

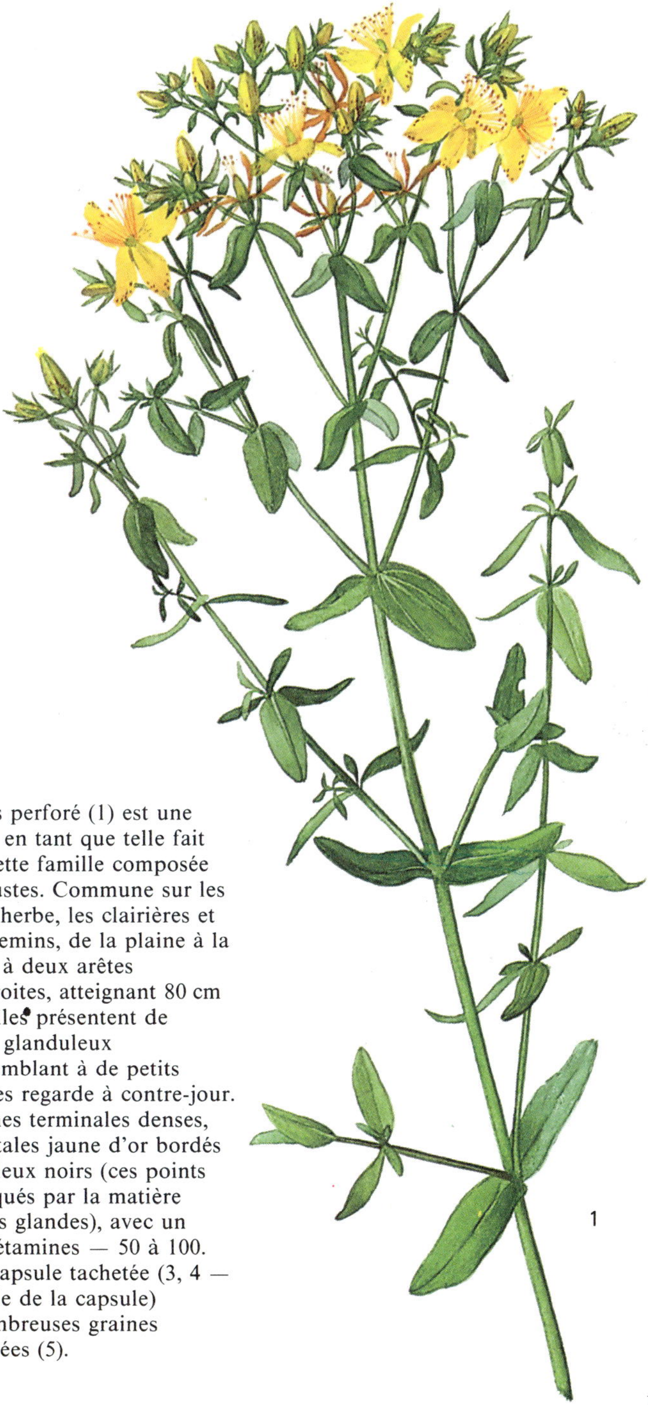

1

Le Millepertuis perforé (1) est une plante vivace qui en tant que telle fait exception dans cette famille composée d'arbres et d'arbustes. Commune sur les talus secs, dans l'herbe, les clairières et en bordure de chemins, de la plaine à la montagne. Tiges, à deux arêtes longitudinales étroites, atteignant 80 cm de haut. Les feuilles présentent de nombreux points glanduleux translucides ressemblant à de petits trous quand on les regarde à contre-jour. Fleurs (2) en cymes terminales denses, pentamères, à pétales jaune d'or bordés de points glanduleux noirs (ces points noirs sont provoqués par la matière colorante dans les glandes), avec un grand nombre d'étamines — 50 à 100. Le fruit est une capsule tachetée (3, 4 — coupe transversale de la capsule) contenant de nombreuses graines cylindriques foncées (5).

Aunée officinale
Inula helenium L.

Famille des Marguerites
Composées

Le genre *Inula* comprenant 100 espèces est distribué en Eurasie et Afrique. L'Aunée est originaire d'Asie centrale. Elle était déjà cultivée dans l'Antiquité et se naturalisa aisément en de nombreux lieux après s'être « échappée » des jardins. Médicinalement on emploie les rhizomes et les racines des plantes de deux ans. De nos jours on les récolte presque exclusivement sur les plantes cultivées. Les constituants comprennent principalement une huile essentielle avec de l'azulène et des lactones sesquiterpéniques, jadis appelés collectivement hélénine. La drogue contient donc des composés triterpéniques, des principes amers et jusqu'à 40 % d'inuline. Elle est utilisée principalement contre les toux, la bronchite et l'emphysème. 1 cuiller à café de drogue écrasée légèrement bouillie dans une tasse d'eau, puis la décoction est avalée à petites gorgées — 3 tasses par jour. La drogue entre également dans la composition de nombreuses tisanes pour la toux et l'extrait de drogue se retrouve dans des cachets utilisés dans le même but. La drogue a donc des propriétés antispasmodiques, elle stimule la sécrétion de bile et a un effet bénéfique sur la digestion, faits bien connus dans la médecine populaire. Le dosage pour cela est le même. La grande teneur en inuline fait que la drogue est utilisée, marginalement, pour les diabètes. L'Aunée a été utilisée médicinalement depuis des temps immémoriaux. La première mention écrite de cette plante se trouve dans le *Codex Constantinopolitanus* datant de 512 av. J.-C. La drogue s'emploie aussi, dans une certaine mesure, dans les industries alimentaire et cosmétologique.

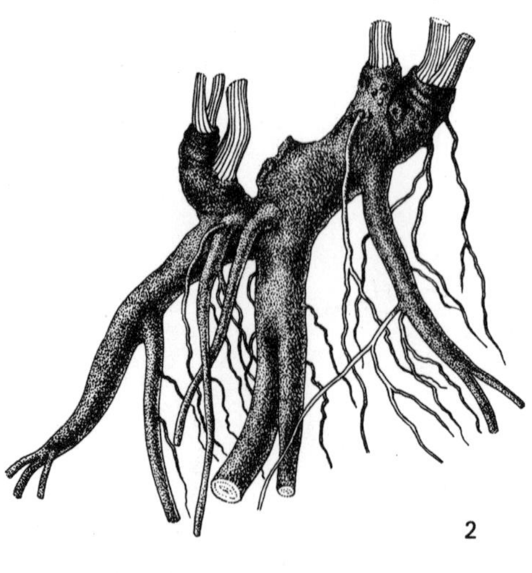

2

L'Aunée (1) est une plante vivace robuste à grande racine tubéreuse ramifiée. La tige, qui atteint 150 cm de haut, est dressée, épaisse, légèrement velue à tomenteuse et se ramifie au sommet (2). Les feuilles sont tomenteuses et grises dessous ; celles de la base sont pétiolées et disposées en rosette, celles de la tige sont sessiles. Les grands capitules terminaux s'ouvrent en juillet et août. Ils ont un réceptacle plat et un involucre semi-globeux composé de plusieurs rangées de bractées imbriquées, denses. Les fleurs sont jaunes. Les fleurs du bord, ligulées, remarquables, ont un tube très court et un ligule étroit terminé par plusieurs dents. Les fleurs non rayonnantes sont pentamères et tubulaires avec une corolle en entonnoir. Le fruit est un akène rond, glabre, côtelé longitudinalement, avec une longue aigrette. L'Aunée est aussi cultivée comme plante ornementale et se naturalise après s'être échappée des jardins.

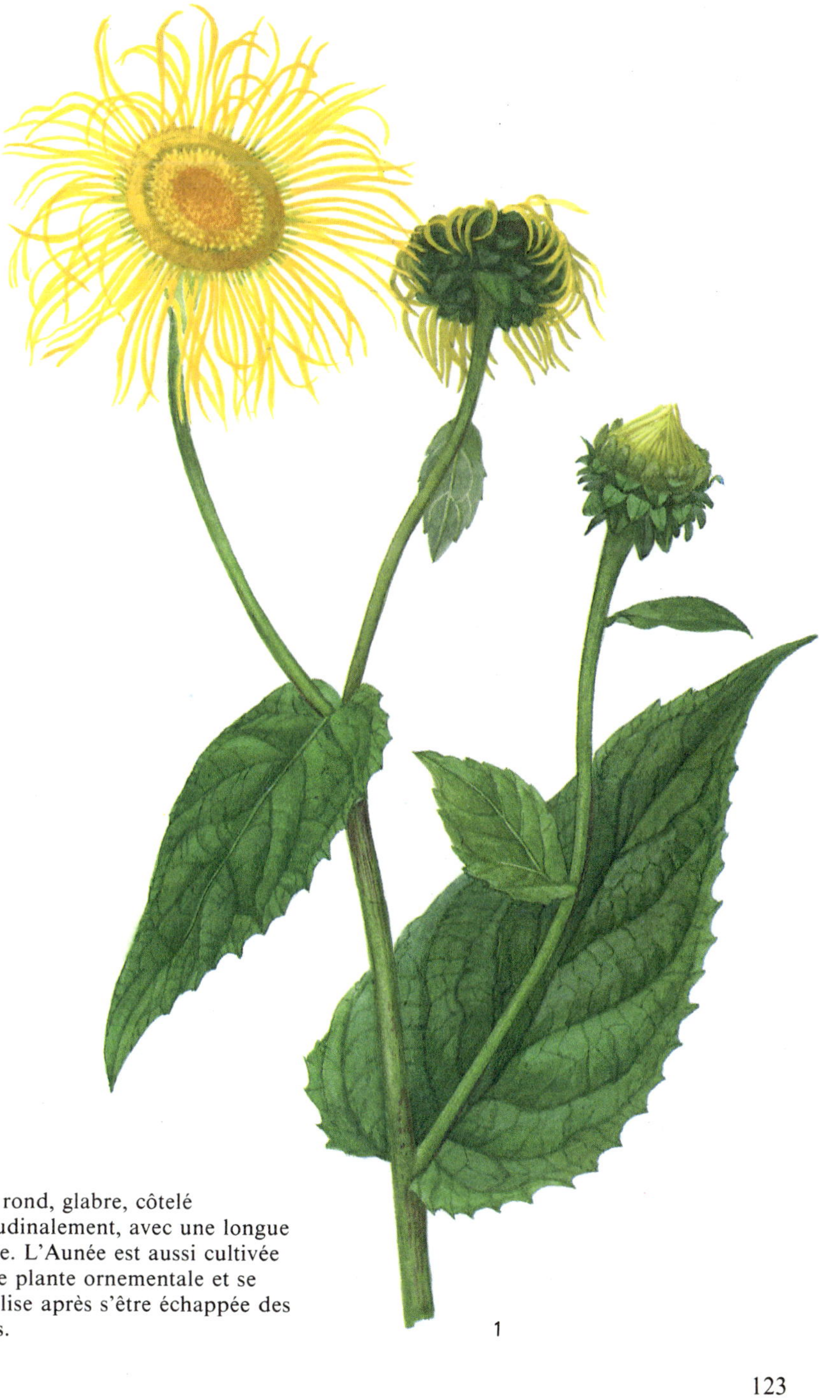

1

Genévrier commun — Famille des Cyprès
Juniperus communis L. — Cupressacées

Comme les 60 autres espèces appartenant à ce genre, le Genévrier commun est réparti dans tout l'hémisphère Nord en Europe, Asie et Amérique du Nord, de la bordure méridionale de l'Arctique jusqu'à l'Atlas, au Caucase et à l'Himalaya. Les fruits mûrs — baies de Genièvre — sont utilisés médicinalement. Ils contiennent une huile essentielle aromatique riche (environ 1 %) similaire à l'essence de térébenthine. Les autres constituants comprennent des flavonoïdes, des tanins et des substances auxiliaires dont 3 % environ de sucre inverti. Cette drogue est l'agent diurétique le plus utilisé pour les maladies du système urinaire et l'hydropisie. Elle est utilisée sous forme d'infusion (1 cuiller à café de drogue écrasée juste avant l'emploi dans 1 tasse d'eau bouillante, matin et soir). Elle ne doit pas être prise pendant plus de 3 à 5 semaines car une utilisation plus longue peut provoquer l'élimination de l'albumine dans l'urine et des troubles rénaux. Son usage interne est proscrit en cas de grossesse ou d'inflammation des reins. La drogue est aussi utilisée pour traiter des troubles digestifs, dans ce cas le Genévrier stimule la sécrétion de bile et améliore l'appétit. On recommande aussi aux personnes par ailleurs en bonne santé, de boire de la liqueur de Genévrier. On emploie aussi la drogue, moins couramment, pour ses propriétés antiseptiques et diaphorétiques dans le traitement des maladies associées à un refroidissement. En usage externe on emploie la drogue dans le traitement des rhumatismes musculaires, des tendons douloureux, des muscles ankylosés, sous forme d'infusion (1 tasse trois fois par jour) ainsi que comme extrait alcoolique des baies appliqué en friction ou ajouté dans l'eau du bain.

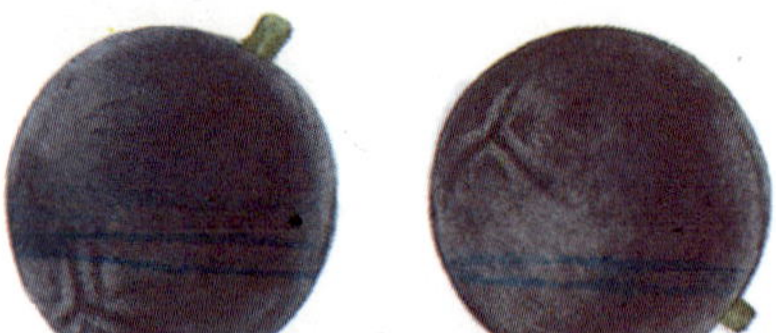
2

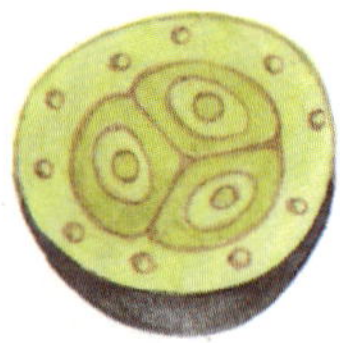
3

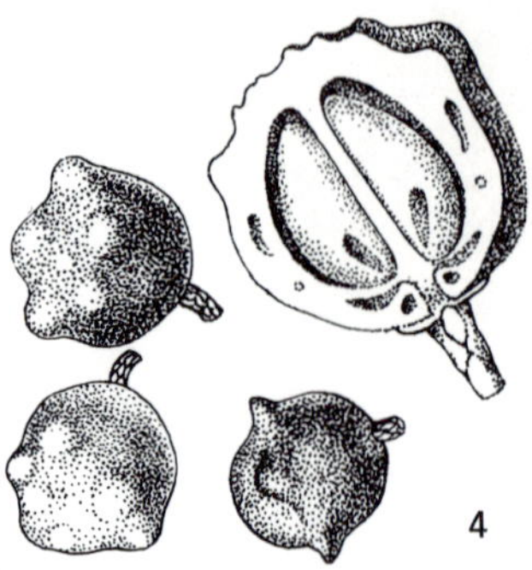
4

Le Genévrier commun (1) est un buisson conifère persistant ou un petit arbuste très ramifié. Il pousse en végétation de sous-bois dans les forêts ouvertes, les herbages, les landes à bruyères et à sphaignes, de la plaine à la montagne. Plants mâles généralement coniques, plants femelles étalés. Feuilles ressemblant à des aiguilles, très épineuses, avec un canal contenant de l'huile essentielle. Les fruits (2), nés sur les plantes femelles, mettent 2 à 3 ans pour mûrir. D'abord verts, puis noir-bleuâtre à maturité, ils contiennent 1 à 3 graines brun clair, anguleuses, allongées, à peau épaisse (3 — coupe transversale de la baie). La confusion des baies de Sabine (*Juniperus sabina* L.) avec les baies de Genévrier est dangereuse car les premières sont toxiques ; comme toutes les parties de la plante elles contiennent de la toxine sabinol. Les deux espèces se distinguent aisément par la différence de forme de leurs baies (4).

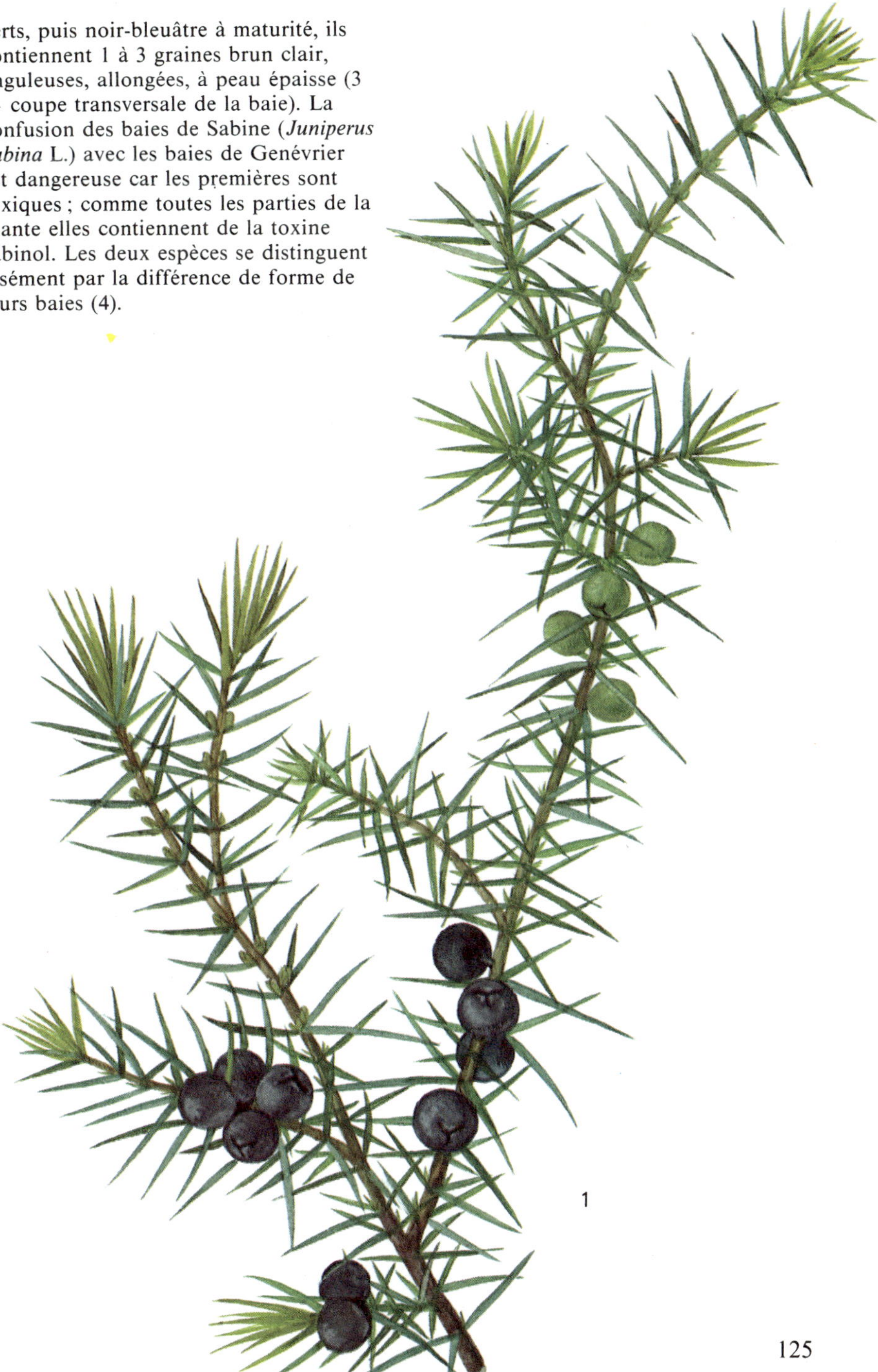

1

Lamier blanc *Lamium album* L.

Famille des Sauges
Labiées

Le genre *Lamium* compte quelque 40 espèces natives d'Europe, d'Afrique du Nord et des régions non tropicales d'Asie. Le Lamier blanc ou Ortie blanche est l'espèce type. Elle est originaire des régions tempérées d'Eurasie. Ce sont les fleurs, ou plutôt les corolles et les étamines mais non les calices, qui ont un usage médicinal. Elles proviennent uniquement de la cueillette dans la nature, processus très laborieux convenant surtout aux enfants. Les fleurs récoltées ne doivent pas être froissées ni entassées car elles chaufferaient et vireraient facilement au brun, perdant ainsi leur aspect attrayant, leur arôme, leur saveur ainsi que leur efficacité. La drogue contient des acides biogéniques, des glucosides flavoniques, du mucilage, des acides organiques, des tanins de catéchol et des traces d'huile essentielle. Elle a une vaste panoplie d'utilisations en médecine populaire : pour « purifier le sang » sous forme de tisane, pour les maladies des voies respiratoires supérieures, les troubles digestifs, la dépression nerveuse et aussi pour l'inflammation des reins, du système urinaire et de la prostate en raison de ses propriétés légèrement diurétiques et antiseptiques. Elle est absorbée sous forme d'infusion — la dose habituelle étant de 1 cuiller à soupe de drogue pour 1 tasse d'eau, jusqu'à 5 fois par jour. L'usage externe de l'infusion est également important (1 cuiller à soupe de drogue pour 1 litre d'eau bouillie) en douche vaginale contre les leucorrhées, associé à un usage interne, ainsi qu'en compresses cicatrisantes pour les blessures, les ulcères et les éruptions cutanées. Les jeunes pousses tendres, non encore fleuries, sont un aliment populaire dans les soupes de printemps et les salades.

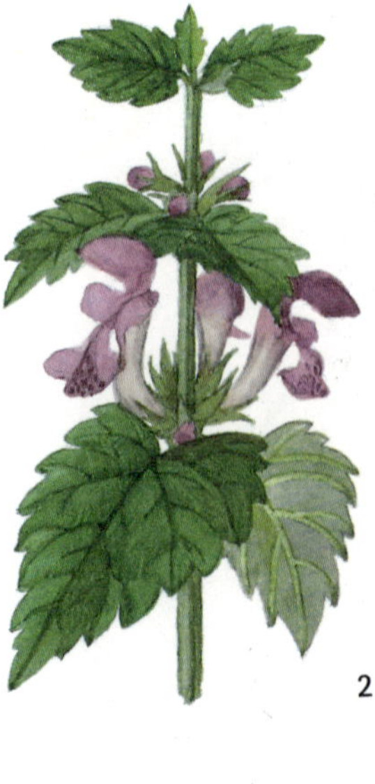

2

Le Lamier blanc (1) est une espèce vivace, adventice, poussant dans les taillis, en bordure des bois, le long des chemins et dans les lieux incultes, de la plaine à la montagne. Rhizome rampant, très ramifié, à stolons. Tiges carrées de 20 à 40 cm de haut. Feuilles décussées. Floraison de juin à octobre. Fleurs en verticilles lâches (10 ou plus par verticille) à l'aisselle des feuilles supérieures, à odeur de miel, symétriques, avec un calice en forme de clochette et une corolle blanche bilabiée, la lèvre supérieure formant nettement un casque. Anthères de devant plus longues que celles de derrière. Le fruit consiste en 4 nucules triangulaires. Le Lamier pourpre (*Lamium purpureum*) (2) a les

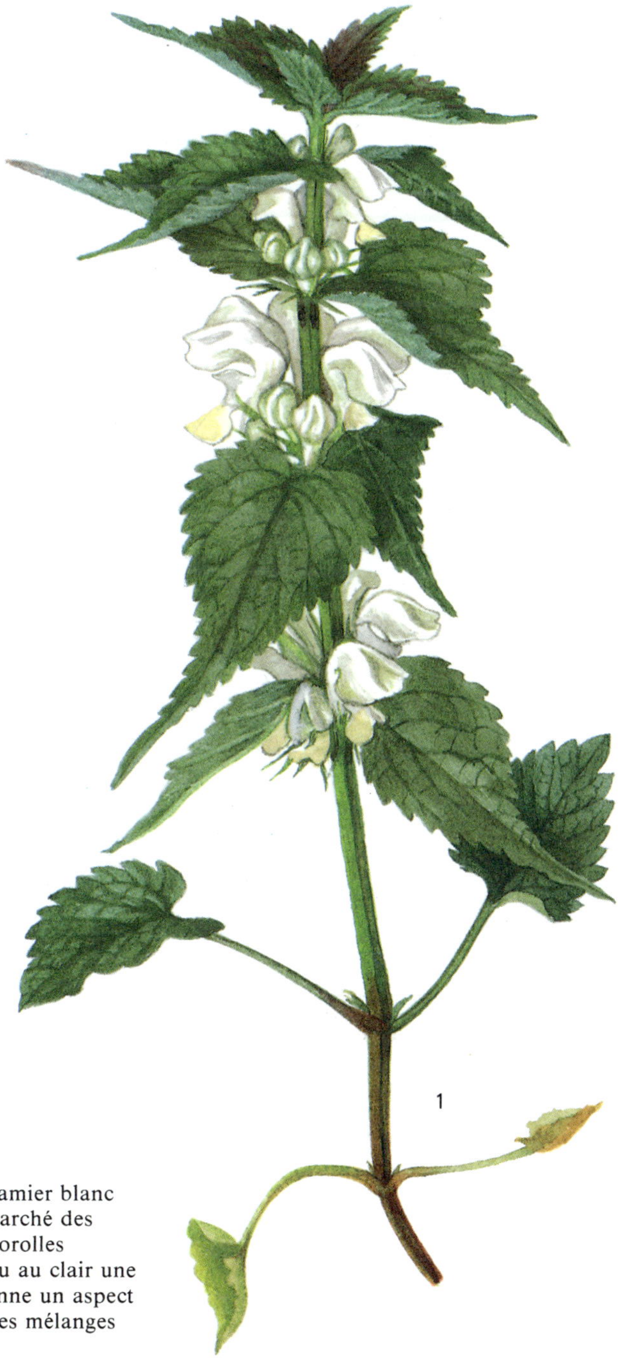

mêmes propriétés que le Lamier blanc mais ne convient pas au marché des drogues végétales car ses corolles pourpres virent au foncé ou au clair une fois séchées ce qui leur donne un aspect peu attrayant même dans les mélanges de tisanes.

Lavande officinale Famille des Sauges
Lavandula angustifolia MILL. Labiées

Le genre *Lavandula* avec ses 28 espèces d'herbes, de sous-arbustes et d'arbustes, est originaire de la zone s'étendant des îles Canaries à la Somalie en passant par la Méditerranée, à l'Inde et au Pakistan. La Lavande officinale est native de la région méditerranéenne, de l'Espagne à la Yougoslavie mais on la cultive aussi ailleurs, surtout pour son huile essentielle pour la parfumerie et l'industrie cosmétologique. Ce sont les tiges feuillues fleuries ou les fleurs seulement qu'on utilise médicinalement. Les constituants comprennent une huile essentielle (jusqu'à 3 %) avec du linalol et de nombreux autres composants, ainsi que d'autres substances aux propriétés thérapeutiques — coumarine, ombelliférone et tanins. La drogue a une légère action sédative sur le système nerveux central et abaisse légèrement l'hypertension ; elle a un effet moindre sur les troubles de la vésicule et du canal biliaire. Elle est utilisée sous forme d'infusion (1 cuiller à café de drogue pour 1 tasse d'eau bouillante, matin et soir) ou d'extrait alcoolique (20 à 30 gouttes par dose). Sous forme de bain, la drogue a aussi un effet sédatif, dans ce cas on prépare une infusion de 3 à 4 cuillers à soupe de drogue de fleurs ou 5 à 8 cuillers à soupe de tiges fleuries par litre d'eau. Les bains sont conseillés pour les névroses durant la ménopause et pour la dystonie (troubles du tonus musculaire) gouvernée par l'action du système nerveux sympathique et parasympathique. En médecine populaire la drogue est un remède populaire pour les troubles digestifs et est aussi utilisée comme diurétique léger. L'extrait alcoolique peut être utilisé en usage externe comme rubéfiant pour les douleurs rhumatismales et la sciatique.

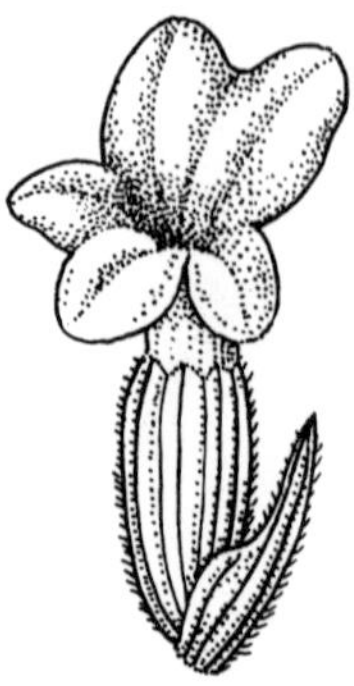
2

La Lavande officinale (1) est un buisson feutré, vert grisâtre, de 20 à 60 cm de haut, à feuilles décussées étroites, composant naturel des communautés xérophiles de la région méditerranéenne. En Europe elle a été cultivée pour son huile depuis le XVIe siècle. Floraison de juin à août. Fleurs (2) disposées en panicules lâches, comme des épis, avec un calice tubulaire violet-gris à nombreux poils glanduleux remplis d'huile essentielle. Corolle violette, paire d'étamines de devant plus longue que celle de derrière. Le fruit consiste en 4 nucules lisses, brillantes (3 — vu des deux côtés). Les autres espèces du genre sont plus importantes pour leur valeur commerciale que médicinale, surtout la Grande Lavande

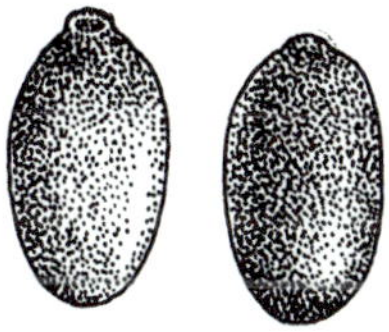

3

(*L. latifolia*). Des hybrides de ces deux espèces, appelés *Lavandula* × *intermedia*, sont surtout cultivés à grande échelle pour leur production remarquable d'essence de lavande (300 tonnes par an dans le monde entier).

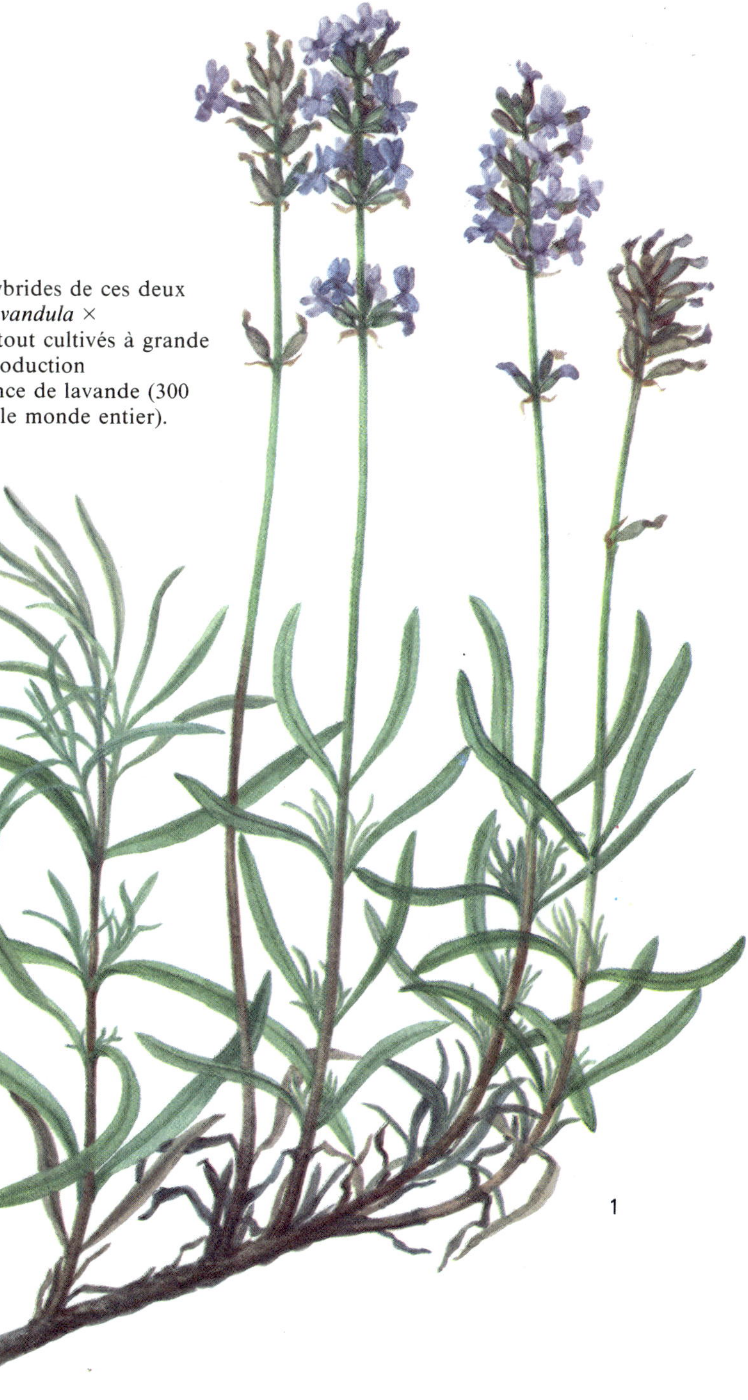

1

Agripaume cardiaque *Leonurus cardiaca* L.

Famille des Sauges
Labiées

Le genre *Leonurus* qui compte neuf espèces, est originaire d'Europe et d'Asie centrale. L'Agripaume cardiaque est très vraisemblablement indigène en Asie occidentale. Échappée des jardins, elle s'est naturalisée dans toute l'Europe à tel point qu'elle semble indigène. Ceci est dû en grande partie au fait qu'elle était autrefois largement cultivée à des fins médicinales. De nos jours la demande de cette drogue est relativement faible et la culture de la plante est donc limitée. Ce sont les tiges fleuries très feuillues, sans les parties basses, épaisses, nues et ligneuses, qu'on utilise. Elles contiennent des glucosides ayant une légère action diurétique et cardiotonique, des principes amers, des traces d'huile essentielle et des alcaloïdes en petites quantités. La drogue est conseillée comme cardiotonique léger dans les névroses du système nerveux autonome, pour le traitement des troubles de la prostate et comme sédatif. Elle est utilisée sous forme d'infusion (1 cuiller à soupe de drogue hachée pour 1 tasse d'eau bouillante, 2 à 3 fois par jour). L'infusion par voie orale est particulièrement efficace pour le cœur des personnes âgées car elle améliore la fréquence des battements et il en va de même pour les troubles naissants de la prostate. Elle est recommandée comme sédatif pendant la ménopause et pour supprimer les effets indésirables du goitre. Au fond, les effets de la drogue sont ceux d'un médicament gériatrique, c'est-à-dire un médicament qui supprime les manifestations pathologiques de l'organisme vieillissant. L'Agripaume a été utilisée pour soigner les maladies du cœur très vraisemblablement depuis le Moyen Âge.

L'Agripaume (1) est une plante vivace assez grande atteignant 120 cm de haut, à tige carrée, creuse, dressée, très ramifiée et à feuilles décussées irrégulièrement dentées et présentant des veines proéminentes dessous ; elles ont 5 à 7 lobes en bas de la tige et 3 lobes vers le haut. C'est une plante des prairies, des pelouses de village, des lieux incultes et du bord des chemins, dans les régions chaudes de la plaine à l'étage des collines. Floraison de juin à septembre. Les fleurs (2), en verticilles de 10 à 20 à l'aisselle des feuilles centrales et supérieures, sont sessiles et symétriques. Calice en forme de clochette, à cinq dents comme des barbes. La corolle est bilabiée, généralement rose pâle, très rarement blanche, la lèvre supérieure porte des poils brunâtres, la lèvre inférieure plus courte a des points rouge brunâtre sur les lobes. Les étamines portent des sacs polliniques déployés. Les quatre nucules du fruit tombent en même temps quand le calice est mûr.

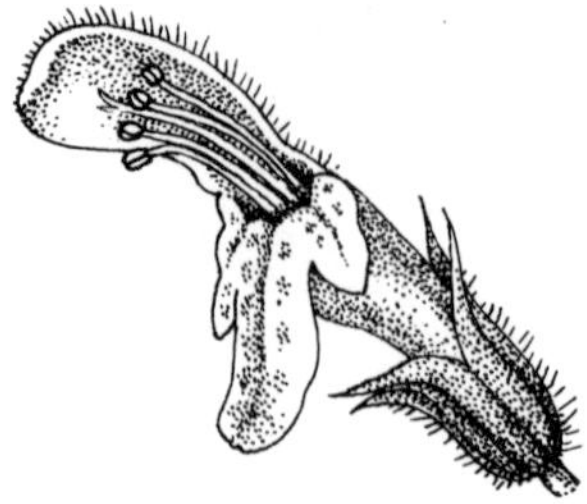

2

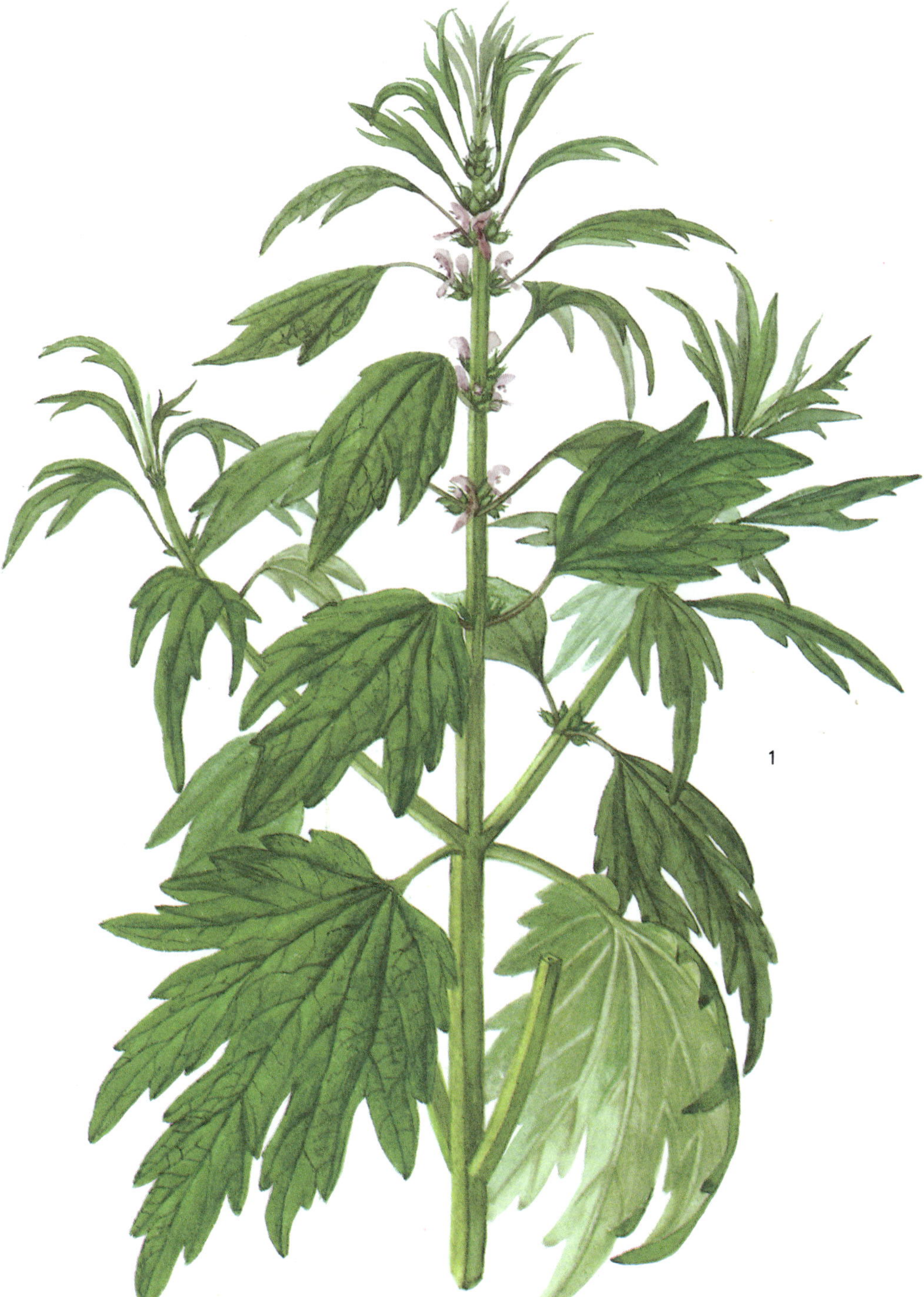
1

Livèche Famille des Carottes
Levisticum officinale W. D. J. Koch Ombellifères

La Livèche est la plus familière des trois espèces de *Levisticum.* De nos jours on ne la connaît que comme plante cultivée que l'on trouve sur tous les continents. Selon toute probabilité elle descend de l'espèce *Levisticum persicum* qui pousse à l'état sauvage dans le sud de l'Iran. Les parties utilisées médicinalement sont le rhizome et les racines. Ils contiennent une huile essentielle avec des lactones d'acide phtalique et d'autres composants, des furocoumarines, et des substances auxiliaires. Ces constituants donnent à la drogue des propriétés diurétiques marquées et diminuent la flatulence. La drogue est utilisée pour l'inflammation des voies urinaires et de la vessie sous forme d'infusion à macération brève ou longue. Dans le premier exemple on verse 1 tasse d'eau bouillante sur 1 cuiller à café de drogue écrasée et on laisse infuser 10 à 20 minutes; dans le second exemple on verse de l'eau tiède sur la drogue et on laisse infuser 2 à 3 heures; on boira 2 à 3 tasses de tisane pendant la journée. La drogue est rarement utilisée seule ; elle entre généralement dans la composition de mélanges de tisanes diurétiques. Elle peut être préparée de la même manière que ci-dessus pour le traitement des troubles digestifs. Elle améliore la digestion, stimule les sécrétions gastriques, soulage de la flatulence et améliore l'appétit. La Livèche est un excellent agent aromatique et une herbe de pot-pourri et elle a été utilisée comme telle pendant des siècles. Les aliments à base de Livèche sont plus savoureux et plus digestes. Pour cet usage cependant on utilise les feuilles ou les fruits pulvérisés plutôt que la racine. La concentration en substances aromatiques est plus faible et ils conviennent donc mieux dans les aliments. La Livèche est aussi utilisée dans l'industrie pharmaceutique. C'est une plante médicinale très ancienne à laquelle les herboristes du début des temps modernes se référaient souvent.

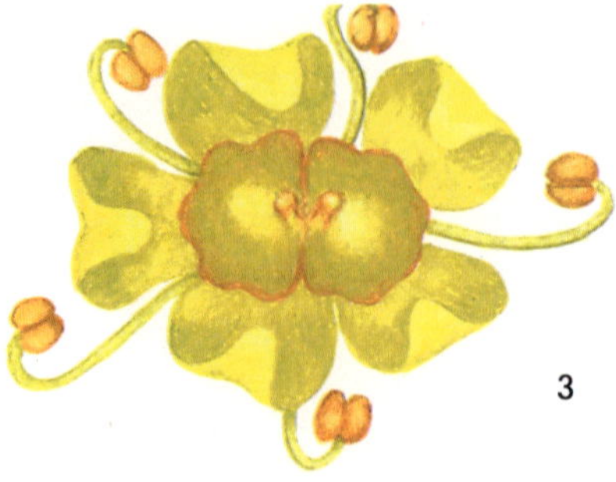

3

La Livèche est une plante vivace à rhizome charnu rustique, aux tiges dressées, creuses, atteignant 1,50 m de haut, terminées par l'inflorescence (1, 2). Les feuilles sont alternes, les plus basses à long pétiole, celles plus hautes à pétiole court ou engainé ; elles sont pennées deux ou trois fois, les feuilles supérieures de la tige étant moins divisées. Floraison de juin à août. L'inflorescence est composée de 20 ombelles. Les pétales des petites fleurs pentamères (3) sont jaune verdâtre. Le fruit est un double akène ellipsoïdal, brun jaunâtre, aplati sur le dos. Mûr il s'ouvre dans la longueur depuis le bas en deux akènes à cinq côtes. Dans la coupe transversale schématique (4), les ailes basses des trois côtes centrales et les ailes plus larges des côtes de bordure sont évidentes. Dans les creux entre les côtes se trouvent des canaux contenant l'huile essentielle et les côtes elles-mêmes sont composées de tissus conducteurs.

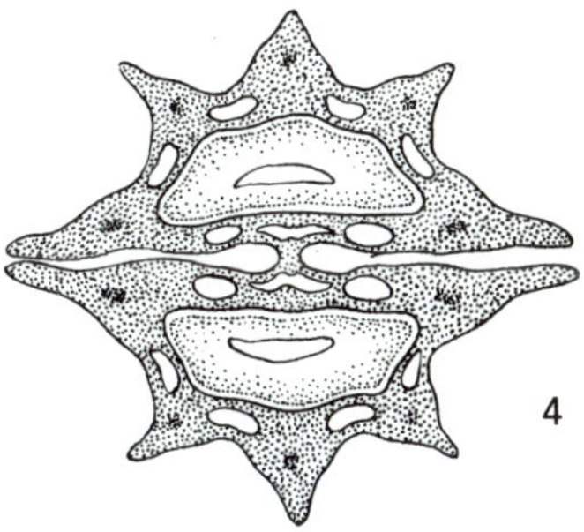

4

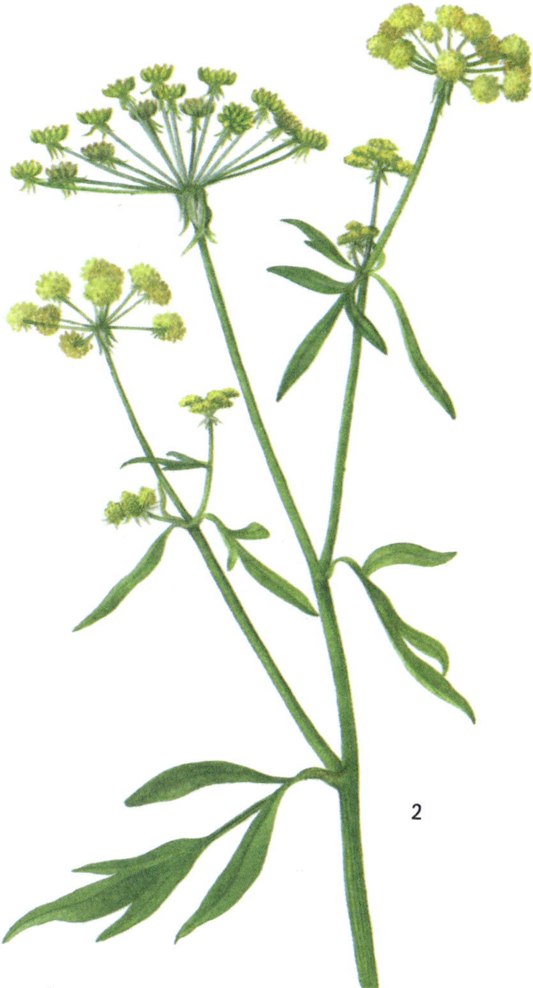

2

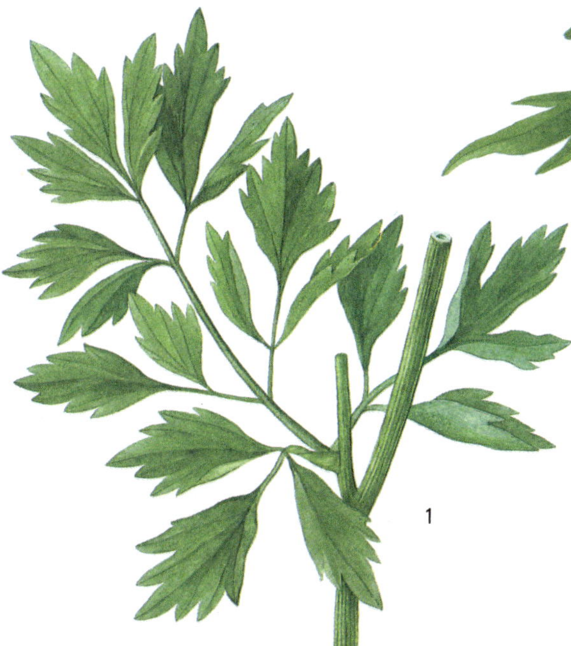

1

Linaire commune Famille des Scrofulaires
Linaria vulgaris MILL. Scrofulariacées

Le genre *Linaria* compte quelque 150 espèces distribuées dans tout l'hémisphère Nord avec la région méditerranéenne comme centre d'origine. L'espèce illustrée est originaire d'Europe centrale et elle s'étend jusqu'en Asie occidentale ; elle s'est naturalisée en Amérique du Nord. Pour le marché des drogues végétales on récolte les tiges fleuries ; elles sont coupées à environ 20 cm du sol avant que les fleurs n'aient commencé à se faner et on les cueille de juin à septembre. Elles contiennent des glucosides flavoniques amers (ex. linarine), des tanins et l'alcaloïde peganine, mieux connu comme constituant de l'espèce *Peganum harmala.* Ces substances donnent à la Linaire des propriétés anti-inflammatoires, diurétiques et laxatives. La drogue est administrée sous forme d'infusion (1 cuiller à café de drogue écrasée pour 1 tasse d'eau bouillante, 2 à 4 tasses par jour) pour les problèmes de prostate et les difficultés à uriner. Elle peut aussi être utilisée sous forme d'extrait alcoolique (30 gouttes 3 fois par jour) que l'on dit plus efficace que l'infusion dans les troubles de la prostate. L'infusion ramollit les selles et facilite les contractions digestives. L'un des effets secondaires possibles de l'absorption de l'infusion est l'apparition de légers spasmes provoqués par la pégagine mais ils ne sont pas dangereux. La drogue a aussi un usage externe pour les phlébites, les ulcères variqueux, les hémorroïdes et les éruptions cutanées, sous forme de bain (une infusion préparée avec 2 cuillers à soupe de drogue pour 1/2 litre d'eau) ou de compresse (20 g de drogue bouillie dans 1/2 l de lait). La pommade pour les hémorroïdes dans laquelle la Linaire est le composant principal (*Unguentum linariae*) fut créée par le médecin hessois Johann Wolpius.

La Linaire commune (1) est une plante adventice vivace à rhizome rampant et à tige atteignant 50 cm de hauteur. Elle pousse dans les lieux secs, au bord des voies de chemin de fer, dans les champs, sur les murs, dans les haies et sur les lieux incultes, de la plaine à la montagne. La tige glabre, simple, à feuilles linéaires alternes ressemblant à celles du Lin, est terminée par une inflorescence en grappe dense. Les fleurs sont symétriques (2) ; la corolle bilabiée est jaune avec un point orange à la gorge et un long éperon pointu à la base. Cette espèce est un exemple de pélorie, c'est-à-dire la formation anormale d'une fleur régulière au lieu d'une fleur symétrique au sommet de l'inflorescence. Floraison de juin à septembre. Le fruit est une capsule biloculaire ovoïde, à graines ailées, plus longue que le calice persistant.

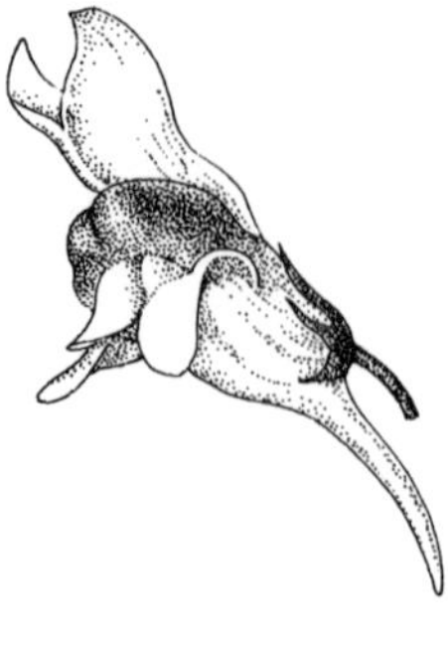

2

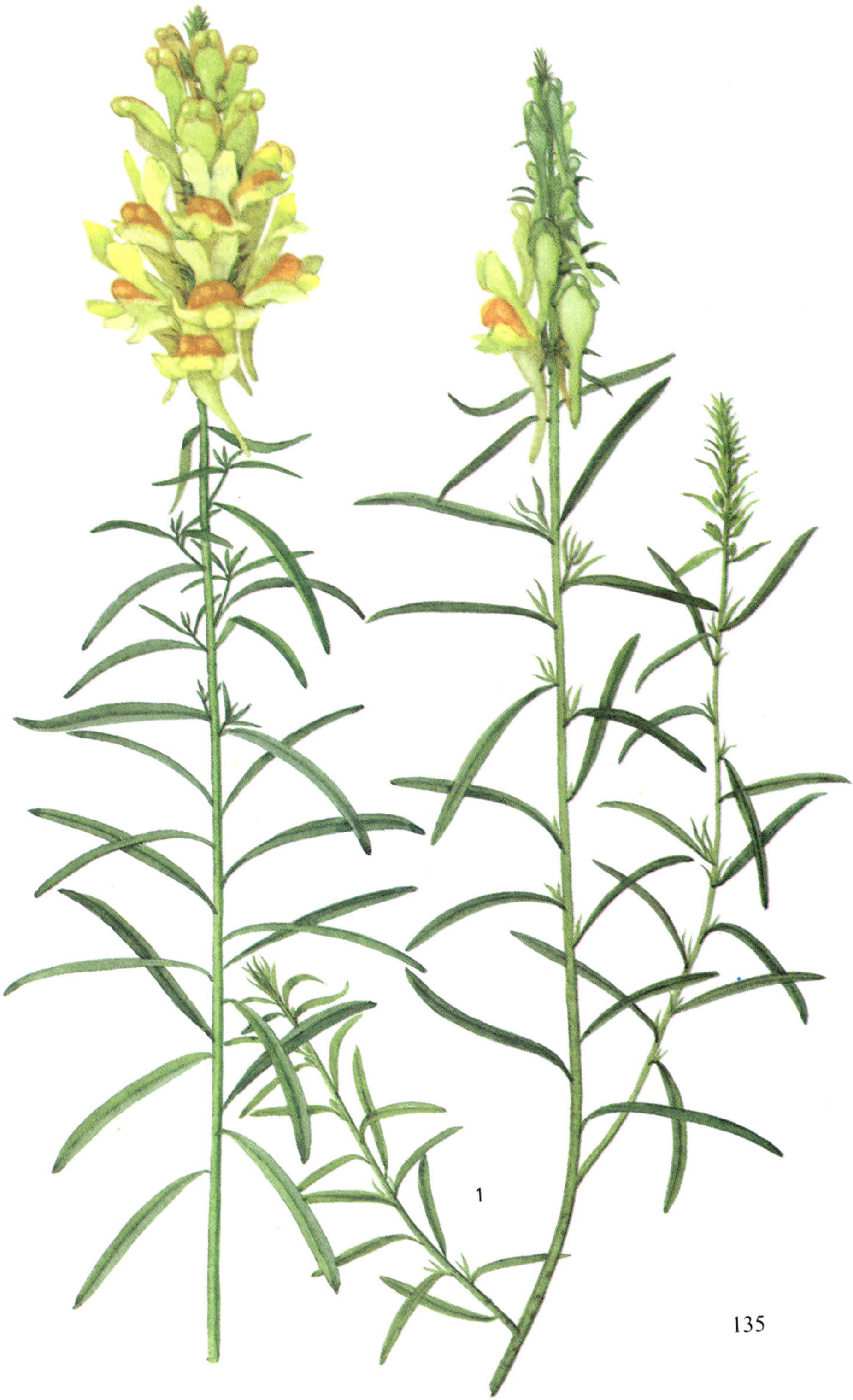
1

Marrube commun
Marrubium vulgare L.

Famille des Sauges
Labiées

Le genre *Marrubium* compte 30 espèces. Le Marrube commun pousse dans toute l'Europe et l'Asie occidentale dans les régions tempérées et subtropicales. Il est originaire de la région méditerranéenne, ailleurs il est simplement naturalisé. Comme la collecte dans la nature ne peut répondre à la demande de la drogue, des variétés à haut rendement, spécialement mises au point, sont cultivées commercialement. Médicinalement on utilise les sommités. On les cueille au début de la floraison mais seulement les tiges supérieures, pas les parties basses, sans feuilles, ligneuses. Elles contiennent des principes amers (marrubiine), des flavonoïdes, des tanins, du mucilage, des acides organiques et une petite quantité d'huile essentielle à fort parfum de pomme. La drogue est utilisée pour les troubles digestifs bénins accompagnés de manque d'appétit et de diarrhée. Elle stimule la sécrétion de bile et le tanin flavonique a un effet anti-inflammatoire et antiseptique. En médecine populaire, la drogue est aussi utilisée pour l'inflammation des voies respiratoires supérieures mais en raison de son efficacité moindre, elle passe au second rang. Elle est conseillée en combinaison avec les feuilles d'Aubépine pour le traitement des irrégularités du rythme cardiaque d'origine nerveuse et combinée à la Mélisse et à la Lavande pour préparer une tisane de saveur agréable pour calmer les nerfs. L'infusion est faite avec 1 cuiller à soupe de drogue pour 1 tasse d'eau, non sucrée, bue à petites gorgées — 2 à 3 tasses par jour. Le dosage est le même pour un mélange de tisanes. L'espèce voisine, *M. peregrinum*, ou des hybrides des deux peuvent aussi être utilisés médicinalement.

Le Marrube commun (1) est une plante vivace de 50 cm de haut, d'abord cotonneuse blanche, puis pubescente. Tige carrée, creuse et ramifiée. Feuilles décussées et fripées. Il pousse en des lieux ensoleillés, riches en matières nutritives, souvent des friches ; il lui faut beaucoup de chaleur et de lumière ainsi qu'un sol riche en azote. Floraison de juin à septembre. Les verticilles denses comptant jusqu'à 8 fleurs poussent à l'aisselle des feuilles du tiers supérieur de la tige. Les fleurs (2) ont un calice tubulaire bifide à dents à crochets. La corolle est bilabiée, pubescente et blanche ; la lèvre inférieure présente un long lobe central. Les deux étamines de devant sont plus longues que celles du fond. Le fruit consiste en 4 nucules ovoïdes, triangulaires (3) qui tombent en même temps que le calice à maturité.

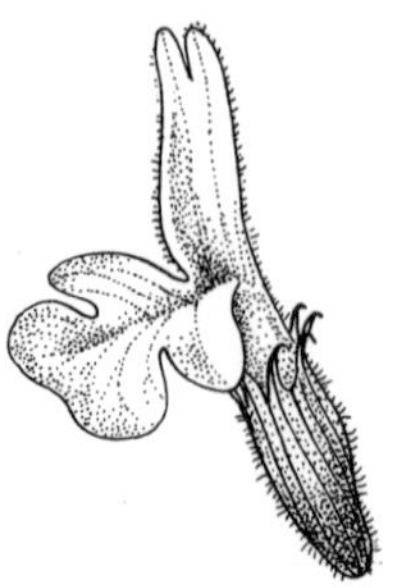
2

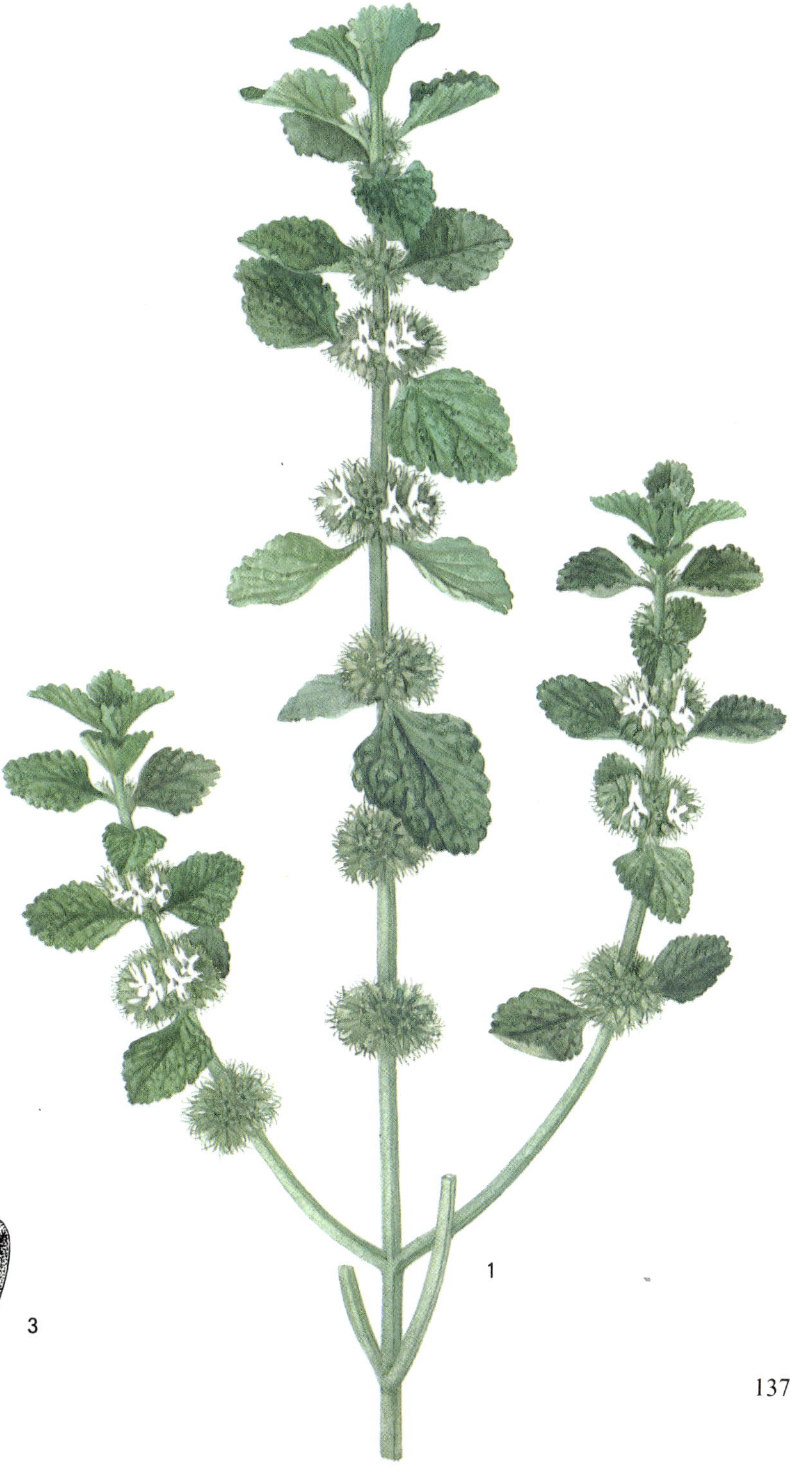

1

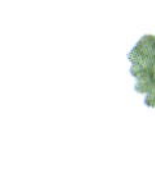

3

Mélisse officinale Famille des Sauges
Melissa officinalis L. Labiées

La Mélisse fut introduite en Espagne comme plante cultivée au VIIe siècle par les Arabes et nous savons qu'elle était cultivée ailleurs dans la région méditerranéenne depuis l'Antiquité. Elle s'est très vraisemblablement naturalisée ici parce que deux autres espèces du genre sont originaires de la région à l'est de l'Himalaya. Les parties utilisées médicinalement jadis furent les feuilles et ce n'est qu'en raison de l'effort et du travail difficile occasionnés par leur récolte que de nos jours on cueille les sommités fleuries, sans les parties inférieures ligneuses et dépourvues de feuilles des tiges. Elles contiennent une huile essentielle de type citral, des principes amers et des flavonoïdes, plus d'autres substances auxiliaires. Étant donné la faible concentration en huile essentielle (max. 0,3 %), on s'attendrait à ce que la drogue ait une efficacité limitée mais l'inverse a été prouvé, la faible concentration combinée aux autres constituants contribue à l'action de la drogue qui ne peut être améliorée même en augmentant le dosage, par exemple. La drogue est utilisée pour traiter un certain nombre de situations de base. D'abord elle est à juste titre appréciée pour son effet calmant et elle est conseillée pour l'insomnie, les troubles digestifs et lorsque le cœur, pour une raison nerveuse, « cogne ». On l'emploie sous forme d'infusion (1 cuiller à soupe de drogue écrasée pour 1 tasse d'eau bouillante, le matin et au coucher). Les autres situations sont les problèmes d'estomac, d'origine nerveuse principalement, et dans ce cas la drogue améliore la digestion en harmonisant l'action de la vésicule biliaire et de l'estomac et débarrasse de la flatulence. L'infusion pour traiter ces états est préparée de la même façon mais le dosage est de 3 à 4 tasses par jour. Parmi les nombreuses préparations pharmaceutiques contenant de la Mélisse, la plus populaire est l'extrait d'alcool connu sous le nom de « Eau des Carmes ». 20 à 30 gouttes 3 fois par jour constituent le dosage conseillé pour les problèmes précités.

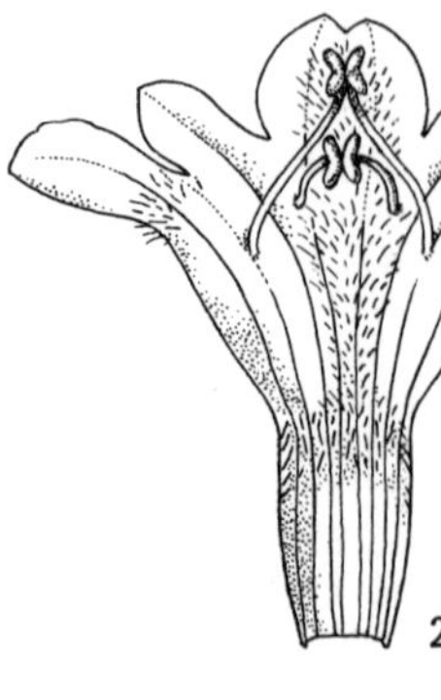
2

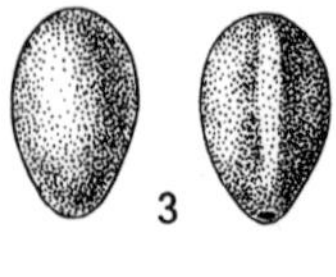
3

La Mélisse (1) est une plante vivace de 80 cm de haut. On ne la connaît que cultivée, parfois échappée des jardins. Les tiges sont carrées et très feuillues. Les feuilles sont décussées, grossièrement crénelées, velues, avec des glandes contenant de l'huile essentielle à odeur de citron. Floraison de mai à août. Les petites fleurs poussent en verticilles à l'aisselle des feuilles supérieures. La coupe longitudinale de la fleur (2) montre le calice tubulaire en forme de clochette et la corolle bilabiée blanche, blanc jaunâtre ou teintée de rose. Les étamines sont didymes. L'ovaire présente un anneau à la base

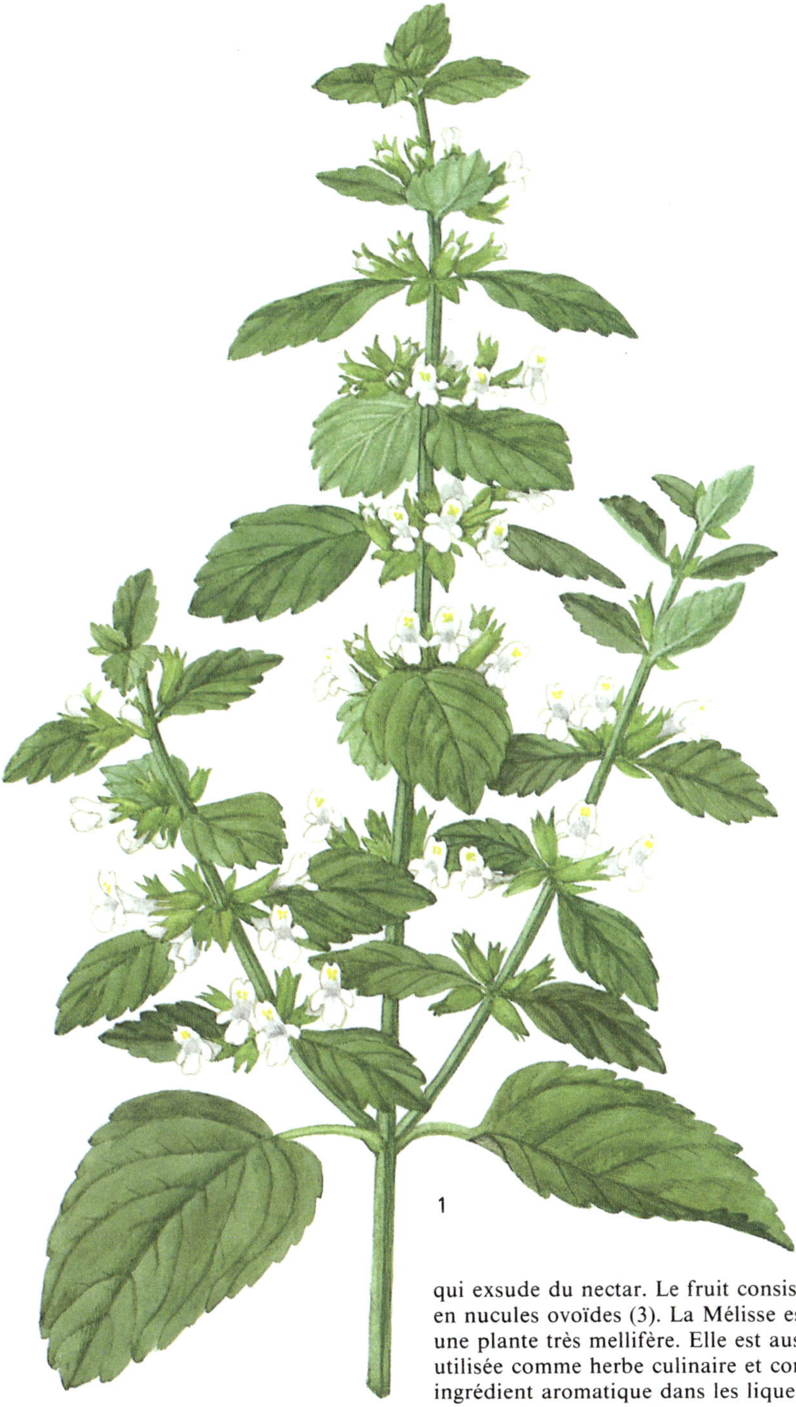

1

qui exsude du nectar. Le fruit consiste en nucules ovoïdes (3). La Mélisse est une plante très mellifère. Elle est aussi utilisée comme herbe culinaire et comme ingrédient aromatique dans les liqueurs.

Menthe poivrée Famille des Sauges
Mentha × piperita L. Labiées

Les 15 espèces du genre *Mentha* sont utilisées pratiquement dans le monde entier pour traiter les troubles digestifs. La plus appréciée est la Menthe poivrée, un hybride dont on sait très peu de choses sur son origine. Elle est cultivée sur tous les continents et la superficie consacrée à sa culture la place en tête des espèces cultivées à des fins médicinales ou pour leur huile essentielle. La variété mise au point au XVIIIe siècle en Angleterre, dans la ville de Mitcham (Surrey), est celle qui est préférée à des fins pharmaceutiques. À l'origine, seules les feuilles étaient utilisées mais la culture intensive obligea à accepter aussi les sommités. Feuilles et sommités sont récoltées au début de la floraison. Elles contiennent de 1 à 3 % d'une huile essentielle dont le menthol est le composant principal, ainsi que des tanins et des principes amers. Ces constituants donnent à la drogue ses propriétés antispasmodiques et antiseptiques, calment la paroi interne irritée de l'estomac, combattent la digestion lente, stimulent la sécrétion biliaire et en outre donnent à la drogue une saveur agréable pour la majorité des patients. La Menthe poivrée est communément utilisée dans le traitement des maladies digestives, surtout pour un estomac spastique et des douleurs de la vésicule biliaire, une digestion lente et douloureuse et un manque d'harmonie dans les processus digestifs, y compris les problèmes intestinaux. La drogue est administrée sous forme d'infusion (1 cuiller à café de drogue pour 1 tasse d'eau, au total 3 tasses par jour à petites gorgées, toujours après les repas ou entre les principaux repas). L'huile essentielle est largement utilisée, surtout pour parfumer les dentifrices et les bains de bouche, en crèmes rafraîchissantes pour massages ainsi qu'en pommades et inhalations contre les rhumes. Le menthol naturel est obtenu principalement à partir de l'huile essentielle de l'espèce d'Extrême-Orient *Mentha arvensis* L. var. *piperascens*, qui contient même plus de 80 % de menthol.

La Menthe poivrée (1) est une plante vivace, glabre, fortement aromatique atteignant plus de 50 cm de haut. Les tiges poussent sur un rhizome rampant et forment de nombreux stolons racinaires de surface grâce auxquels la plante se propage car elle est stérile et ne produit pas de graines. Les feuilles sont décussées, pétiolées, ovales et longues et ce sont elles qui ont le plus grand nombre de glandes contenant l'huile essentielle. Floraison de juin à août. Les fleurs (2), disposées en longs épis terminaux, ont une corolle rose violacé et quatre étamines saillantes d'égale longueur. À la base de l'ovaire se trouve un anneau produisant du nectar. Une autre espèce utilisée commercialement est la Menthe en épi (*Mentha spicata*), originaire de France, d'Italie du Nord et de Dalmatie. Elle est cultivée surtout en Amérique du Nord pour les dentifrices et bains de bouche ainsi que dans l'industrie alimentaire (chewing-gum, confiserie, liqueurs).

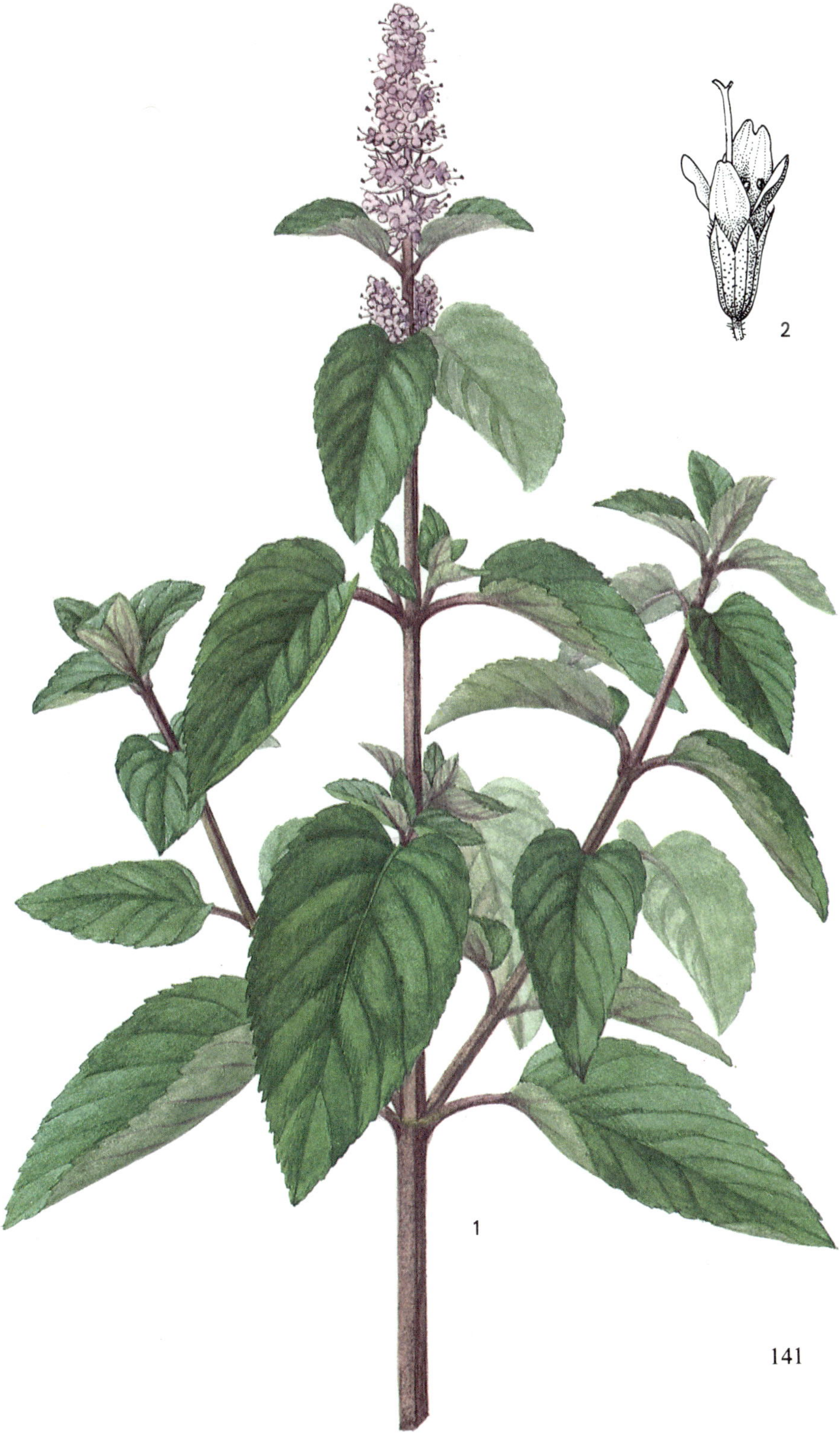
1
2

Trèfle d'eau — Famille du Trèfle d'eau
Menyanthes trifoliata L. — Ményanthacées

Cette espèce, la seule du genre *Menyanthes*, est originaire des régions tempérées de l'hémisphère Nord. Sa distribution s'étend au nord au Groenland et à l'Islande, au sud à la côte nord-occidentale de l'Afrique, à la Transcaucasie, à l'Himalaya et au Yunan. Elle pousse aux États-Unis et au Canada. Médicinalement on utilise les feuilles (*Folium trifolii fibrini*) avec un petit morceau du pétiole. Les rhizomes sont protégés et il est interdit de les récolter. Lors de la cueillette des feuilles il est nécessaire de manipuler la plante avec précaution pour laisser un nombre suffisant de spécimens intacts (non-défoliés) sur le site. Souvent il est impossible de répondre à la demande de la drogue en récoltant la plante dans la nature car elle devient de plus en plus rare. Il est nécessaire d'envisager la culture de cette plante même si c'est une entreprise exigeante aussi bien du point de vue technique qu'économique. La drogue contient des principes amers glucosidiques, par ex. de la loganine, et des substances auxiliaires. Les principes amers déterminent sans équivoque l'utilisation de la drogue. C'est un tonique amer classique utilisé pour une grande variété de troubles digestifs en commençant par la perte d'appétit. Elle s'est aussi avérée efficace contre la fatigue générale, pendant la convalescence suivant une maladie infectieuse ou une opération, quand l'estomac affaibli, compte tenu de son faible tonus musculaire, a des difficultés à venir à bout de la nourriture. Elle est administrée sous forme d'infusion (moins de 1 cuiller à café pour 1 tasse d'eau), 3 fois par jour avant les repas. Certaines personnes ne supportent pas la drogue elle-même et pour cette raison on l'utilise en combinaison avec d'autres drogues, par ex. la Camomille et la Menthe. Elle a été utilisée à des fins pharmaceutiques depuis le XVIIe siècle et de nos jours c'est une matière première importante pour isoler les principes amers naturels.

Le Trèfle d'eau (1) est une plante vivace aquatique et paludéenne, poussant principalement en bordure de lacs et d'étangs, dans les marais, les fondrières et les fossés humides, de la plaine à la montagne. Elle a un rhizome rampant, articulé et ramifié qui porte des feuilles charnues, trifoliées dont le pétiole s'élargit en une gaine à la base. La tige dressée, sans feuilles, qui atteint jusqu'à 40 cm de haut, est terminée par une courte grappe de 20 fleurs (2) apparaissant de mai à juin. Les fleurs sont pentamères et radiées. Le calice est profondément divisé en 5 lobes, la corolle est en forme d'entonnoir large et divisée en cinq lobes à cils denses, roses à l'extérieur et blancs à l'intérieur. Les

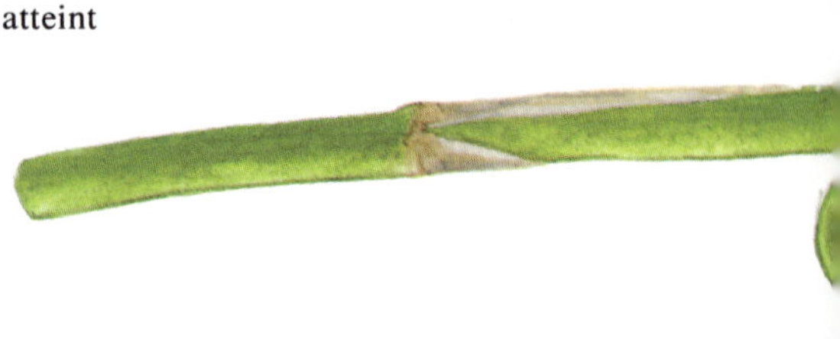

étamines sont soudées à l'intérieur du tube de la corolle, ainsi que le montre le dessin présentant la fleur ouverte à plat (3). Le fruit est une capsule scarieuse avec de nombreuses graines en forme de disque.

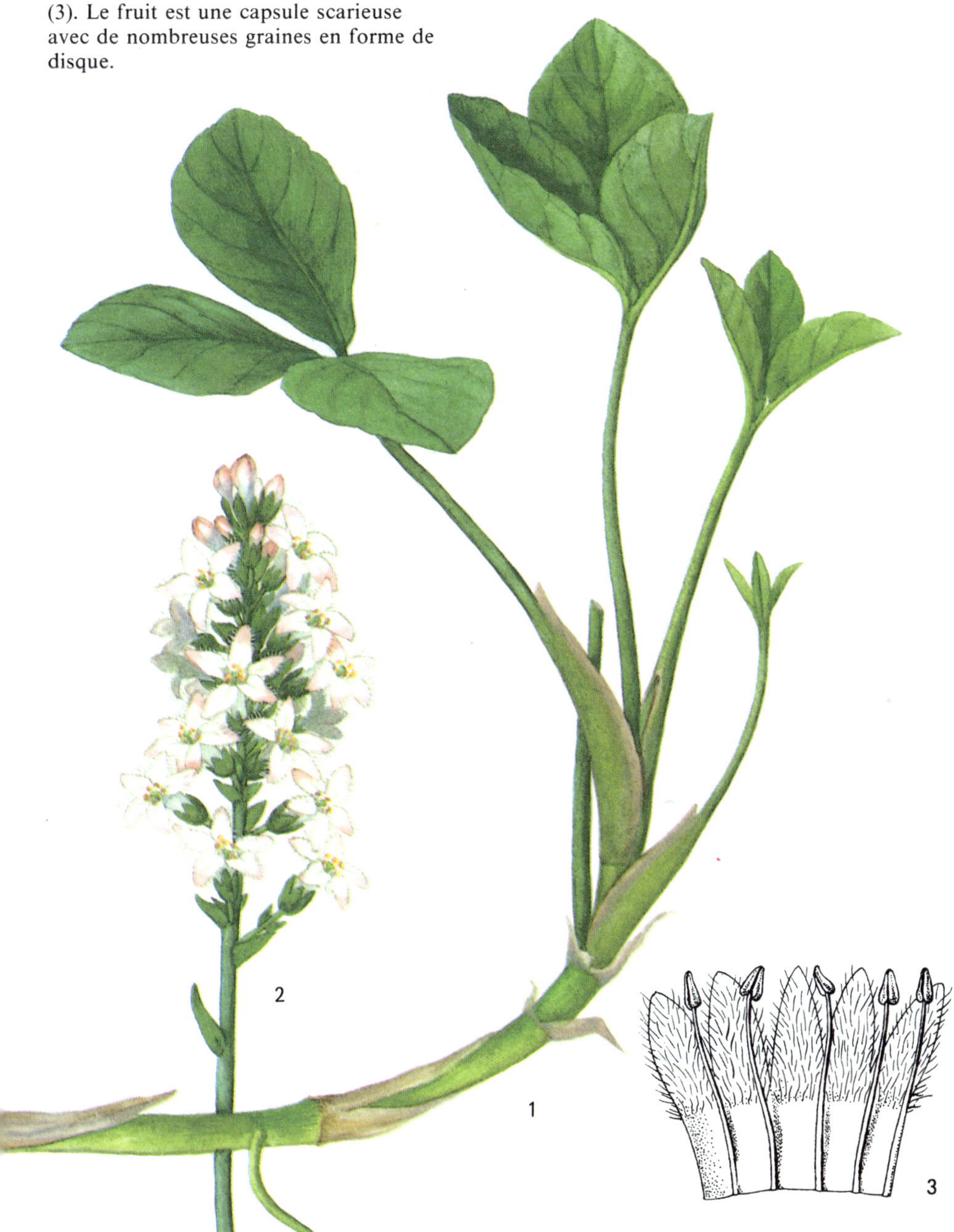

Basilic

Ocimum basilicum L.

Famille des Sauges
Labiées

Le genre *Ocimum*, avec plus de 60 espèces, comprend des sous-arbustes et des plantes originaires des régions tropicales d'Afrique, d'Asie et d'Amérique. Depuis l'époque des pharaons et peut-être même plus tôt, le Basilic a été cultivé dans de nombreux pays du monde entier, même dans les régions non-tropicales, comme importante herbe culinaire et médicinale ainsi que comme plante mellifère. Les tiges feuillues, coupées au début de la floraison sans la partie inférieure ligneuse de la tige, sont utilisées médicinalement. Les feuilles constituent la partie la plus importante de la plante en matière de concentration en huile essentielle, en tanins et en substances auxiliaires. Le composant principal de l'huile essentielle est le méthylchavicol. La drogue a un effet bénéfique sur le système digestif, elle stimule la sécrétion de bile, améliore la digestion, soulage de la flatulence et des spasmes douloureux de la digestion difficile. En médecine populaire elle est remarquée pour son effet calmant apparemment dû à son action bénéfique sur la digestion qui a pour résultat la satisfaction et l'apaisement de la personne concernée. La drogue a une saveur et une odeur très agréables. Elle est utilisée sous forme d'infusion (1 cuiller à café de drogue émiettée pour 1 tasse d'eau bouillante), bue lentement après les repas ou entre les principaux repas — 2 à 3 tasses par jour. Pendant la période de croissance on peut utiliser des feuilles fraîches au lieu de feuilles séchées. Le Basilic est une herbe culinaire populaire, surtout dans la cuisine italienne.

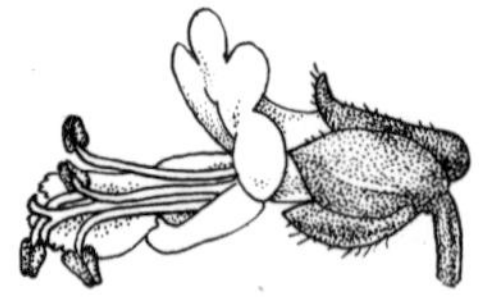

2

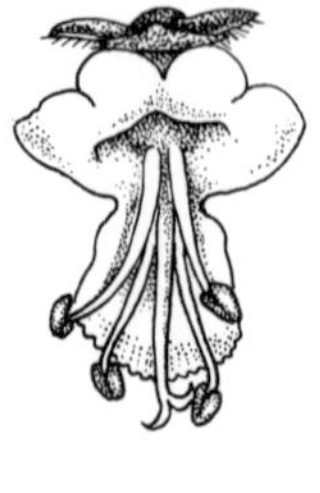

Le Basilic est une plante annuelle cultivée atteignant jusqu'à 40 cm de haut, à tige rougeâtre très ramifiée (1). Toutes les parties de la plante sont velues et ont un arôme caractéristique. Les feuilles décussées, à pétiole court sont également de couleur rougeâtre. Floraison de juin à septembre. Les inflorescences en forme d'épi sont composées de pseudo-verticilles de six fleurs chacun. Les fleurs (2) sont bilabiées. Le calice grossit quand le fruit mûrit. La corolle est blanc jaunâtre, parfois rose voire rouge. Le tube est court, la lèvre supérieure a quatre lobes, l'inférieure est plus longue et en forme de cuiller. Le fruit consiste en petites nucules ovoïdes, sombres. En pratique on rencontre divers types d'huile essentielle obtenue à partir du Basilic,

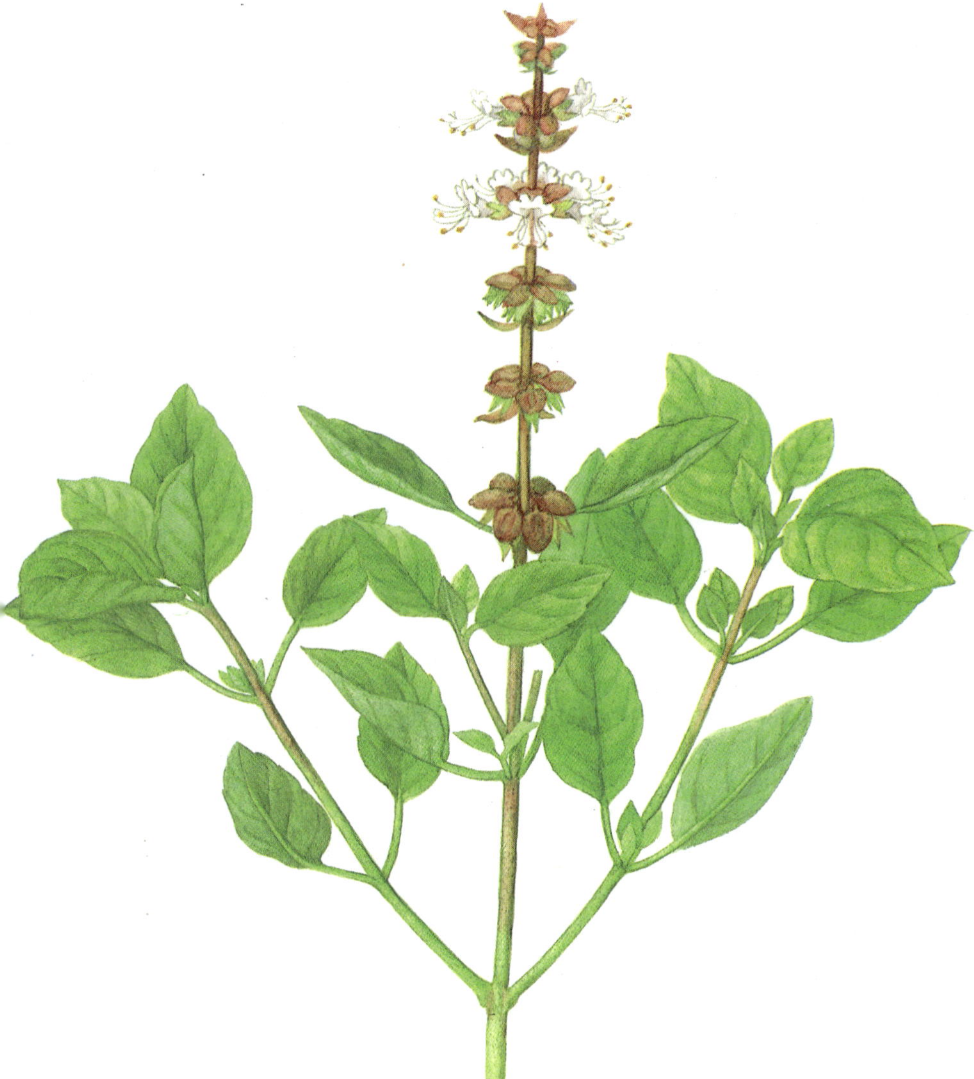

1

par exemple l'huile un peu camphrée des sommités d'*Ocimum kilimandscharicum* ou l'huile essentielle de type Girofle obtenue à partir d'*Ocimum gratissimum* L. L'huile essentielle du Basilic est un ingrédient important en parfumerie. Son arôme ressemble à un mélange de roses et d'œillets.

Bugrane épineuse Famille des Pois
Ononis spinosa L. Légumineuses

Quelque 70 espèces du genre *Ononis* ont été décrites à ce jour et leur centre d'origine est situé en région méditerranéenne. L'espèce illustrée appartient à la flore d'Europe centrale mais on la trouve aussi en Asie occidentale vers l'est jusqu'au Turkestan. La racine est la partie utilisée médicinalement. Les constituants comprennent des iso-flavonoïdes glucosidiques et leurs aglycones, la formononétine et l'onogénine, le triterpène Λ-onocerine, l'ononide moins connu et une huile essentielle dont la concentration varie nettement et qui est probablement à l'origine du manque d'uniformité dans l'efficacité de la drogue. Comme la récolte dans la nature est pénible, on a maintenant introduit en culture l'espèce sans épines *Ononis arvensis.* On espère légitimement que cette espèce améliorera et stabilisera la qualité de la drogue. Celle-ci a des propriétés diurétiques. Elle est utilisée sous forme d'infusion — 1 cuiller à café de drogue finement écrasée pour 1 tasse d'eau, 3 fois par jour. Si la drogue n'est pas écrasée, il est préférable de la laisser infuser plus longtemps, préparation et dosage restant les mêmes. L'avantage de l'action diurétique de la Bugrane est qu'elle n'irrite pas les reins et pour cette raison elle est recommandée pour l'inflammation du système urinaire et de la vessie ainsi qu'après des coliques néphrétiques. La Bugrane s'avère aussi bénéfique dans plusieurs cas d'œdème des extrémités inférieures dû à l'hypertension ainsi que pour soulager des douleurs rhumatismales. La drogue par elle-même n'est pas souvent utilisée. Avec la racine de Persil, les rhizomes de Réglisse et les baies de Genièvre, c'est un composant important des mélanges de tisanes diurétiques. Ses effets médicinaux sont connus depuis l'Antiquité.

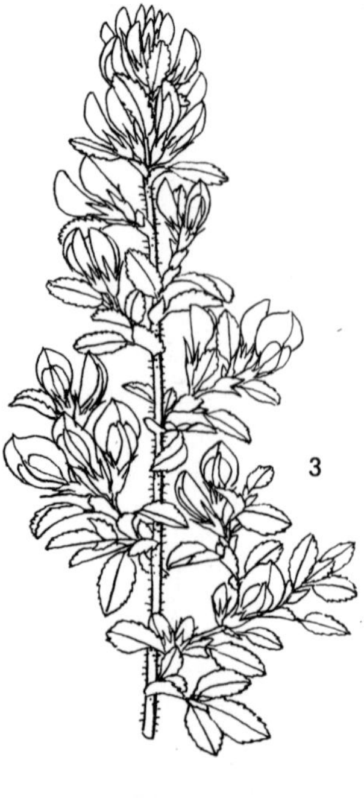

3

La Bugrane épineuse (1) est un sous-arbuste à racines profondes, de taille généralement inférieure à 50 cm. Pousse disséminée sur les talus secs, les prés accidentés, en lisière de forêt dans les régions chaudes à basse altitude, principalement en sol calcaire. Racine pivotante ramifiée poussant à partir d'un rhizome polycapité qui devient ligneux (2). Elle a 1 à 2 cm d'épaisseur, est recourbée, tordue, souvent aplatie sur l'intérieur. Tandis que la Bugrane est très épineuse, l'espèce cultivée *Ononis arvensis* (3) n'a pas d'épines ou seulement quelques-unes qui sont molles. Feuilles trifoliées. Floraison de juin à septembre. Fleurs ressemblant à des papillons, pentamères et disposées en grappes lâches et feuillues. Corolle pourpre, rose foncé ou blanchâtre, avec étendard glandulaire sur la partie externe, des ailes s'étendant sur sa marque à mi-chemin, et carène rostrée. Le fruit est une gousse velue à une graine mûrissante. Les graines sont globuleuses et brunes avec des points noirs.

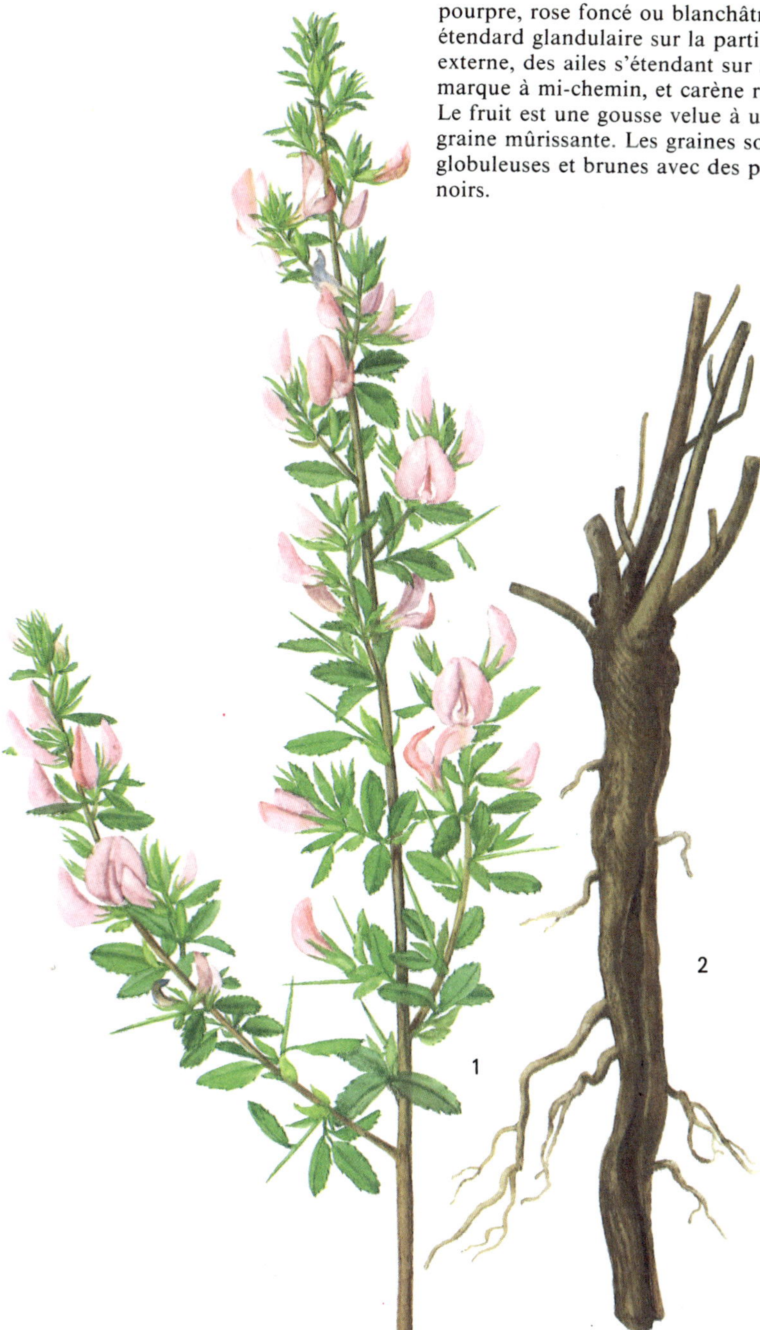

Origan commun
Origanum vulgare L.

Famille des Sauges
Labiées

Le genre *Origanum* est représenté dans la zone s'étendant de la région méditerranéenne à l'Inde, par environ 30 espèces. L'Origan est l'une des plus rustiques. Il est réparti dans toutes les régions tempérées d'Eurasie et s'étend jusqu'à l'Himalaya et à la Sibérie centrale ; ailleurs il a été introduit. Ce sont les tiges fleuries qu'on utilise médicinalement. Elles sont récoltées en plein été, par temps sec. Les constituants comprennent une huile essentielle dont la composition varie grandement selon l'origine géographique de la plante, des principes amers, des tanins et des substances auxiliaires. Ils ont des propriétés antiseptiques, anti-inflammatoires et expectorantes et stimulent la sécrétion de bile. L'infusion préparée avec 1 cuiller à thé de drogue émiettée pour 1 tasse d'eau est prise 2 à 3 fois par jour. En usage externe la drogue est conseillée comme préparation rafraîchissante et revigorante pour bain (infusion de 2 cuillers à soupe de drogue pour 2 litres d'eau), pour les douleurs rhumatismales, les infections de la peau et comme gargarisme dans les stomatites et les maladies des voies respiratoires supérieures. L'inhalation des vapeurs a un effet bénéfique sur les toux et les rhumes. Deux autres espèces de Labiées ont les mêmes usages que l'Origan. Il s'agit de l'Hysope (*Hyssopus officinalis*) (3) originaire de la région méditerranéenne en Europe et Asie Mineure, et la Sarriette (*Satureja hortensis*) (2), également originaire de la région s'étendant de la Méditerranée à l'Iran. Ces deux espèces contiennent une huile essentielle et des tanins. Dosage et utilisations sont similaires. Ces espèces étaient utilisées médicinalement dans les mondes grec, romain et arabe. Ce sont aussi d'excellentes herbes culinaires en ce qui concerne l'arôme et la saveur qu'elles confèrent aux aliments ainsi que pour leur action digestive.

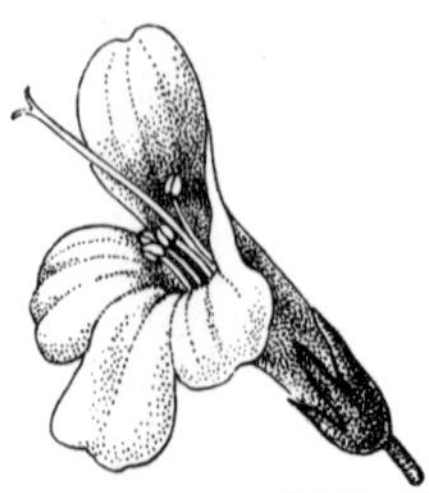

4

L'Origan (1) est une herbe vivace thermophile des talus ensoleillés, prairies et clairières sèches, de la plaine à la montagne. Rhizome ligneux et tige rougeâtre, velue, carrée, de plus de 50 cm de haut. Feuilles opposées, ovales, à pétiole court ; les plus basses sont les plus grandes, leur taille diminue vers le haut. Toutes les parties de la plante ont un arôme agréable. Floraison de juillet à septembre. Fleurs en inflorescences terminales, calice en forme de cloche, à cinq dents, et corolle bilabiée carmin à rouge ; lèvre supérieure droite,

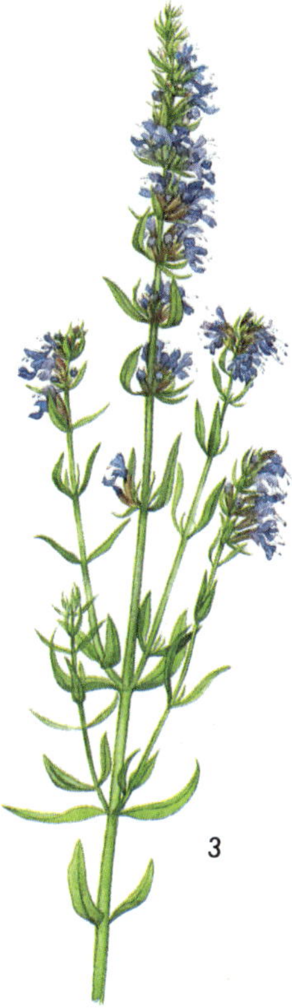

3

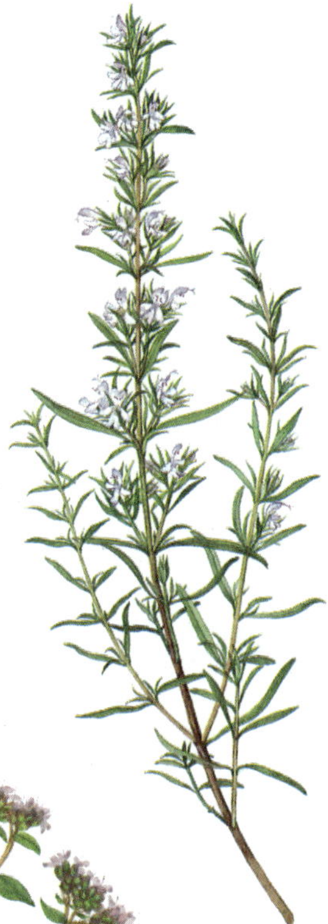

2

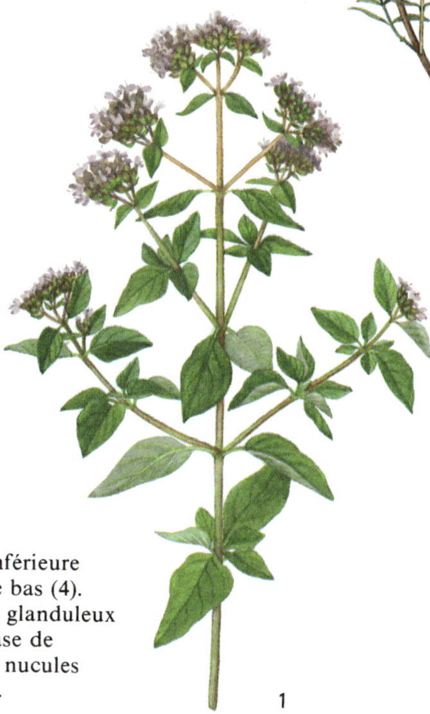

1

légèrement entaillée, lèvre inférieure à trois lobes, courbée vers le bas (4). Étamines saillantes. Anneau glanduleux producteur de nectar à la base de l'ovaire. Le fruit consiste en nucules brunes, ovoïdes et allongées.

Persil cultivé — Famille des Carottes
Petroselinum crispum (Mill.) A. V. Hill — Ombellifères

Le genre *Petroselinum* est originaire de la région méditerranéenne. Il comporte 4 espèces cultivées. Parmi celles-ci le Persil est la plus cultivée, d'abord comme herbe culinaire puis à usage médicinal. Fruits et racines sont les parties récoltées à des fins médicinales. Les racines sont ramassées à l'automne de la première année, les fruits la seconde année. Le constituant principal est une huile essentielle — les fruits en contiennent une bien plus grande quantité que les racines (2,6 % comparés à 0,1—0,3 %). Il est donc évident que la drogue à base de fruits est plus puissante que celle à base de racines. L'action de l'huile essentielle est nettement diurétique et absolument garantie. On conseille une infusion de 1/2 cuillerée à café de fruits écrasés ou 2 cuillers à café de racine écrasée pour 1 tasse d'eau, plusieurs fois par jour. La drogue de racine doit être incluse dans le traitement et ne pas être considérée comme négligeable car, outre l'huile essentielle, elle contient aussi des composés flavoniques qui participent à l'action diurétique et antiseptique des drogues. Le Persil est conseillé pour l'inflammation de la vessie et du système urinaire et l'inflammation consécutive de la prostate. Un traitement à long terme à doses très fortes est déconseillé car cela peut provoquer une grave inflammation des nerfs. Il est également interdit d'absorber ces drogues pendant la grossesse en raison du risque d'avortement. Les drogues entrent généralement dans la composition des mélanges de tisanes diurétiques. Il est inadmissible de substituer le Panais cultivé (*Pastinaca sativa*) au Persil pour les usages pharmaceutiques car ses constituants ont des effets secondaires indésirables.

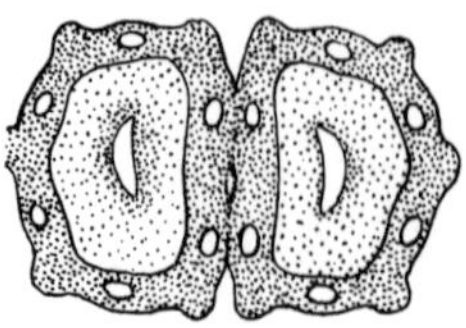

3

Le Persil (1) est une plante bisannuelle glabre, à racine charnue, fusiforme, ayant jusqu'à 20 cm de long (2). La première année il produit une rosette de feuilles basales, la seconde année des tiges florales ayant jusqu'à 1 m de haut. Les feuilles sont pennatiséquées, les basales en rosette lâche, celles de la tige espacées et enveloppées dans une gaine où elles s'unissent à la tige. L'inflorescence ombellifère est composée de 8 à 20 ombellules. Les fleurs ont un calice non distinct et des pétales jaunâtres à rougeâtres. Le fruit est un diakène très petit, d'environ 2 mm de long, ovoïde, plus large à la base et avec un disque glanduleux au sommet qui s'ouvre en deux akènes à côtes basses ainsi que le

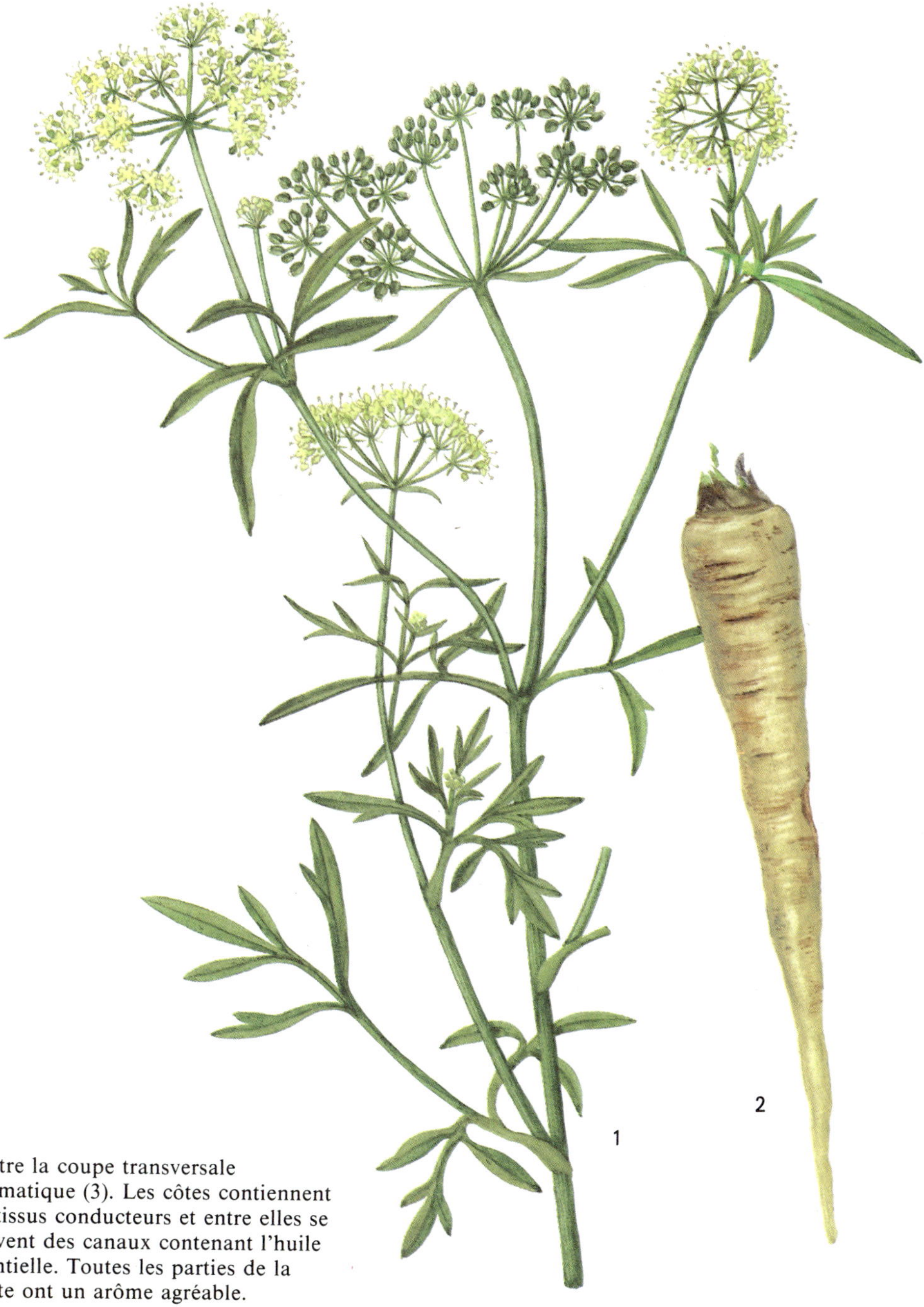

montre la coupe transversale schématique (3). Les côtes contiennent des tissus conducteurs et entre elles se trouvent des canaux contenant l'huile essentielle. Toutes les parties de la plante ont un arôme agréable.

Anis
Pimpinella anisum L.

Famille des Carottes
Ombellifères

Le genre *Pimpinella*, qui compte quelque 150 espèces, est originaire d'Eurasie et d'Afrique. L'Anis, cultivé depuis l'Antiquité, est natif de la Méditerranée orientale. On pense que *Pimpinella cretica*, de la région de la mer Égée, est son ancêtre sauvage. L'Anis est cultivé commercialement dans la région méditerranéenne (Espagne, Italie), dans les régions chaudes de l'URSS et dans une certaine mesure en Europe centrale. Il est aussi largement cultivé en Amérique centrale et au Japon. Les fruits — des diakènes — sont utilisés médicinalement et comme agent aromatique. Ils contiennent jusqu'à 3 % d'huile essentielle dont le composant principal est l'anethol, plus environ 30 % d'huile fixe, des protéines et des sucres. Ces constituants ont d'abord une excellente action expectorante dans les maladies du système respiratoire supérieur. La drogue est utilisée sous forme d'infusion — moins de 1 cuillerée à café de fruits écrasés pour 1 tasse d'eau, 3 fois par jour. L'infusion peut être édulcorée avec du miel. Elle a une saveur agréable et elle convient surtout aux enfants. La drogue est aussi utilisée pour les troubles digestifs, surtout pour soulager de la flatulence douloureuse. C'est un bon stomachique et elle a une légère action diurétique. Dans l'industrie des cosmétiques c'est un ingrédient aromatique et antiseptique des dentifrices et des bains de bouche. En usage externe on l'utilise comme répulsif contre les insectes et jadis elle était conseillée contre la gale. L'Anis est largement utilisé comme herbe culinaire, dans l'industrie alimentaire, et pour aromatiser les liqueurs. C'est l'une des plus vieilles herbes médicinales du monde.

L'Anis (1) est une herbe annuelle, svelte, très aromatique. La racine fusiforme (2) porte une tige ronde, cannelée, ramifiée au sommet et atteignant 50 cm de haut. Les feuilles inférieures sont pétiolées et réniformes orbiculaires, les feuilles supérieures sont pennatiséquées. Floraison de juillet à août. L'inflorescence est une ombelle composée de 7 à 15 ombellules. Les petites fleurs ont un calice indistinct et une corolle blanche. Le fruit est un diakène ovoïde à allongé, se rétrécissant au sommet. Il se sépare avec difficulté en 2 akènes à cinq côtes en saillie, ou plus. La coupe transversale schématique du fruit (3) montre que les côtes contiennent des masses de tissu conducteur et qu'il y a de nombreux canaux d'huile essentielle tout autour de la périphérie. On utilise souvent à la place de l'essence d'Anis, l'huile essentielle des fruits de l'Anis étoilé (*Ilicium verum*), un arbre à feuillage persistant originaire d'Extrême-Orient.

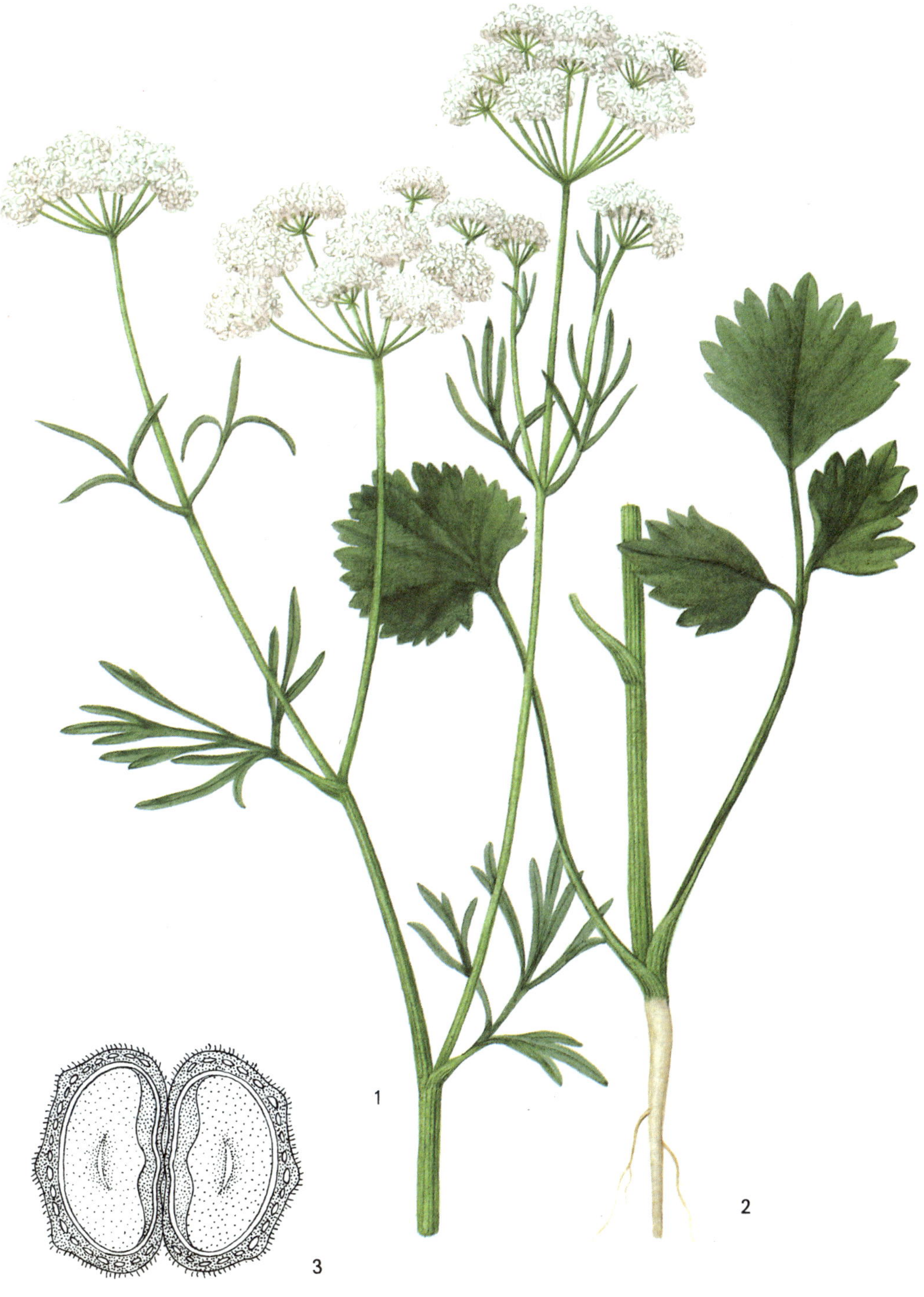
1
2
3

Petit Boucage Famille des Carottes
Pimpinella saxifraga L. Ombellifères

Le Petit Boucage est natif de pratiquement toute l'Europe et de l'Asie occidentale, sa distribution s'étendant du Pakistan à la Sibérie centrale. Il est également distribué en Amérique du Nord et en Nouvelle-Zélande où il fut introduit. C'est une espèce extrêmement variable. Pour la pharmacie on récolte aussi l'espèce voisine, le Grand Boucage (*Pimpinella major*). Médicinalement on utilise les racines récoltées dans la nature en automne. La drogue a une odeur nette et forte et une saveur piquante. Elle contient une huile essentielle (0,4 %), des saponines, des dérivés coumariniques, des tanins et des substances auxiliaires. Au Moyen Âge elle passait pour prévenir la peste. De nos jours elle est utilisée pour ses qualités d'expectorant dans le traitement des maladies des voies respiratoires supérieures, la pharyngite, la bronchite et la trachéite, surtout quand tous les autres traitements ont échoué et on la considère comme un bon remède contre l'asthme. Elle est utilisée sous forme d'infusion — 1 cuiller à café de drogue écrasée pour 1 tasse d'eau, 2 fois par jour. Il est aussi conseillé de se gargariser avec l'infusion plusieurs fois par jour. La teinture est aussi recommandée, le dosage étant de 20 gouttes 3 à 4 fois par jour dans une tasse de thé. En usage externe le Petit Boucage est un remède populaire bien connu pour traiter les plaies qui se cicatrisent difficilement par un bain avec l'infusion de 2 cuillers à soupe de drogue pour 1 litre d'eau. Il est également conseillé comme remède populaire pour l'inflammation des voies urinaires et pour prévenir la formation des calculs rénaux. Les jeunes feuilles sont mangées en salade ou utilisées pour aromatiser des sauces.

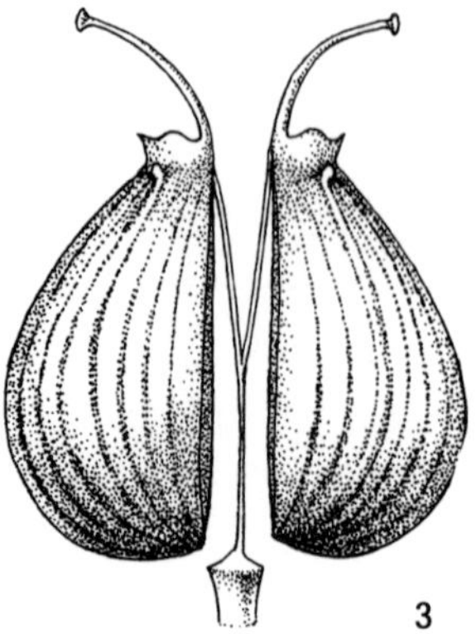
3

Le Petit Boucage (1) est une plante vivace, généralement gris pubescent, à racine pivotante fusiforme (2) qui contient un « lait » à forte odeur de résine. Il pousse dans les prairies et pâturages secs, sur les talus rocailleux et dans les bois ouverts, de la plaine à la montagne. Floraison de juin à octobre. La tige, qui s'élève d'une rosette basale de feuilles pennées impaires, atteint 50 cm de haut et s'achève par une ombelle composée de 6 à 20 ombellules. Les fleurs sont radiées et pentamères. Le calice est indistinct, la corolle blanche à pourpre est poilue à l'extérieur. Le fruit est un petit diakène d'environ 2 mm de long, ovoïde-globeux (3) qui

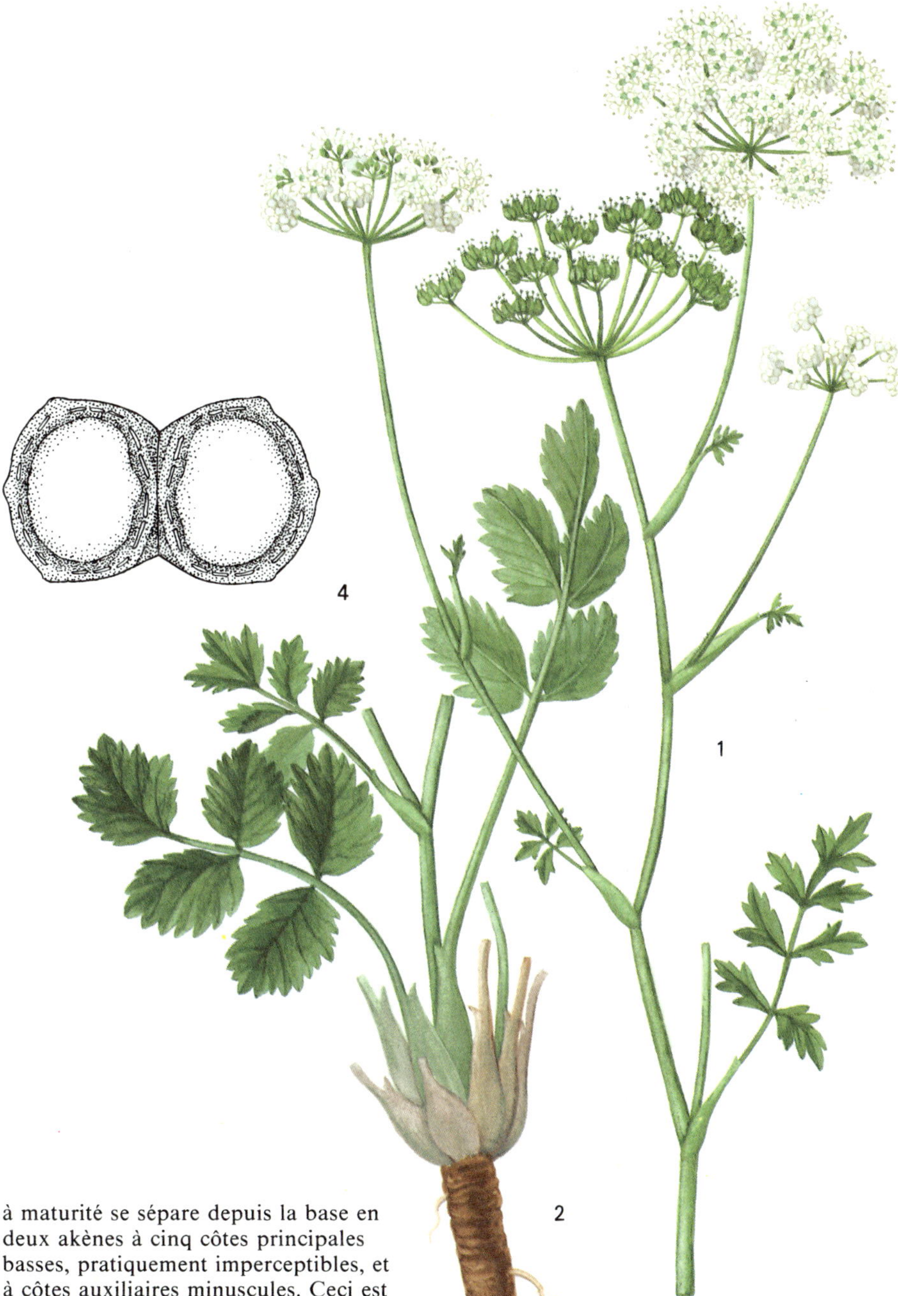

à maturité se sépare depuis la base en deux akènes à cinq côtes principales basses, pratiquement imperceptibles, et à côtes auxiliaires minuscules. Ceci est bien mis en évidence sur la coupe transversale schématique (4).

Plantain lancéolé — Famille des Plantains
Plantago lanceolata L. — Plantaginacées

Le genre *Plantago*, avec ses quelque 260 espèces, est distribué dans les régions tempérées des deux hémisphères. Le Plantain lancéolé, très variable de forme, est originaire d'Europe, d'Asie occidentale à l'Himalaya et au Tianshan, et aussi d'Afrique du Nord. De nos jours cependant il pousse en abondance partout, même en dehors des régions citées. Les feuilles sont les parties utilisées médicinalement. Elles contiennent une grande quantité de mucilage, le glucoside aucubine, des substances à effet antibiotique, plus des tanins et de l'acide silicique. Elles doivent être cueillies et séchées avec précaution car, écrasées, elles virent au brun et perdent leur pouvoir. Le Plantain est aussi cultivé sur de grandes surfaces quand il est nécessaire de vérifier soigneusement la qualité de la drogue, ce qui est alors plus facile que lorsque les feuilles sont récoltées dans la nature. Le Plantain est l'une des herbes médicinales les plus populaires pour les remèdes familiaux. Il est couramment utilisé pour l'inflammation des voies respiratoires supérieures, les toux, pour les troubles digestifs et en usage externe pour soigner les plaies longues à se cicatriser. Il est employé sous forme d'infusion (infusion brève ou pendant plusieurs heures) — 1 cuiller à café de drogue émiettée pour 1 tasse d'eau, 3 à 5 fois par jour. La tisane peut être édulcorée avec du miel. Le sirop de Plantain ou le jus de feuilles fraîches, épaissi et sucré au miel, peut être utilisé pour le même usage. Le dosage est similaire (1 cuiller à café, 3 à 5 fois par jour). Les préparations à base de Plantain sont recommandées surtout chez les enfants pour soigner les maladies associées à un refroidissement. Pour un usage externe sur des plaies il est conseillé d'utiliser le jus pressé de feuilles fraîches bien lavées, ou de baigner les plaies avec l'infusion de drogue macérée plusieurs heures.

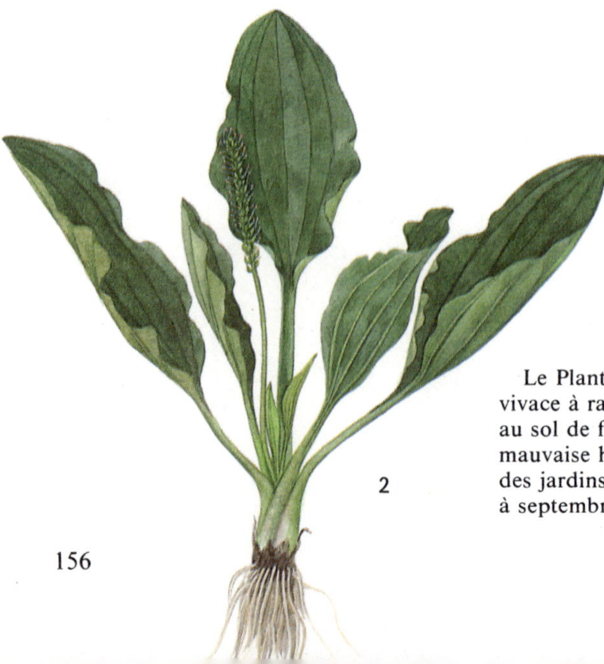

Le Plantain lancéolé (1) est une herbe vivace à racine courte, avec une rosette au sol de feuilles lancéolées. C'est une mauvaise herbe courante des récoltes et des jardins. Floraison de mai à septembre. Du centre de la rosette de feuilles se dressent des tiges cannelées, jusqu'à 50 cm de haut, terminées par un épi cylindrique. Les petites fleurs à bractées brunes et scarieuses sont quadrimères. Calice et corolle sont bruns et scarieux. Les étamines sortent de façon proéminente de la corolle. Le fruit est une capsule ovoïde à opercule

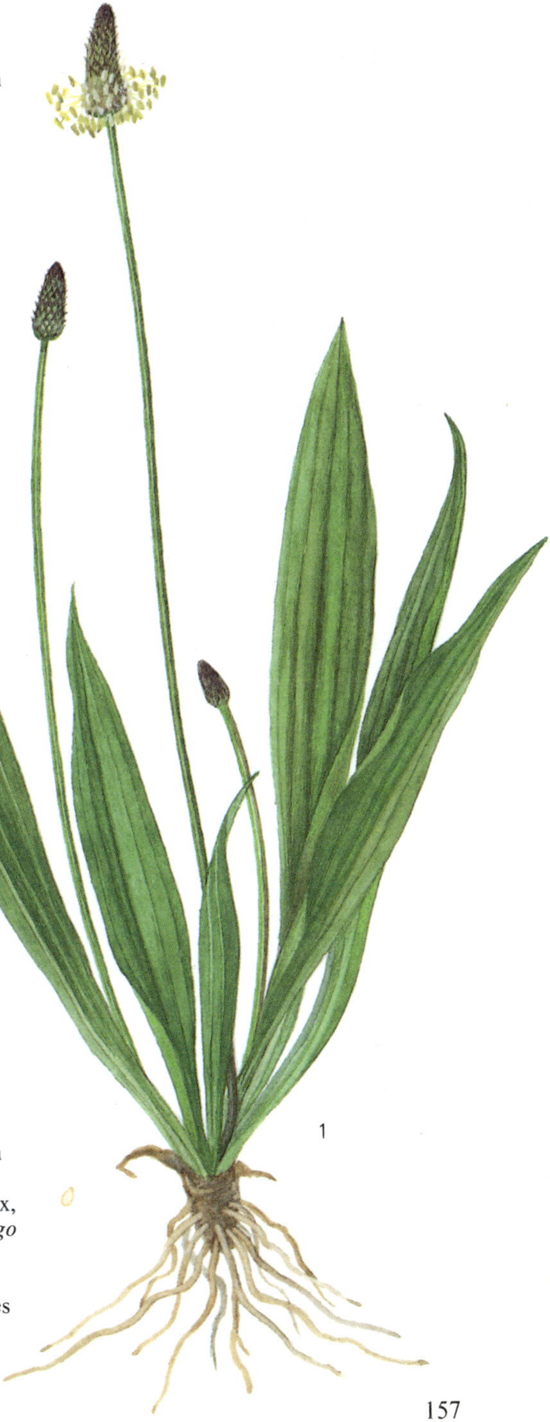

1

avec des graines noires qui deviennent mucilagineuses par temps humide. Bien que d'autres espèces de Plantain soient aussi utilisées comme remèdes familiaux, par exemple le Grand Plantain (*Plantago major*) (2) et le Plantain moyen (*Plantago media*), elles ne conviennent pas officiellement à des fins médicinales en raison de leur teneur basse en principes actifs.

Poivre d'eau
Polygonum hydropiper L.

Famille des Patiences
Polygonacées

C'est du genre *Polygonum*, qui comprend quelque 200 espèces réparties dans le monde entier, que la famille des Polygonacées tire son nom. Le Poivre d'eau se trouve en Eurasie et c'est l'une des plus anciennes plantes médicinales utilisées par l'homme. Les tiges fleuries sont les parties employées médicinalement. Elles contiennent une huile essentielle avec le sesquiterpène isotadéonal à goût poivré brûlant, à vrai dire dans les glandes des feuilles et dans les tiges. Elles comportent aussi des substances proches de la fagopyrine (dont il a été fait mention avec le Sarrasin), par exemple de la rutine, plus des tanins et d'autres constituants. La drogue a des propriétés astringentes et est donc utilisée pour contrôler le saignement des hémorroïdes et les hémorragies menstruelles chroniques. Bien qu'elle passe pour avoir une action diurétique, on peut en douter. La drogue est utilisée sous forme d'infusion préparée avec 1 cuiller à soupe de drogue pour 1 tasse d'eau, matin et soir. On utilise parfois aux mêmes fins la racine de l'espèce voisine, la Bistorte (*Polygonum bistorta*). La Renouée des oiseaux (*Polygonum aviculare*) est une autre espèce à usage médicinal — dont on utilise les tiges fleuries. Elle contient de l'acide silicique partiellement soluble, des tanins et des glucosiques flavoniques. Elle aussi a une certaine action astringente mais en raison de l'acide silicique dans ses tissus, elle est utilisée davantage pour les maladies des voies respiratoires, par ex. pharyngite, toux bronchique, asthme et jadis aussi la tuberculose. Elle est administrée sous forme d'infusion préparée avec 1 cuiller à café de drogue moulue pour 1 tasse d'eau ou de décoction légèrement bouillie, 2 à 3 fois par jour.

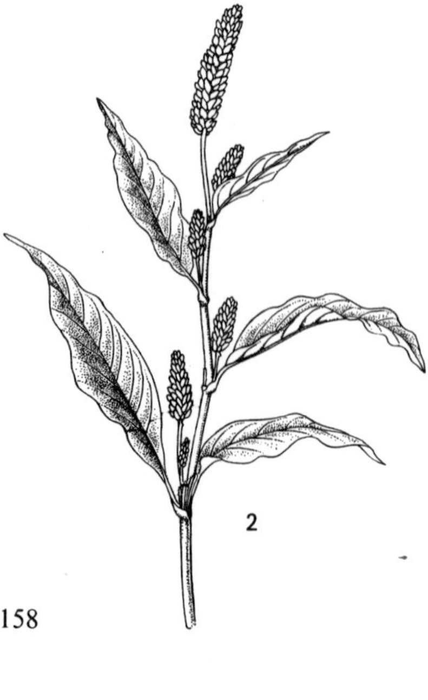
2

Le Poivre d'eau (1) est une plante annuelle de 50 cm de haut, des lieux humides, dans l'eau peu profonde le long des étangs, dans les fossés, en plaine comme à l'étage submontagnard. Tige articulée avec des nœuds enflés qui peuvent s'enraciner. Feuilles lancéolées présentant des points translucides — des glandes emplies d'huile essentielle incluses dans le tissu du limbe. Floraison de juin à octobre. Petites fleurs indescriptibles, vert-jaune à rosées disposées en épis lâches. Les fruits sont de petits akènes inclus dans le périanthe persistant. La Renouée à feuilles de Patience (*Polygonum lapathifolium* — 2) est une autre espèce du genre que l'on trouve dans les mêmes habitats. Elle est

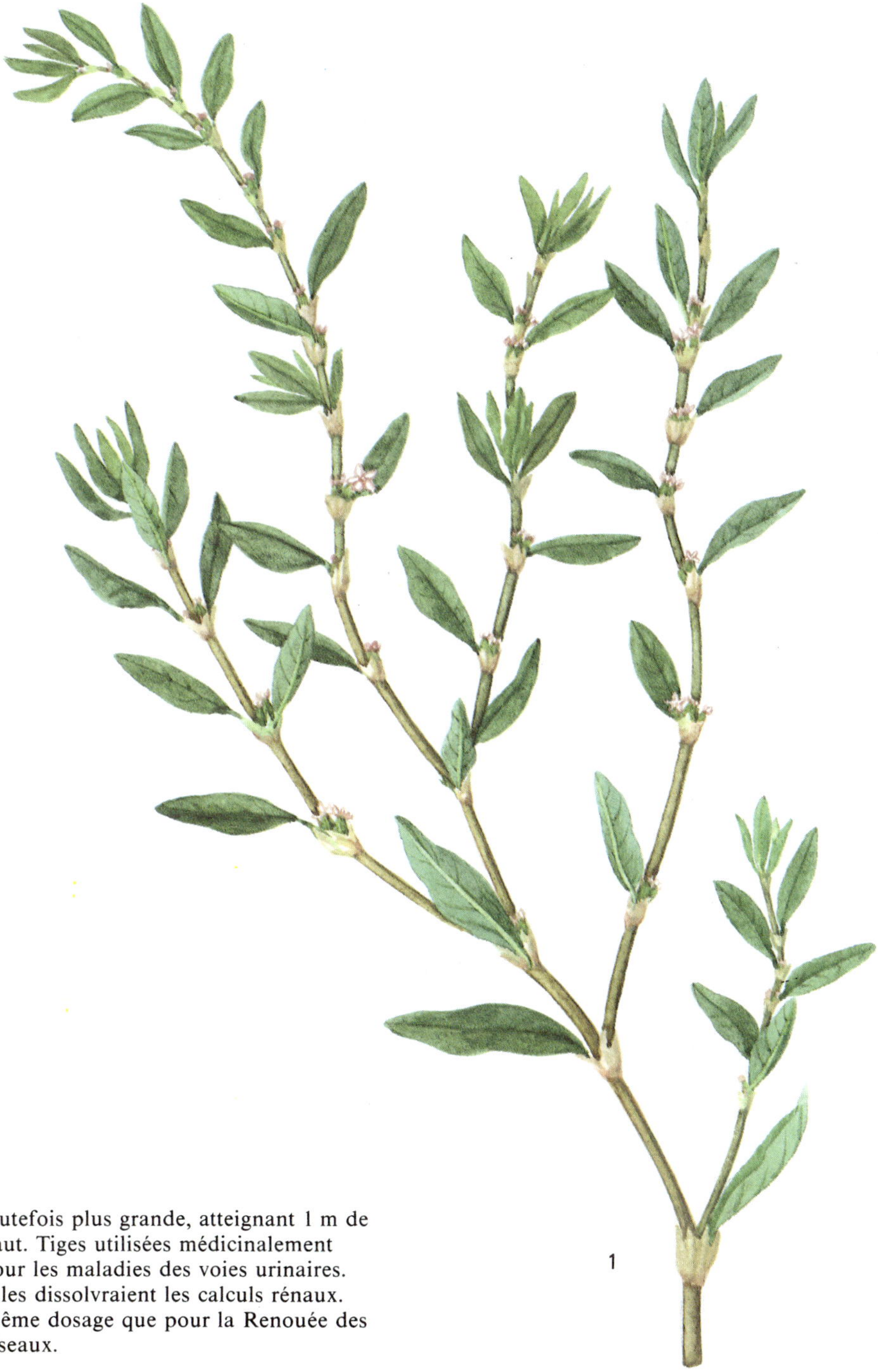

toutefois plus grande, atteignant 1 m de haut. Tiges utilisées médicinalement pour les maladies des voies urinaires. Elles dissolvraient les calculs rénaux. Même dosage que pour la Renouée des oiseaux.

Ansérine Famille des Rosiers
Potentilla anserina L. Rosacées

Le genre *Potentilla* compte quelque 300 espèces décrites, des herbes pour la plupart, distribuées principalement dans les régions tempérées de l'hémisphère Nord. Deux d'entre elles sont des herbes médicinales : l'Ansérine, qui de nos jours est cosmopolite, et la Potentille tomentille (*Potentilla erecta*), originaire d'Europe, de Sibérie occidentale et du Moyen-Orient. La composition des principes actifs est plus ou moins la même chez les deux espèces qui ont donc les mêmes utilisations. Dans le cas de l'Ansérine, ce sont les tiges florales séchées qui sont utilisées médicinalement, dans le cas de la Tomentille c'est la racine séchée. La drogue contient principalement des composés flavoniques et des tanins de catéchol. Ils ont des propriétés constipantes, anti-inflammatoires et antispasmodiques qui déterminent aussi leur usage dans le traitement des diarrhées chroniques non spécifiques. Ils sont utilisés principalement chez les personnes qui ne tolèrent pas les sulfamides. L'usage parfois conseillé des drogues pour soulager les douleurs menstruelles est inefficace. Les tiges fleuries séchées sont préparées sous forme de tisane brièvement infusée — 1 cuiller à café de drogue émiettée pour 1 tasse d'eau bouillante. La drogue de la racine est infusée dans de l'eau tiède pendant 4 à 6 heures (1 cuiller à café de drogue écrasée pour 1 tasse d'eau) ; puis le liquide est décanté et 1 tasse d'eau bouillante est versée sur la drogue. La première infusion et les liquides de la racine infusée sont combinés et le mélange obtenu est bu à petites gorgées pendant la journée. L'extrait alcoolique de racines des deux espèces (20 à 30 gouttes dans un verre d'eau) est utilisé en usage externe avec succès pour les gargarismes ou pour nettoyer les gencives enflammées.

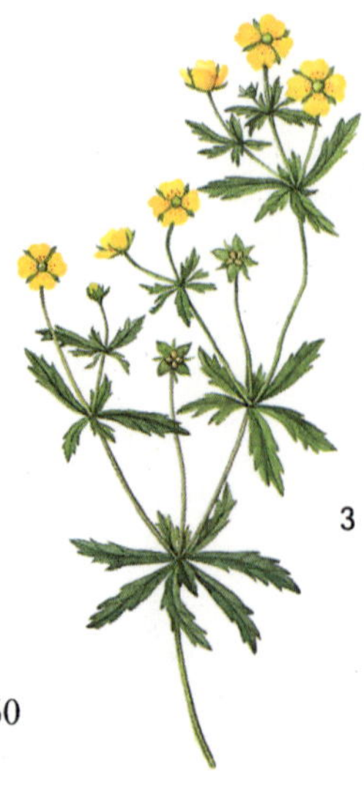

3

L'Ansérine (1) est une herbe vivace basse, à stolons racinaires couchés. La tige se dresse à partir d'un rhizome épais. Elle pousse dans les lieux humides, sur les terrains en friche, au bord des routes et autour des habitations rurales, de la plaine à l'étage submontagnard. Les feuilles pennées impaires à folioles insérés sont

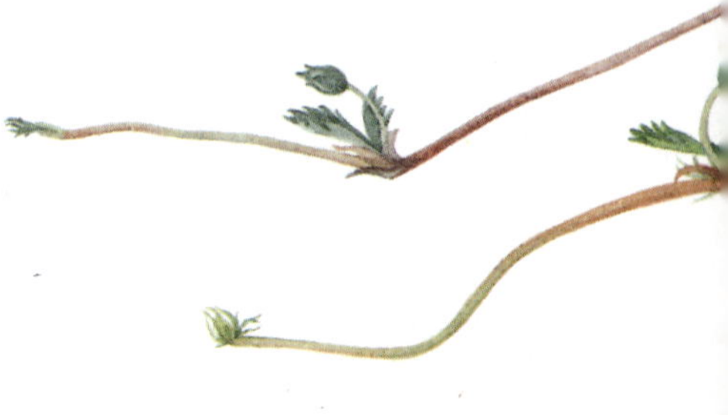

généralement glabres dessus et blanc tomenteux soyeux dessous. Floraison de mai à août. Fleurs (2) relativement grandes, jusqu'à 2 cm de diamètre, avec cinq pétales jaune d'or plus longs que les sépales. Le fruit est un akène cannelé. Contrairement à l'Ansérine, la Tomentille (3) est une plante vivace de taille moyenne à tiges dressées et fleurs plus petites qui ont seulement quatre pétales. Elle pousse en abondance dans les prairies, les landes et les bois ouverts. Floraison de mai à septembre. Les fleurs jaunes ont un long pédoncule. En Europe centrale c'est peut-être l'espèce de Potentille la plus commune.

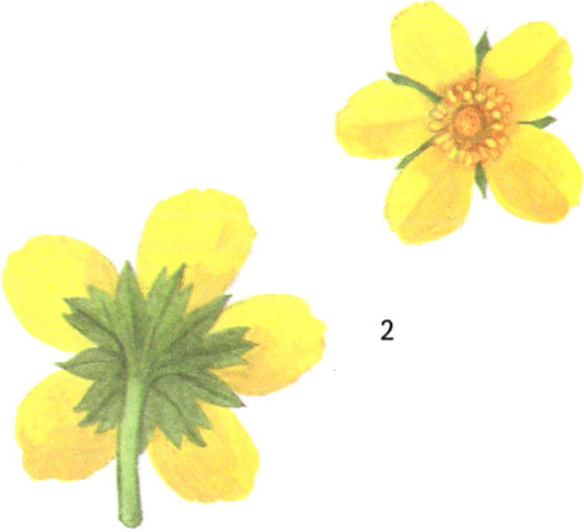

2

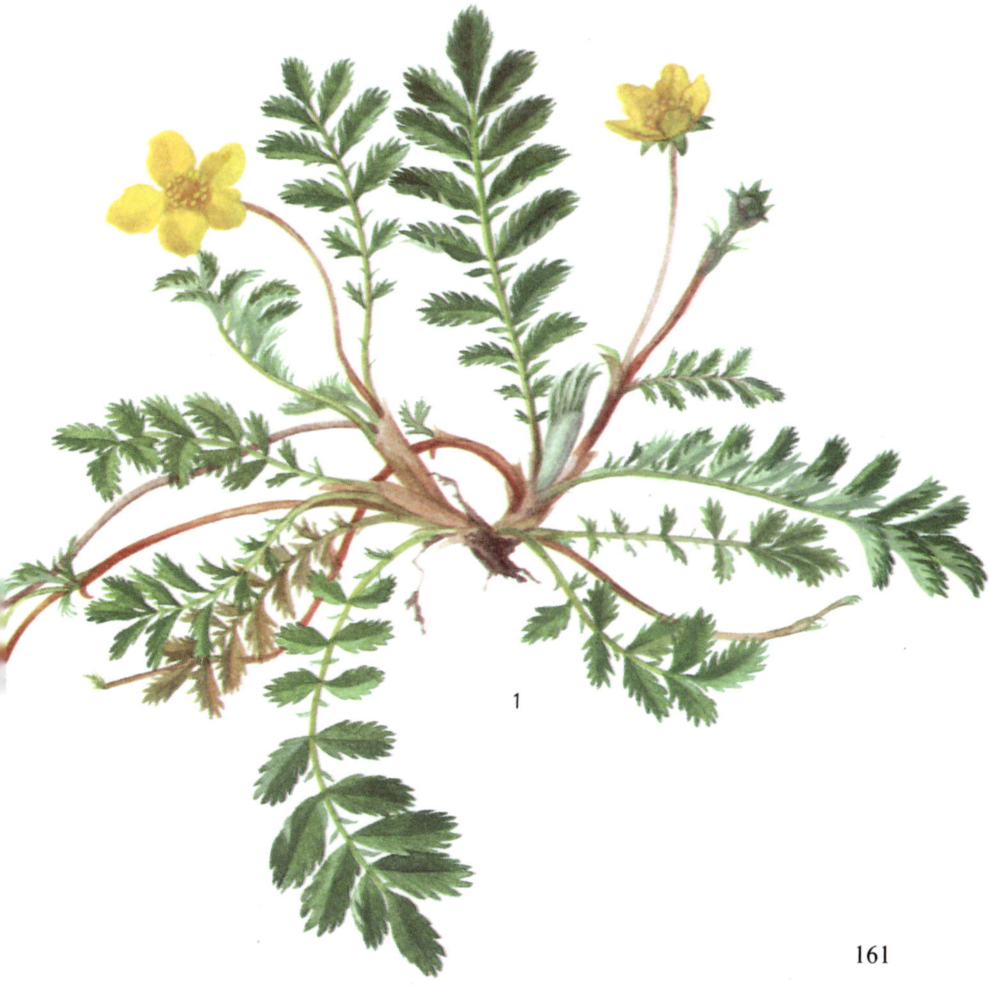

1

Primevère élevée
Primula elatior (L.) HILL

Famille des Primevères
Primulacées

Le genre *Primula* est très vaste avec ses 500 espèces. Un grand nombre d'entre elles ont leur centre d'origine dans l'Himalaya oriental et le Yunnan au sud-ouest de la Chine. C'est de là que viennent les plus grandes découvertes de ce genre, si important pour l'ornementation. En Europe on utilise médicinalement la Primevère élevée, une espèce extrêmement variable indigène en Europe et en Asie occidentale. La Primevère officinale (*Primula veris*) a une distribution et des usages médicinaux identiques. C'est de la racine qu'on extrait les principes actifs. Ce n'est que lorsque celle-ci fait défaut, en raison de la protection nécessaire de la plante et de la récolte interdite des racines dans de nombreux pays, que les fleurs sont cueillies à cet effet. La drogue contient principalement des saponines (la racine 5 fois plus que les fleurs), une huile essentielle de consistance épaisse; la drogue de fleurs contient aussi d'autres substances glucosidiques. Les saponines sont principalement responsables de l'action expectorante de la drogue. Elles aident à expulser l'humeur des voies respiratoires supérieures dans la bronchite chronique. Le dosage quotidien est de 2 à 3 tasses d'infusion ou de décoction, préparée avec 1 cuiller à café de racine écrasée pour 1 tasse d'eau, bue à petites gorgées. La drogue de fleurs émiettée est préparée sous forme d'infusion avec 1 cuiller à soupe de drogue pour 1 tasse d'eau, avalée de la même manière. Les drogues sont des composants de plusieurs préparations pharmaceutiques, généralement sous forme d'extrait, destinées à soulager la toux. Compte tenu de l'importance thérapeutique présente et future de la drogue à base de racine, on envisage la culture commerciale de la Primevère élevée.

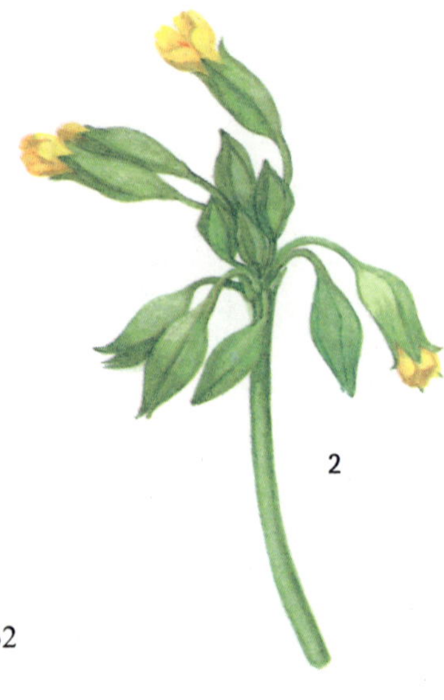

2

La Primevère élevée (1) est une plante vivace de 30 cm de haut à rhizome court d'où partent une rosette basale de feuilles et une hampe. On la trouve dans les régions de collines et plus haut mais non dans les régions plus chaudes, ni en plaine. Les feuilles ont d'abord la marge recourbée en dessous ; elles sont fripées, longues et ovées, irrégulièrement crénelées, vertes dessus et vert-gris dessous. La hampe qui monte du centre de la rosette de feuilles est terminée par une ombelle asymétrique. La Primevère élevée fleurit plus tard que la Primevère officinale. Le calice, serré contre le tube de la corolle, est divisé en longues dents pointues. La corolle jaune soufre a un limbe plat. La capsule contenant les graines est deux fois plus longue que le

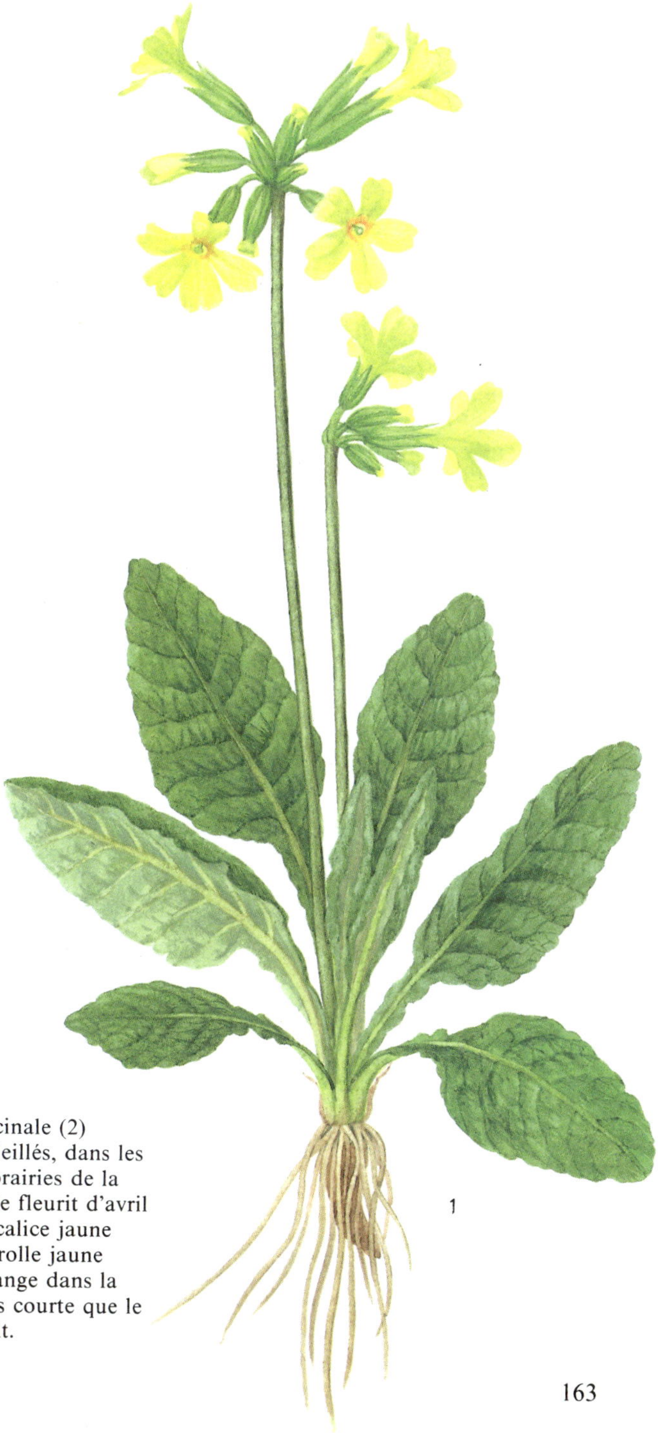
1

calice. La Primevère officinale (2) pousse sur les talus ensoleillés, dans les bois ouverts et dans les prairies de la plaine à la montagne. Elle fleurit d'avril à mai. Les fleurs ont un calice jaune verdâtre gonflé et une corolle jaune d'œuf avec des points orange dans la gorge. La capsule est plus courte que le calice qui reste sur le fruit.

Épine noire
Prunus spinosa L.

Famille des Rosiers
Rosacées

Le genre *Prunus*, comprenant environ 200 espèces, est très vraisemblablement natif d'Extrême-Orient et il est à l'origine d'arbres fruitiers et d'arbustes d'importance économique tels que l'Abricotier, le Cerisier, l'Amandier, le Pêcher et le Prunier. Comparée à ceux-ci, l'Épine noire a peu d'importance mais les buissons dépourvus de feuilles, aux délicates fleurs blanches sont un spectacle à voir au début du printemps. Ce sont ces fleurs qui sont utilisées médicinalement. Elles contiennent principalement des glucosides flavoniques et ont des propriétés légèrement diurétiques et laxatives. L'infusion faite de 2 cuillers à café de drogue pour 1 tasse d'eau est prise 2 à 3 fois par jour. La drogue peut être conseillée comme laxatif léger pour les enfants et les personnes âgées. Elle convient aussi pour éviter les maladies associées à un refroidissement et pour traiter les difficultés de locomotion dues aux rhumatismes. Les avantages de la drogue sont son action douce et son innocuité absolue. Les fruits sont parfois utilisés en médecine populaire sous forme de vin ou de liqueur fait « maison » pour améliorer le métabolisme et prévenir le vieillissement. Il n'est pas conseillé d'utiliser les fruits eux-mêmes en raison de leur haute teneur en tanins. La drogue de fleurs ne peut être obtenue que par une cueillette dans la nature. Comme les épines de l'arbuste empêchent une cueillette rapide et efficace, on fait tomber les fleurs sur des draps placés sous l'arbre que l'on secoue et après avoir enlevé toutes les impuretés telles que branchages et feuilles, on étale les fleurs en fines couches pour sécher rapidement de façon à leur conserver leur couleur originale. La drogue de fleurs est un ingrédient de certains mélanges de tisanes auxquels elle donne une couleur attrayante.

L'Épine noire est un arbuste touffu, très ramifié, épineux, atteignant 3 m de haut, formant souvent des fourrés denses ou des masses touffues. Elle pousse sur les collines couvertes d'arbustes, en lisière de forêt et dans les clairières, de la plaine à la montagne. Les fleurs (1) apparaissent avant les feuilles (2) qui sont relativement petites. Elles s'ouvrent généralement de mars à avril, selon le

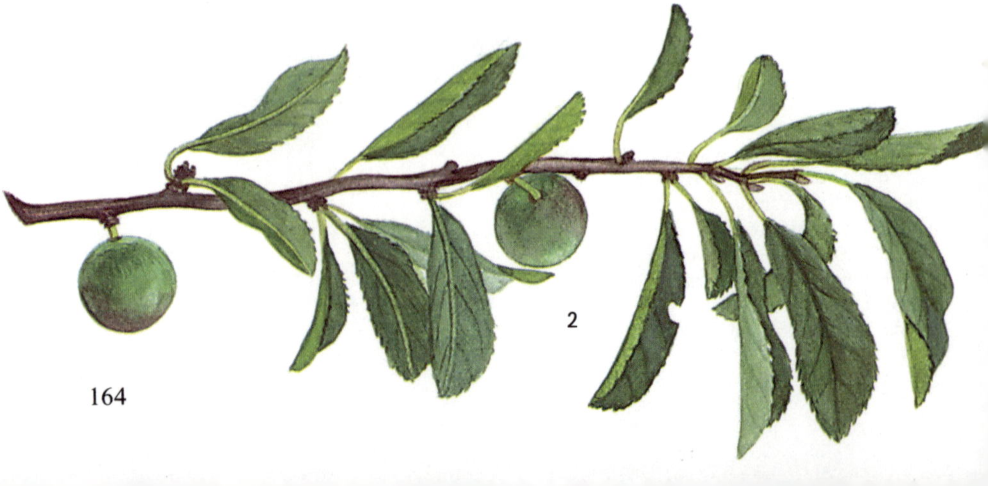

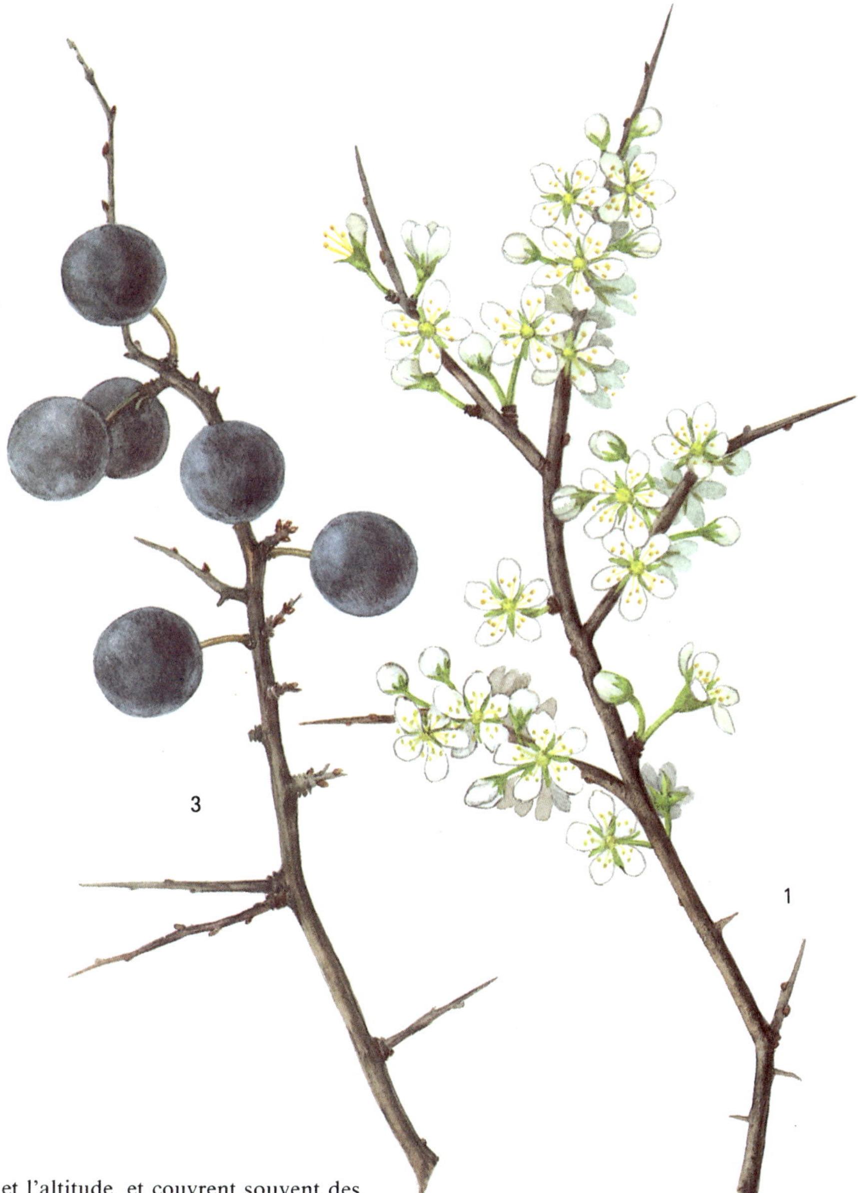

lieu et l'altitude, et couvrent souvent des branches entières. Feuilles elliptiques, à pétiole court, à dents glanduleuses sur le bord. Fleurs solitaires ou plus souvent en amas ; pétales blancs tombant assez facilement, c'est pourquoi on peut secouer l'arbre pour les ramasser. Les fruits — prunelles — sont des drupes globuleuses bleu-noir, à pruine blanche et chair verte astringente, elles ont 1 à 1,5 cm de diamètre et certaines restent sur l'arbuste tout l'hiver (3).

Pulmonaire officinale — Famille des Bourraches
Pulmonaria officinalis L. — Boraginacées

Le genre *Pulmonaria*, comptant quelque 12 espèces, est distribué dans toutes les régions tempérées d'Europe, de la Grande-Bretagne à l'Oural. La Pulmonaire officinale est l'une des plus anciennes herbes médicinales. Le nom scientifique dérive du latin *pulmo*, poumons, auxquels les feuilles ressemblent beaucoup par leur forme, la ressemblance avec des poumons malades étant accentuée par les taches blanches à leur surface. Cette espèce est un exemple de la pratique médiévale de traitement *per signaturam*, c'est-à-dire en fonction de la similarité. Il existe néanmoins des raisons rationnelles pour l'utilisation médicinale des feuilles et des tiges fleuries même de nos jours car elles contiennent de l'acide silicique partiellement soluble, du mucilage, des saponines et d'autres substances glucosidiques aux propriétés anti-inflammatoires et vulnéraires. De nos jours elle est utilisée principalement pour soigner les maladies des voies respiratoires supérieures, à savoir la bronchite chronique chez les personnes âgées. La drogue a aussi une action expectorante bénéfique, particulièrement appréciée par les patients âgés. Elle est utilisée sous forme d'infusion — 1 cuiller à soupe de drogue émiettée pour 1 tasse d'eau — 3 fois par jour après les repas. Une infusion similaire à usage externe est utilisée pour bassiner des hémorroïdes hémorragiques. La Pulmonaire entre dans la composition de nombreuses tisanes pour les douleurs de poitrine. La demande courante de la drogue est relativement faible et actuellement la cueillette dans la nature suffit. Feuilles et tiges doivent être étalées et séchées rapidement car un séchage lent et en couches les fait aisément virer au brun et perdre de leur pouvoir. Trop séchée, la drogue est friable. Attention, elle moisit facilement.

La Pulmonaire officinale (1) est une plante vivace des prairies, des bois humides et des sols humifères de la plaine à l'étage des collines. Le rhizome ramifié porte des tiges feuillues et des tiges fleuries vertes et grossièrement poilues. Pendant la floraison, de mars à mai, elles atteignent 30 cm de haut. Feuilles sessiles ou à pétiole court (2). Fleurs pentamères, à court pédoncule, à calice en forme de cloche et corolle infundibuliforme, d'abord pourpre puis virant au bleuâtre. Le fruit consiste en 4 nucules ovoïdes, vaguement carénées, brillantes et sombres. Espèce extrêmement variable que les botanistes modernes divisent généralement en deux espèces séparées : *Pulmonaria officinalis* L. et *P. obscura* Dumort. La première espèce a des feuilles tachetées disposées en rosette persistante, les feuilles de la seconde n'ont pas de taches et la rosette ne dure que l'été.

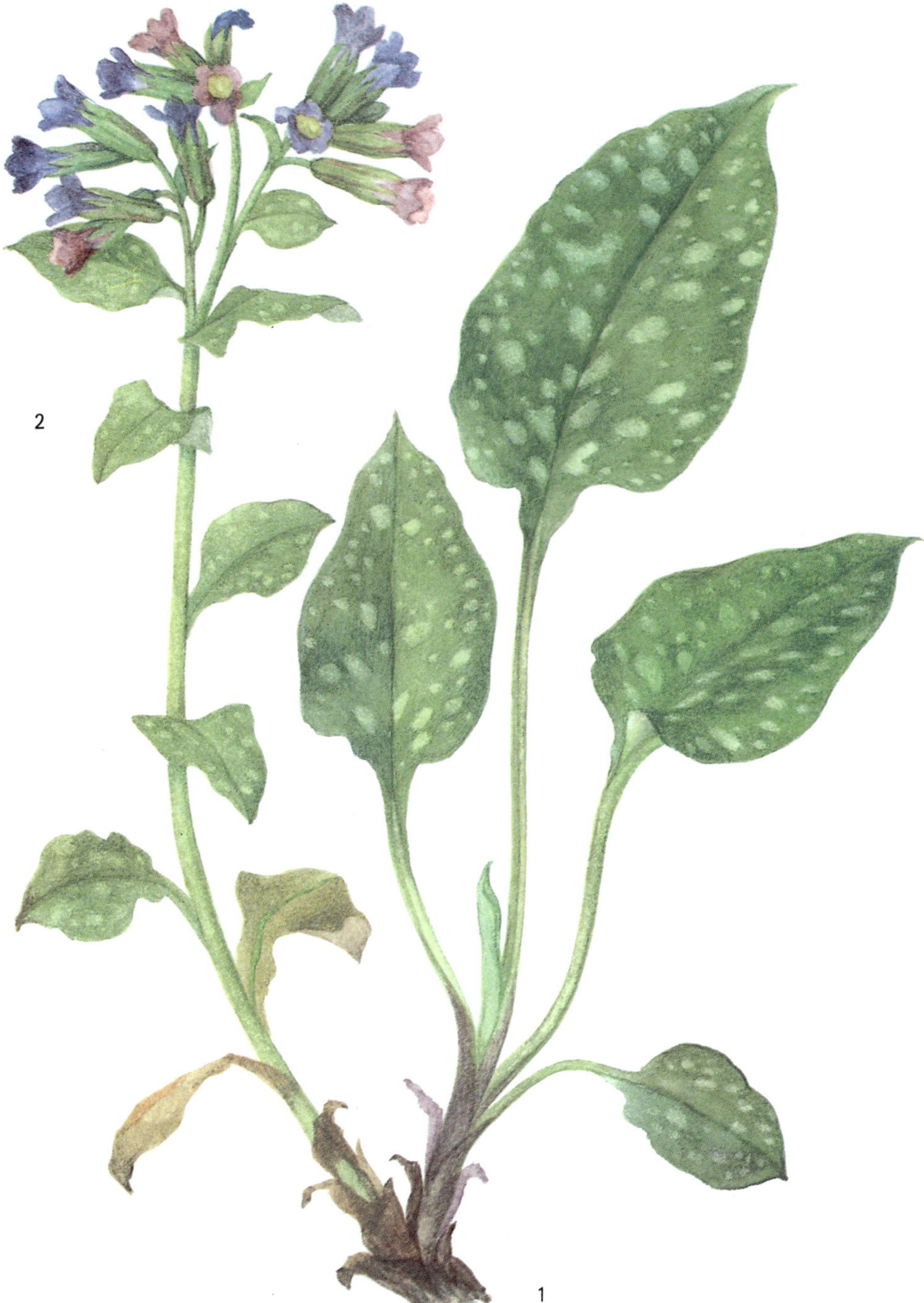

2
1

Chêne pédonculé
Quercus robur L.

Famille des Hêtres
Fagacées

L'hémisphère Nord abrite plusieurs centaines d'espèces appartenant au genre *Quercus*, un genre très ancien. La taille de ces arbres, la dureté et la résistance de leur bois ont fait qu'on les a révérés depuis des temps immémoriaux et il n'est pas surprenant que le Chêne soit devenu un symbole non seulement du dieu grec Zeus mais aussi du dieu germanique Donar. Les chênes ont une immense variété d'utilisation. L'écorce lisse des grosses branches et des jeunes fûts est employée à des fins pharmaceutiques. On l'obtient généralement lors de l'éclaircissage des forêts dans les jeunes plantations de chênes. La drogue contient habituellement plus de 10 % de tanins de catéchol et leurs substances auxiliaires. Elle est principalement utilisée en usage externe. Les tanins ont une action astringente et sont très efficaces dans le traitement des engelures, des gelures, des hémorroïdes et des démangeaisons et exanthèmes suppurants. L'avantage de l'écorce de chêne est qu'elle n'irrite pas la peau ni les muqueuses. Pour les bains ou les compresses on utilise une décoction de drogue écrasée — 5 cuillerées à soupe bouillies dans 1 litre d'eau pendant environ 20 mn. Utilisez toujours du matériel poreux pour les compresses ! Le traitement consistant en une application de 3 à 5 compresses successives, doit être répété 2 à 3 fois par jour, sinon les résultats ne seront pas très intéressants. En général la drogue est utilisée contre la diarrhée en médecine vétérinaire.

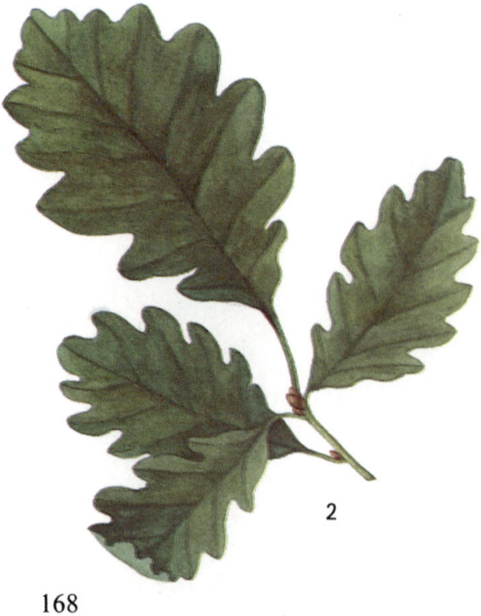

2

Le Chêne pédonculé (1) est un arbre à feuilles caduques, à couronne irrégulière et à écorce d'abord lisse et plus tard profondément fissurée. Il atteint d'énormes proportions. Élément des chênaies, il est aussi planté sur les digues, dans les forêts des plaines inondables, comme spécimen isolé dominant le paysage et comme espèce ornementale dans les parcs. Les feuilles ont un court pétiole, elles sont sinuées-pennatilobées et ont des « oreilles » (auricules) à la base (2). Les

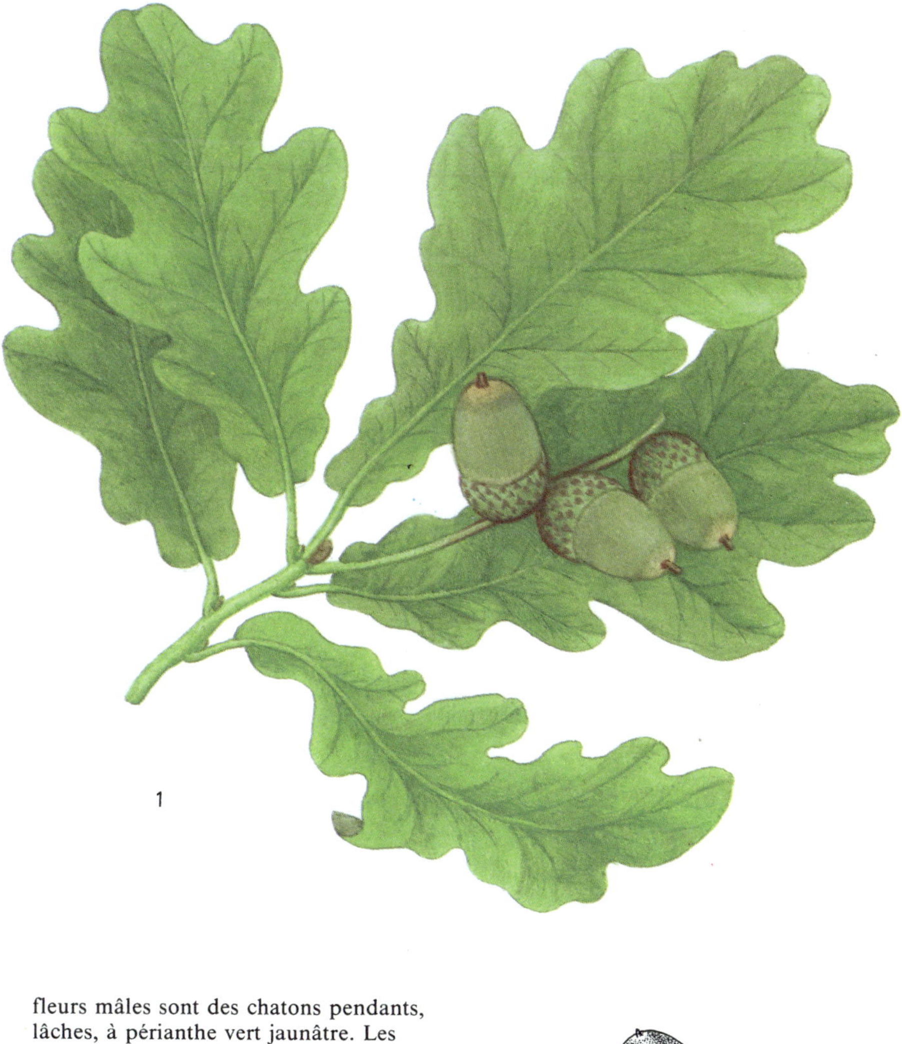

1

fleurs mâles sont des chatons pendants, lâches, à périanthe vert jaunâtre. Les fleurs femelles sont dans une cupule et présentent des segments de périanthe rouges. Le fruit est un akène pédonculé glabre — le gland (3), dont le tiers inférieur est enfermé dans la cupule. L'écorce de l'espèce voisine, le chêne sessile (*Quercus petraea*) peut aussi être utilisée à des fins pharmaceutiques. Les feuilles de ce chêne, à long pétiole, sont cunéiformes à la base et les glands ne sont pas pédonculés mais sessiles.

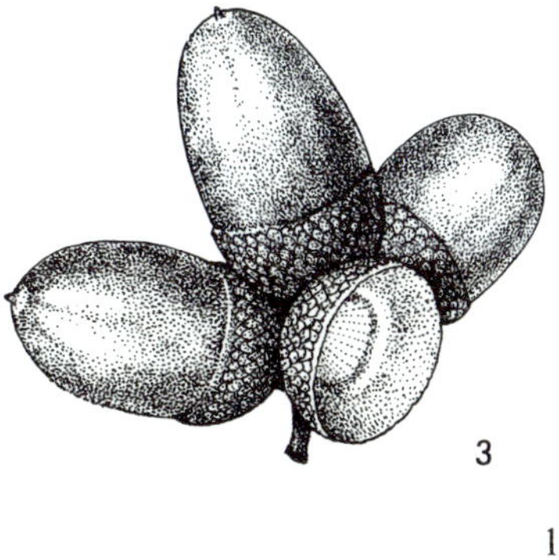

3

Bourdaine Famille des Nerpruns
Rhamnus frangula L. Rhamnacées

La Bourdaine est native des régions tempérées d'Eurasie. C'est l'écorce arrachée aux jeunes rameaux (2) et dépourvue de tout bois qu'on utilise médicinalement. Elle ne doit pas avoir plus de 2 mm d'épaisseur et il faut ôter la couche de lichen qui la recouvre. En séchant l'écorce nettoyée s'enroule en un cylindre et reste rouge jaunâtre à l'intérieur. On la récolte dans la nature mais pour un usage commercial la Bourdaine peut être cultivée sur de grandes parcelles dans des exploitations forestières. Avant de pouvoir être utilisée, la drogue doit être stockée pendant un an ou traitée à la chaleur pendant une heure environ à une température de 100° C. Ceci est nécessaire pour transformer de façon naturelle ou artificielle, les dianthrones de glucofranguline de l'écorce fraîche en dérivés d'anthracène à effet laxatif car les premières substances provoquent d'importants vomissements. Ceci peut être obtenu soit par les méthodes indiquées ci-dessus mais un traitement thermique à haute température est préférable. La drogue, ou plutôt la décoction, a un léger effet laxatif. Elle est conseillée pour la constipation chronique et là où il est souhaitable d'éviter une forte irritation des intestins. Le dosage est de 1 cuiller à café de drogue écrasée par tasse de décoction que l'on prend au coucher ou encore 2 à 3 tasses pendant la journée. La décoction ne doit pas être absorbée pendant l'allaitement car les dérivés d'anthracène passent dans le lait maternel. Dans la médecine européenne, l'écorce de Bourdaine était autrefois utilisée à la place de la Rhubarbe qui n'était importée que pour les patients importants. D'où sa dénomination à cette époque — *Rhabarbarum plebejorum.* Ce n'était toutefois pas un substitut moins efficace qu'il ne l'est actuellement.

La Bourdaine (1) est un arbuste robuste de 1 à 5 m de haut, aux branches graciles, cassantes, sans épines, et à l'écorce lisse, brillante, brun gris, à nombreuses taches pâles (stomates). Elle pousse en sol acide, dans les aulnaies, les bois humides et les fourrés, de la plaine à la montagne. Les feuilles alternes, à pétiole court, présentent des veines proéminentes. Floraison de mai

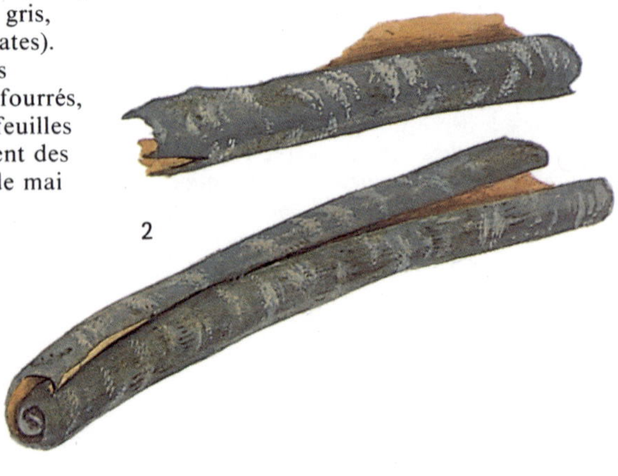
2

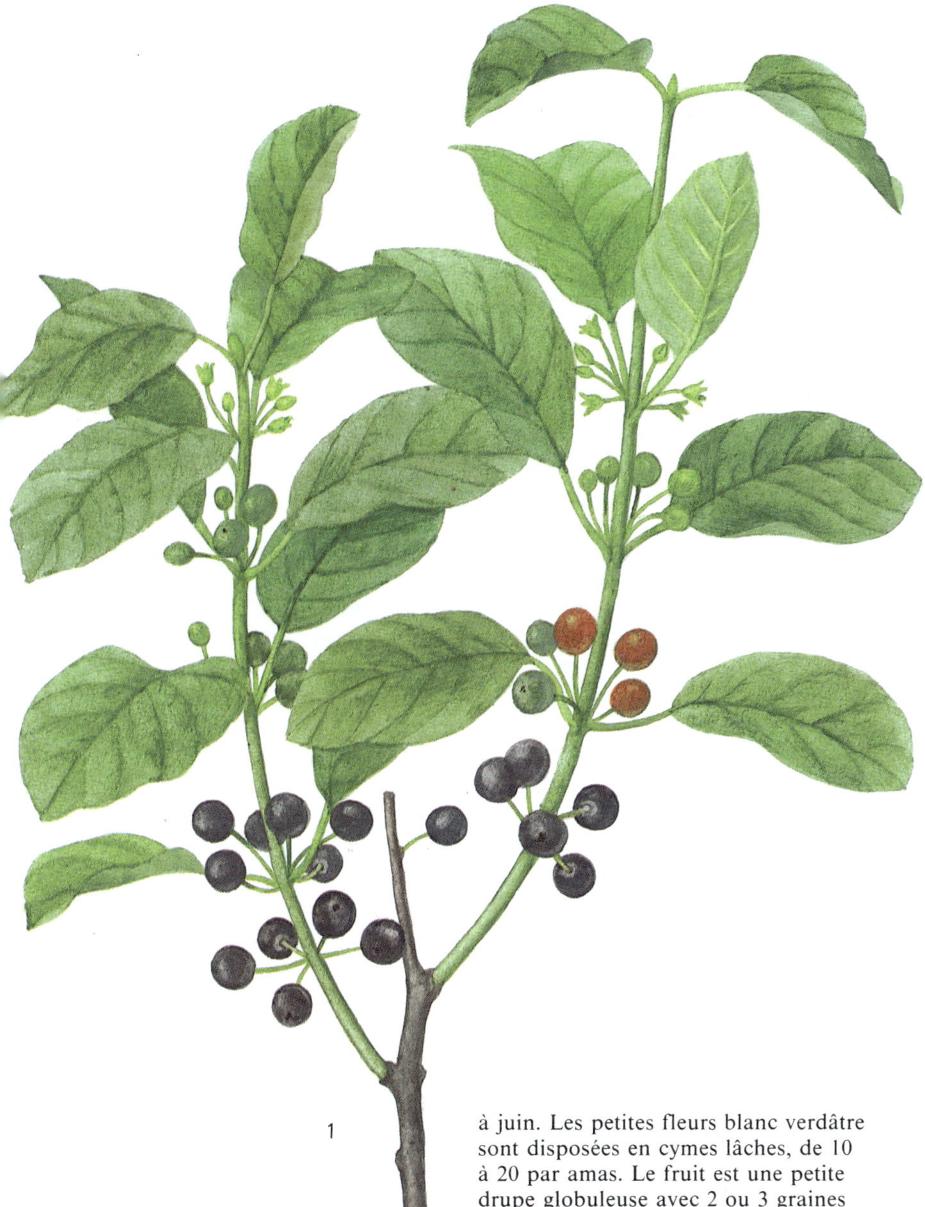

1

à juin. Les petites fleurs blanc verdâtre sont disposées en cymes lâches, de 10 à 20 par amas. Le fruit est une petite drupe globuleuse avec 2 ou 3 graines d'abord rouges puis violet noir en mûrissant. Les fleurs apparaissent les unes après les autres et l'on a donc des boutons, des fleurs, des fruits verts et des fruits mûrissant sur le même arbuste et au même moment.

Cassis Famille des Groseilliers
Ribes nigrum L. Grossulariacées

Les 150 espèces du genre *Ribes* comprennent des arbustes familiers pour leurs fruits — les divers Groseilliers. Le Cassis est natif ou naturalisé en Europe, Asie, dans le Caucase, l'Himalaya et la Mandchourie. Médicinalement on utilise les feuilles qui sont généralement récoltées après les fruits. Les feuilles doivent être propres, sans champignons ni parasites. On peut aussi les récolter sur les arbustes cultivés pour le fruit riche en vitamine C. Les feuilles contiennent des flavonoïdes, des tanins de catéchol et des traces d'huile essentielle. Elles contiennent aussi des vitamines C et P et des substances jusqu'à présent non spécifiées à propriétés bactéricides. La drogue est utilisée pour son action diurétique et diaphorétique dans le traitement de la grippe et des maladies associées à un refroidissement. Elle a aussi un effet bénéfique sur les troubles digestifs accompagnés de diarrhée. C'est un excellent tonique pour les convalescents. Elle est utilisée sous forme d'infusion — 1 cuiller à café de drogue écrasée pour 1 tasse d'eau — 3 à 5 tasses par jour. Rien ne devrait empêcher l'usage généralisé de jus de fruits naturel comme boisson rafraîchissante et revigorante. Ils contiennent deux fois plus de vitamine C que les citrons et les oranges. De nos jours nous savons que la vitamine C aide à éviter la grippe et les maladies similaires. Bien que certaines personnes n'aiment ni l'odeur ni la saveur du Cassis, on peut s'y accoutumer ou le jus peut aussi être mélangé à d'autres, plus savoureux.

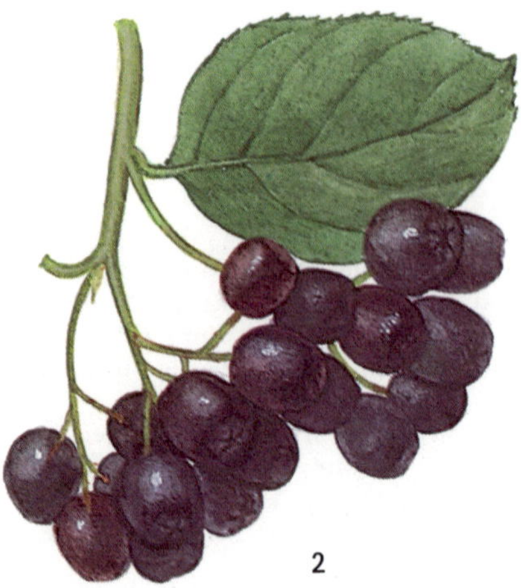

2

Le Cassis (1) est un arbuste touffu de plus de 1 m de haut que l'on trouve surtout cultivé de nos jours. Les feuilles et les fruits n'ont pas un arôme particulièrement agréable. Les feuilles sont pétiolées, alternes, palmées à cinq lobes, avec de nombreuses glandes résineuses dessous. Floraison d'avril à mai. Les fleurs pentamères, en forme de clochette, vert-jaune à rougeâtres sont disposées en grappes lâches de plusieurs fleurs. Le fruit est une baie globuleuse, noire, à long pédoncule, tachetée de glandes, avec de nombreuses graines. Le

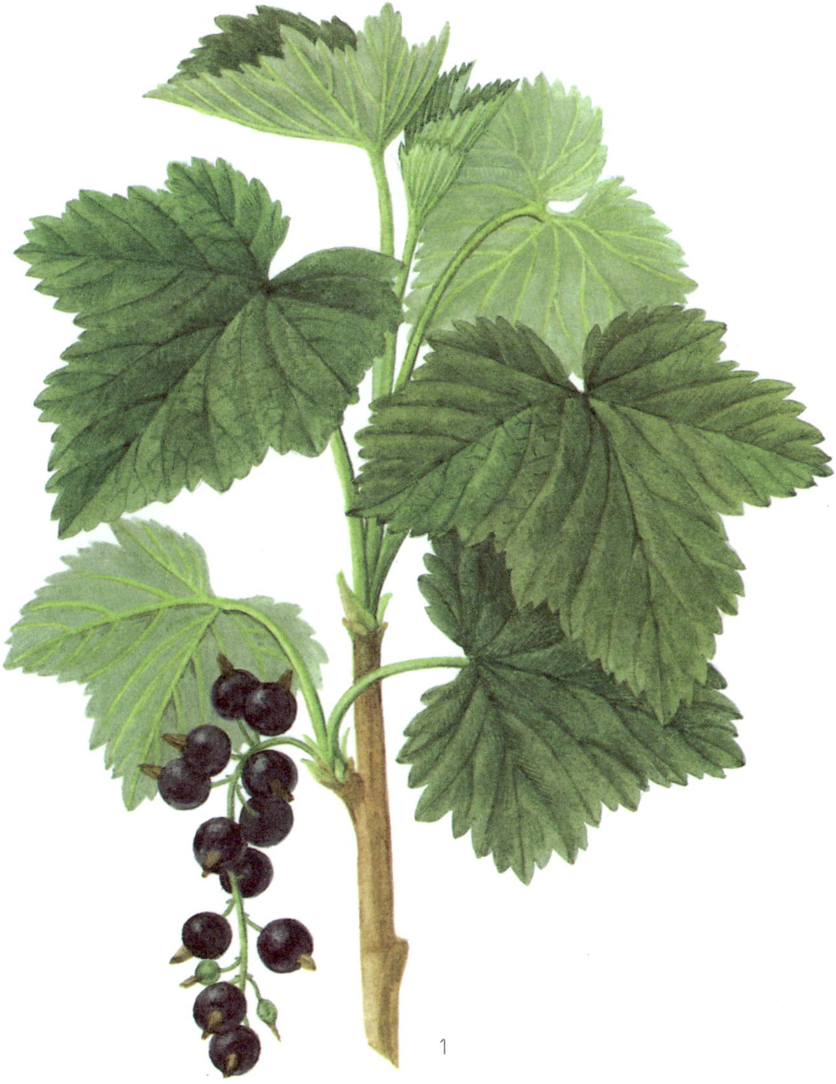

composant gras des graines contient de l'acide gamma-linolène qui devrait avoir une grande importance en gériatrie. Ces dernières années, les fruits noirs de l'espèce d'Amérique du Nord, *Aronia melanocarpa* (2), qui contient aussi un groupe important de vitamines, surtout de la vitamine C, sont devenus populaires pour leur teneur en vitamines.

Églantier Famille des Rosiers
Rosa canina L. Rosacées

Le genre *Rosa*, comptant quelque 200 espèces et d'innombrables variétés cultivées, se trouve seulement dans l'hémisphère Nord. L'Églantier est le plus commun des rosiers sauvages, surtout en Europe où il est largement distribué dans les régions tempérées, dans le Sud seulement en montagne, et aussi mais moins abondamment, en Asie occidentale et en Afrique du nord-ouest. C'est une espèce extrêmement variable formant un groupe d'environ 13 petites espèces et de nombreux hybrides. Les cynorrhodons mûrs, rouge foncé, intacts (*Fructus cynobasti* en langage pharmaceutique), sont les parties utilisées médicinalement. Ils sont riches en vitamines, surtout de la vitamine C, les vitamines A, B_1, B_2 et P, et contiennent aussi des caroténoïdes, des tanins, des sucres et des acides organiques. La drogue a un léger effet diurétique et aussi laxatif malgré la présence de tanins. Elle est utilisée préventivement contre la grippe et les maladies associées à un refroidissement. Pour les convalescents, la tisane de cynorrhodon n'a pas de prix pour l'effet tonique des vitamines et pour les propriétés diététiques de la drogue qui régénère des fonctions physiologiquement importantes. La tisane est préparée en infusion ou en faisant bouillir 1 cuiller à café de cynorrhodons écrasés pour 1 tasse d'eau qui est ensuite filtrée pour ôter les poils irritants des fruits. Le dosage est de 4 à 6 tasses par jour. Dans les maladies du système urinaire, il est conseillé de boire quotidiennement 2 à 3 litres de tisane ; ce traitement suivi pendant plusieurs jours donne des résultats très efficaces. La tisane froide de cynorrhodon est recommandée comme boisson rafraîchissante pour les personnes ayant de la fièvre. Les cynorrhodons frais sont transformés en purée, confiture, gelée et vin, préparations toutes riches en vitamines.

L'Églantier (1) est un arbuste à branches arquées vers le bas, dotées de nombreuses grosses épines recourbées. Lorsque les conditions lui conviennent, il peut atteindre 3 m de haut. Il vient dans la broussaille, en limite des champs et dans les cuvettes, de la plaine à l'étage submontagnard. Les pousses portant les fleurs n'ont pas d'épines. Feuilles alternes et pennées impaires avec 3 à 7 paires de folioles. Fleurs apparaissant de mai à juin, pentamères, pétales s'étalant largement, nombreuses étamines. Le fruit consiste en akènes poilus enfermés dans le cynorrhodon charnu couronné des restes du calice (2). Certaines espèces ont des cynorrhodons plus grands, plus charnus, avec une plus grande concentration en vitamines, par exemple *Rosa villosa*, le Rosier rugueux (*Rosa rugosa*) (3) et d'autres qui sont cultivées à grande échelle.

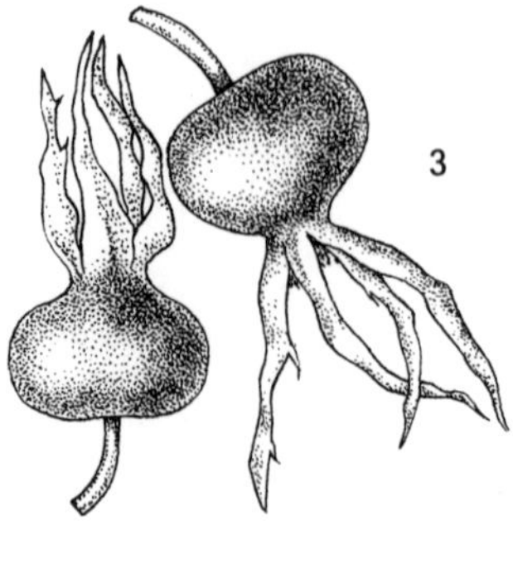

3

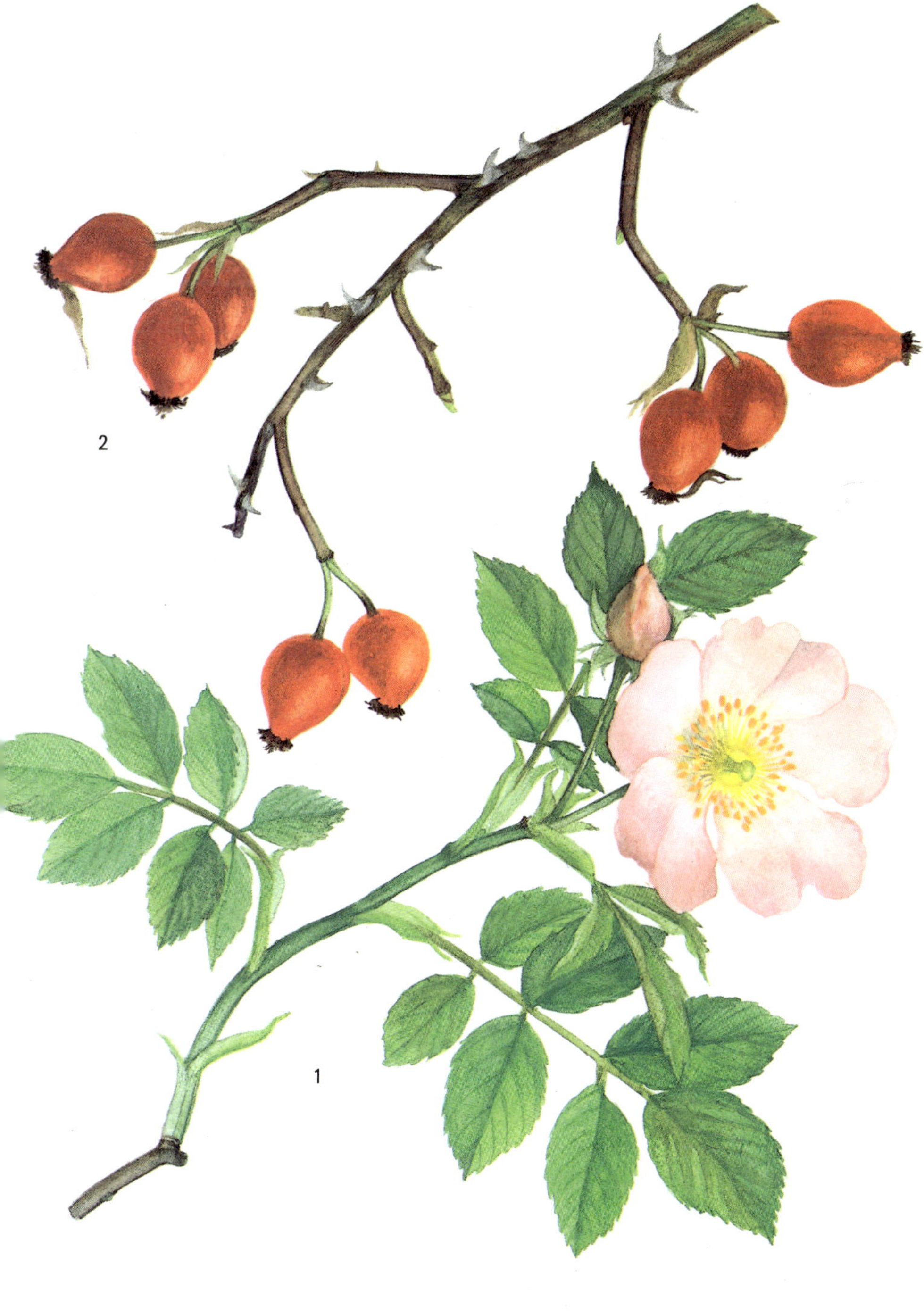
2
1

Romarin Famille des Sauges
Rosmarinus officinalis L. Labiées

Le Romarin est la seule espèce du genre. Il est originaire de la région méditerranéenne à la fois sur les continents européen et africain où c'est un composant naturel du maquis. Il est fort cultivé pour son huile essentielle distillée pour la parfumerie et dans une moindre mesure à des fins pharmaceutiques. Les parties utilisées médicinalement sont les feuilles qui s'enroulent en un cylindre en séchant. De forme et de couleur elles ressemblent davantage à des aiguilles de conifères. Elles contiennent 1 à 2 % d'huile essentielle de type camphre, des tanins et des flavonoïdes. La qualité et la composition de l'huile essentielle dépend du lieu et du moment où les feuilles sont récoltées. À usage interne, à petites doses, la drogue stimule les sécrétions gastriques et biliaires et a aussi une action diurétique. Le Romarin est également utilisé comme herbe culinaire pour son effet sur la digestion et l'appétit. Toutefois des doses importantes ont un effet irritant indésirable sur le système digestif ainsi qu'un effet toxique car la drogue stimule les systèmes circulatoire et nerveux. En usage externe, comme préparation pour bain, son effet rubéfiant et antiseptique est très apprécié dans le traitement des plaies à cicatrisation lente et des douleurs rhumatismales. Elle est utilisée sous forme d'infusion (1 cuiller à café de drogue émiettée pour 1 tasse d'eau bouillante, 2 à 3 fois par jour entre les principaux repas ou après le petit déjeuner) ainsi que sous forme de préparation pour le bain (1 litre d'eau bouillante est versé sur 4 cuillerées à soupe de drogue et quand celle-ci a bien infusé, on verse le liquide dans un bain chaud). F. R. Weiss recommande un bain le matin, suivi d'un bref repos au lit car le soir, ce bain peut provoquer l'insomnie. Le Romarin est une drogue qui ne peut être utilisée que sur prescription médicale.

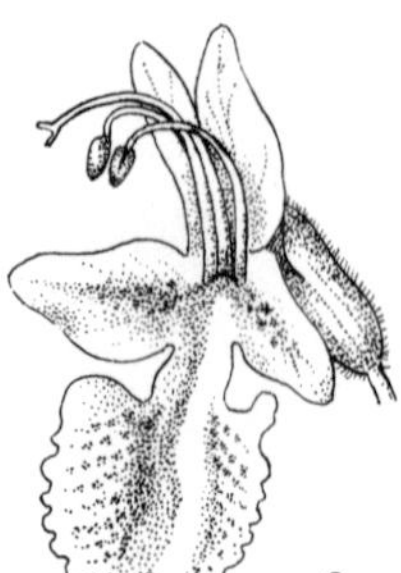

2

Le Romarin (1) est un sous-arbuste à feuilles persistantes, à tiges très ramifiées, atteignant 150 cm de haut. Feuilles petites, linéaires à marge enroulée, pétiole court. Elles ont une odeur agréable quand on les frotte. Fleurs (2) en amas de 5 à 10 à l'aisselle des feuilles supérieures, pentamères, calice bilabié en forme de clochette, corolle également bilabiée, deux fois plus longue que le calice, violet-bleu, occasionnellement rose ou blanche. Lèvre supérieure à encoche profonde, inférieure avec un lobe central en forme de cuiller. Le fruit consiste en 4 nucules. Le médecin Archigène de Syrie fut à l'origine de la première tentative d'extraction de l'huile essentielle vers 100 av. J.-C. L'essence de Romarin est un ingrédient important dans l'eau de Cologne et autres produits de parfumerie.

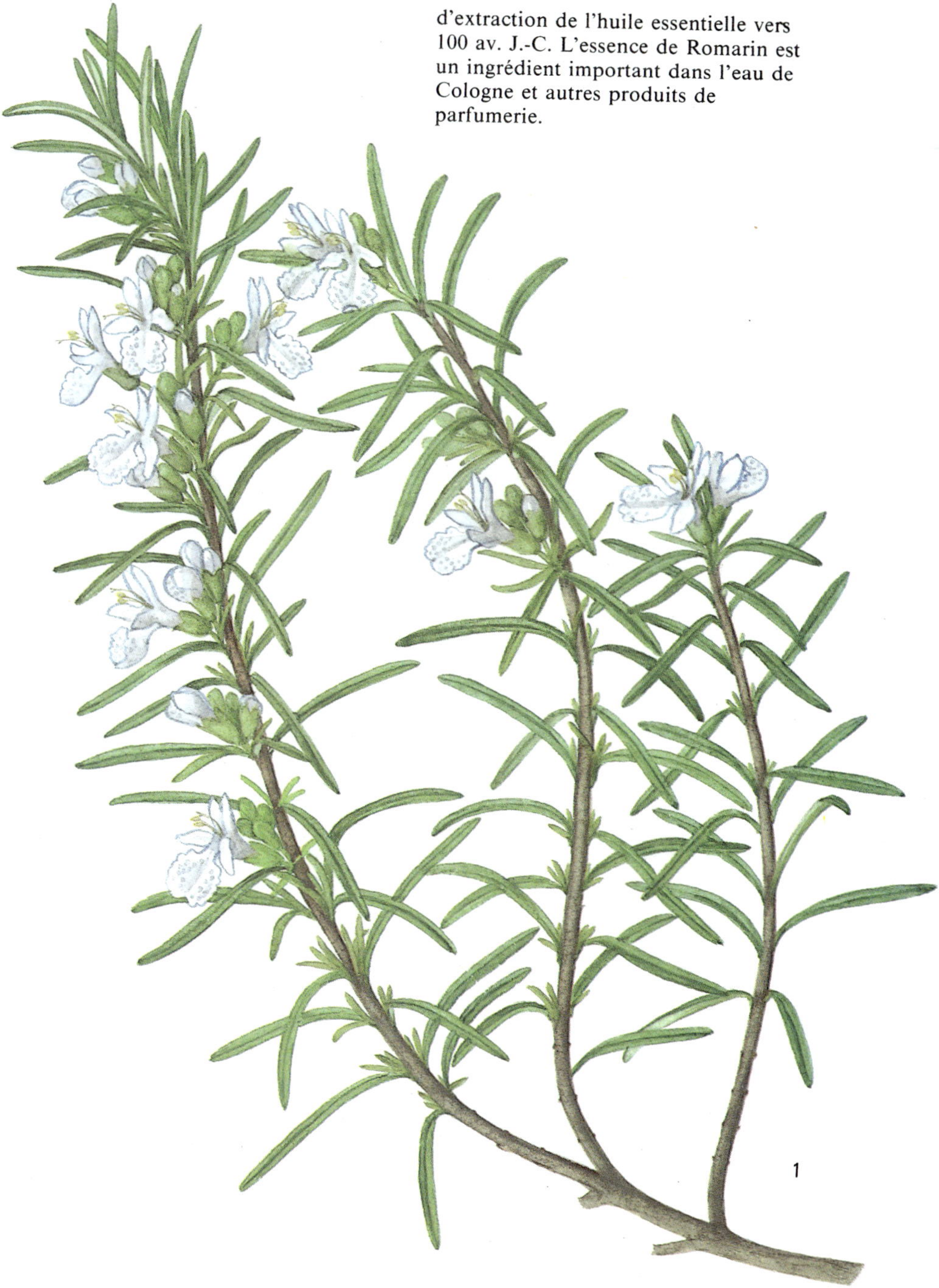

1

Le genre *Rubia* avec ses 40 espèces est distribué dans la région méditerranéenne ainsi qu'en Asie, Afrique, Amérique centrale et Amérique du Sud. La plupart des espèces ont fourni une teinture rouge naturelle depuis l'Antiquité et ceci est également vrai pour la Garance. Originaire de la région orientale de la Méditerranée et de l'Asie Mineure, elle était jadis largement cultivée en Europe pour sa matière colorante, l'alizarine, mais cela cessa dans la seconde moitié du XIXe siècle quand l'alizarine commença à être fabriquée synthétiquement à partir du goudron de houille en 1868. La partie utilisée médicinalement est la racine qui contient des dérivés rouge foncé d'anthracène (2 à 4 %), principalement alizarine, purpurine, rubiadine et autres. L'acide ruberythrique est considéré comme le principe actif essentiel. On dit que les principes actifs de la drogue désintègrent ou peut-être dissolvent les calculs uriques, phosphatiques et de magnésio-calciques dans les reins et la vessie. On considère maintenant cela douteux, les effets s'expliquant comme le résultat de la diminution des spasmes dans le système urinaire due à l'action du groupe entier de principes actifs, ce qui facilite l'élimination des calculs des voies urinaires. Sont également contestées les propriétés diurétiques de ces constituants qui, cependant, sont éliminés dans l'urine et lui donnent sa coloration rouge. Le patient doit être informé de ce fait pour qu'il ne pense pas que la couleur rouge est provoquée par le sang. La drogue est administrée sous forme de décoction (1 cuiller à café de drogue écrasée pour 1 tasse d'eau, on fait bouillir pendant environ 20 mn), 3 fois par jour après les repas. En poudre on la prend en doses de 1 g, également 3 fois par jour, avec une pincée de bicarbonate de soude (la pointe d'un couteau). L'extrait de la drogue entre dans la composition de produits pharmaceutiques.

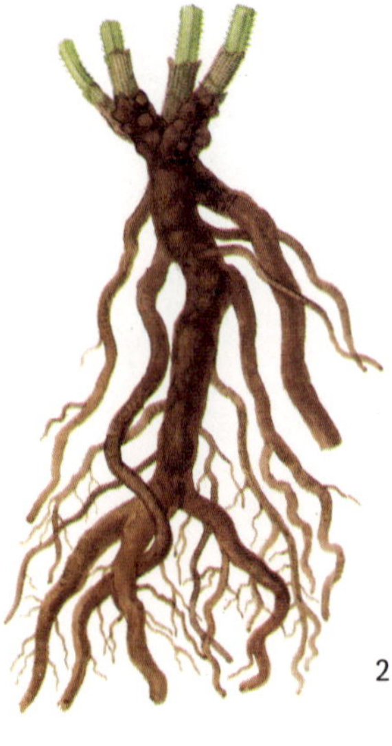

2

La Garance (1) est une plante vivace à rhizome rougeâtre, très ramifié, articulé, relativement ténu et à racines fibreuses (2). Bien que cultivée, on la rencontre généralement comme plante naturalisée. Les tiges droites ou grimpantes, de 40 à 100 cm de long, sont carrées et ont des épines, raides, recourbées, sur les bords qui s'agrippent aux plantes voisines. Les feuilles, en verticilles de 4 à 6, sont ovées-lancéolées et également piquantes sur les bords. Les petites fleurs disposées en inflorescences terminales lâches, comme des panicules, sont quadrimères, pédonculées, jaunes. Le fruit est une drupe lisse, brun rougeâtre, de la taille d'un petit pois.

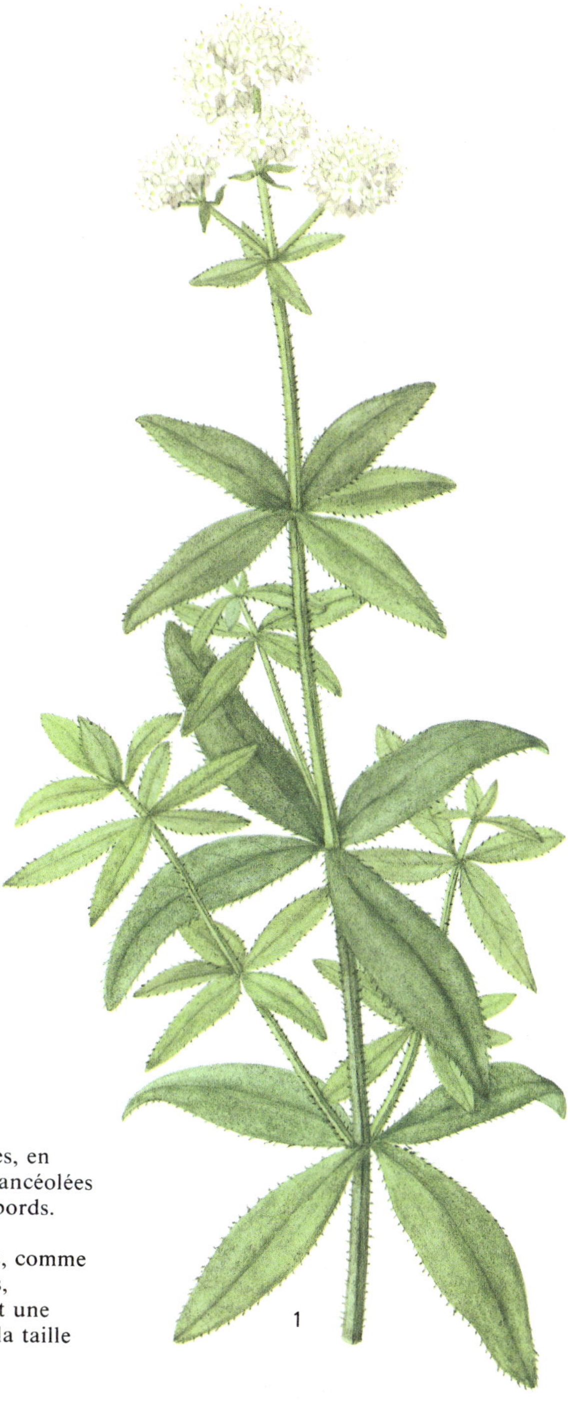

1

Rue des jardins
Ruta graveolens L.

Famille des Rues
Rutacées

La Rue est la plus familière et la plus utilisée des 60 espèces et plus qui constituent le genre. Elle est probablement originaire des Balkans et de Crimée mais elle s'est répandue par la culture (qui en Europe centrale remonte au Xe siècle) bien au-delà des limites de son aire d'origine. Médicinalement on utilise les tiges fleuries feuillues qui ont complètement supplanté les feuilles autrefois utilisées. On les récolte en les coupant 2 à 3 fois par an. Ceci doit être fait avec précaution car la sève des tiges coupées provoque une éruption cutanée ou des œdèmes chez de nombreuses personnes. La drogue contient une huile essentielle toxique (0,7 %), plusieurs alcaloïdes, des furocoumarines et des dérivés de lignine. La rutine flavonique, médicinalement importante, fut isolée pour la première fois à partir de la Rue, d'où son nom. À fortes doses, l'effet du grand groupe de principes actifs est toxique et par conséquent augmenter le dosage au-delà de la limite testée est dangereux. La drogue a des propriétés antispasmodiques et elle est utilisée pour soulager des crises de la vésicule biliaire et des douleurs menstruelles. La Rue ne doit pas être prise pendant la grossesse en raison du risque d'avortement. L'action sédative de la drogue est aussi bien connue quand elle est administrée à doses thérapeutique pour traiter les bouffées de chaleur pendant la ménopause, les douleurs subjectives d'origine nerveuse et les troubles neurovégétatifs. Le dosage, sous forme d'infusion, de 1 cuiller à café de drogue émiettée pour 1 tasse d'eau, le matin après le petit déjeuner et le soir une heure avant le coucher, est généralement adéquat. De nos jours l'utilisation médicinale de la Rue est très limitée. Elle est beaucoup plus employée comme agent aromatique. Les sommités sont aussi utilisées pour extraire l'huile essentielle et l'on cultive parfois la Rue comme plante mellifère.

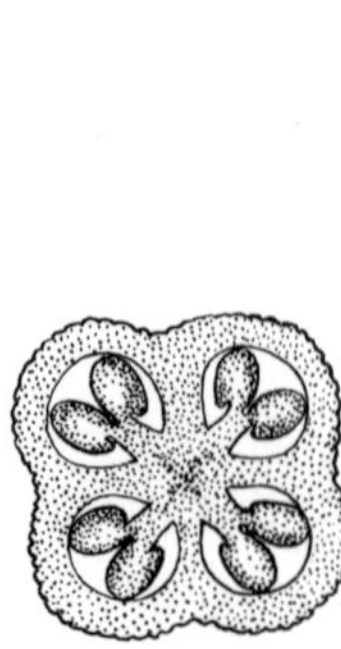

2

La Rue (1) est une plante ou un sous-arbuste vivace très aromatique à tige très ramifiée atteignant environ 70 cm de haut. Les feuilles, deux à trois fois pennées avec des segments spathés, sont vert glauque et pointillées de canaux translucides d'huile essentielle. Floraison de juin à août. Fleurs disposées en cymes terminales denses, quadrimères, exception faite de la plus haute qui est pentamère. Sépales caducs, pétales spathés, courbés comme une cuiller, jaune verdâtre et pointillés de glandes. L'ovaire est généralement

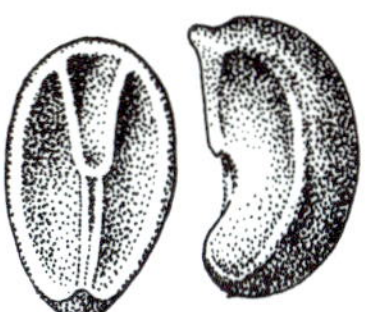

3

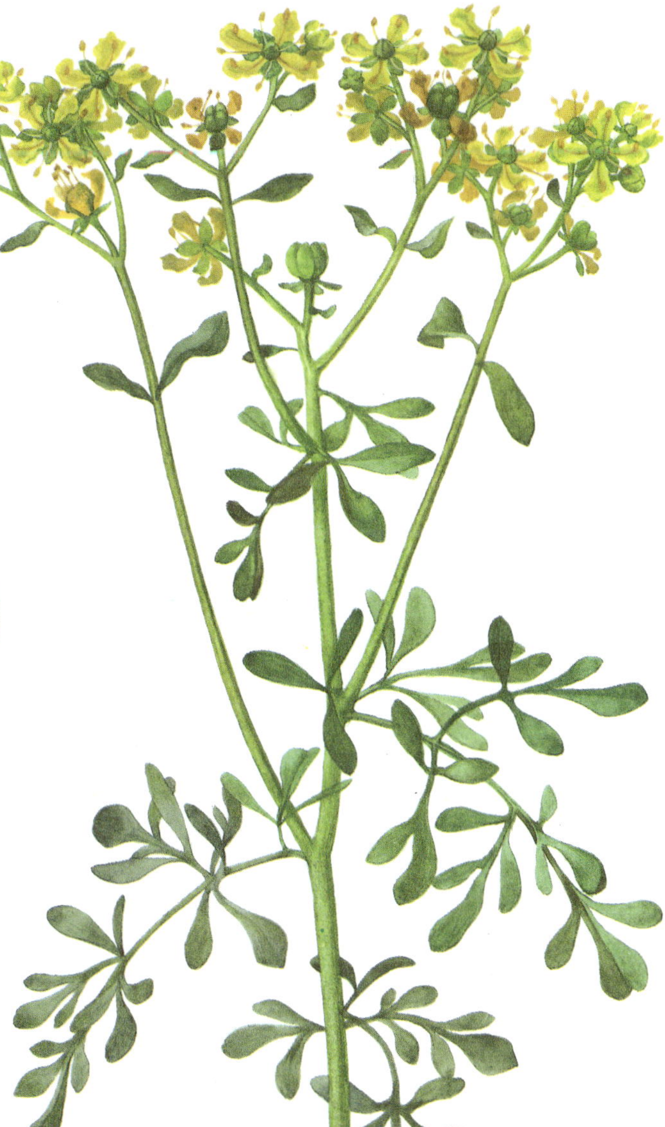

composé de 4 carpelles (coupe transversale de l'ovaire — 2). Le fruit est une capsule de 4 à 5 lobes, ou plutôt un fruit agrégé de follicules à graines anguleuses, verruqueuses (3).

1

Sauge officinale *Salvia officinalis* L.

Famille des Sauges
Labiées

Le genre *Salvia*, comprenant un grand nombre d'espèces (700), est distribué surtout dans les régions tropicales et subtropicales des deux hémisphères. La plus utilisée médicinalement est la Sauge officinale, native de la région méditerranéenne où elle présente trois sous-espèces. La plus courante sur le marché des drogues végétales est la sous-espèce *minor*, originaire de la zone s'étendant de la Dalmatie au sud-est de la Serbie et à la Macédoine. À des fins médicinales on utilise les feuilles ou les tiges feuillues sans les parties ligneuses du bas. Elles sont ramassées soit dans la nature, soit sur les plantes cultivées. La Sauge est cultivée en Europe depuis le IXe siècle. Les constituants comprennent plus de 2 % d'huile essentielle, des flavonoïdes, des principes amers et des tanins. Ils ont des propriétés antiseptiques et astringentes et il faut noter qu'ils abaissent la sécrétion des glandes sudoripares. La drogue a un usage externe et interne. En usage interne elle est conseillée pour l'inflammation des voies respiratoires supérieures et pour les troubles digestifs en général. Elle modère la sudation excessive, par exemple pendant la ménopause, dans les névroses et dans l'hyperthyroïdie. Elle est utilisée sous forme d'infusion (1 cuiller à café de drogue émiettée pour 1 tasse d'eau bouillante), 2 à 3 fois par jour entre les principaux repas ou au coucher, ou encore sous forme d'extrait (20—30 gouttes 3 fois par jour). En usage externe elle est utilisée surtout comme bain de bouche antiseptique après une intervention chirurgicale dentaire, comme gargarisme pour les maux de gorge (traitement auxiliaire) et pour des bains de peau dans le traitement de diverses maladies de la peau, principalement les mycoses. Cette infusion est alors préparée avec 1 à 2 cuillers à soupe de drogue pour 2 tasses d'eau.

La Sauge officinale (1) est un sous-arbuste très ramifié à pousses laineuses atteignant 80 cm de haut dans son habitat naturel (talus ensoleillés, rochers calcaires). Feuilles oblongues, raides, grises, tomenteuses et décussées. Fleurs disposées en 6 à 8 verticilles de 5 à 10 fleurs formant chacun une inflorescence en épi. Floraison de mai à juillet. Fleurs bilabiées, à pédoncule court, violet pâle ou foncé (2). Lèvre supérieure bilobée, inférieure trilobée. Les fruits sont des nucules sombres. Toutes les parties de la plante ont un arôme agréable. D'autres espèces sont aussi utilisées médicinalement, surtout la Toute-Bonne (*Salvia sclarea*), aussi importante en parfumerie. L'espèce mexicaine découverte récemment *Salvia divinorum* Epl. et Jat., hallucinogène, a attiré l'attention des milieux scientifiques.

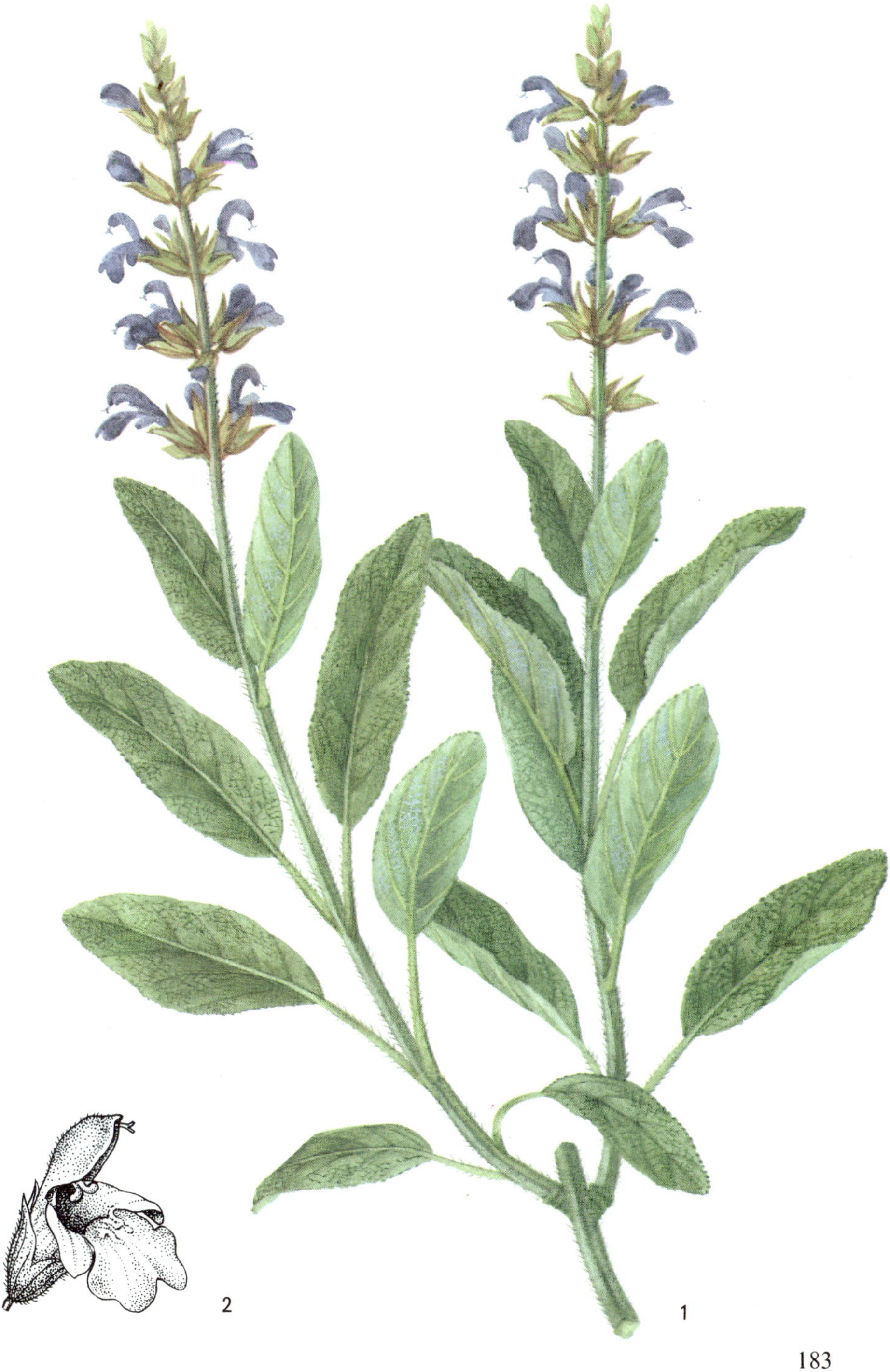
2
1

Sureau noir

Famille des Chèvrefeuilles

Sambucus nigra L.

Caprifoliacées

Le genre *Sambucus* compte quelque 30 espèces distribuées dans le monde entier. Le Sureau noir a été une plante médicinale populaire depuis l'Antiquité. Jadis il était largement cultivé et comme il se propage aisément et se naturalise, on le considère maintenant comme un arbuste gênant. Très occasionnellement on le cultive sur de larges surfaces. On pense qu'il est indigène des fourrés du bord de l'eau et des forêts de plaine inondable d'Europe centrale et d'Asie occidentale. Fleurs et fruits sont utilisés médicinalement. Les fleurs sont cueillies de la fin du printemps au début de l'été en coupant les inflorescences entières après quoi on sépare les feuilles une fois qu'elles ont séché. Elles contiennent des flavonoïdes (rutine, quercétine), du mucilage, des tanins, et une petite quantité d'huile essentielle très aromatique. Les fruits sont cueillis en automne avant qu'ils ne se flétrissent, en coupant les grappes entières et en ôtant les tiges après séchage. Les fruits aussi contiennent les mêmes flavonoïdes, des colorants d'anthocyanine, les vitamines A, B et C et des substances auxiliaires (sucres, acides organiques). Les fleurs ont des propriétés légèrement laxatives, antiseptiques, anti-inflammatoires, légèrement diurétiques et diaphorétiques prononcées. Pour soigner les rhumes et les autres infections associées à un refroidissement on utilise une infusion préparée avec 1 cuiller à soupe de drogue pour 1 tasse d'eau, 5 fois ou plus par jour. L'infusion doit être très chaude et son effet peut être renforcé par un bain de pieds chaud. L'infusion est aussi utilisée comme remède auxiliaire et comme gargarisme dans le traitement des rhinites-laryngites, de l'enrouement, et avec de la Camomille pour l'inflammation des gencives, etc. Les fruits ont des propriétés analogues. Ils sont utilisés surtout dans le traitement des douleurs rhumatismales, de la sciatique, des névralgies, migraine comprise, ainsi que des toux rebelles suivant les maladies incomplètement guéries des voies respiratoires supérieures. On prend alors 3 à 5 fois par jour, 1 cuiller à café de fruits légèrement bouillis dans 1 tasse d'eau.

Le Sureau noir (1) est généralement un grand arbuste à propagation rapide, moins souvent un arbre, rarement de plus de 6 m de haut. Feuilles opposées

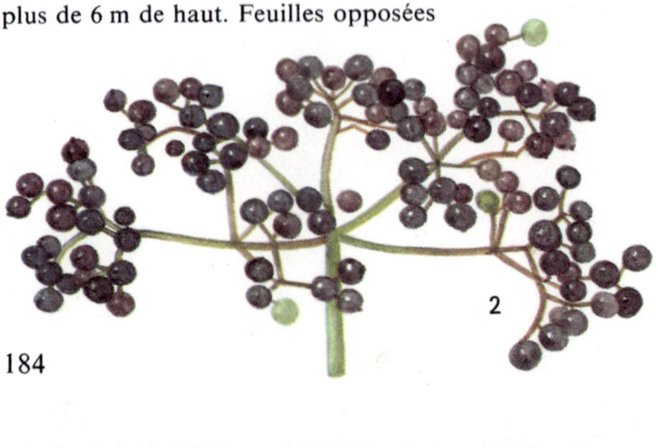

2

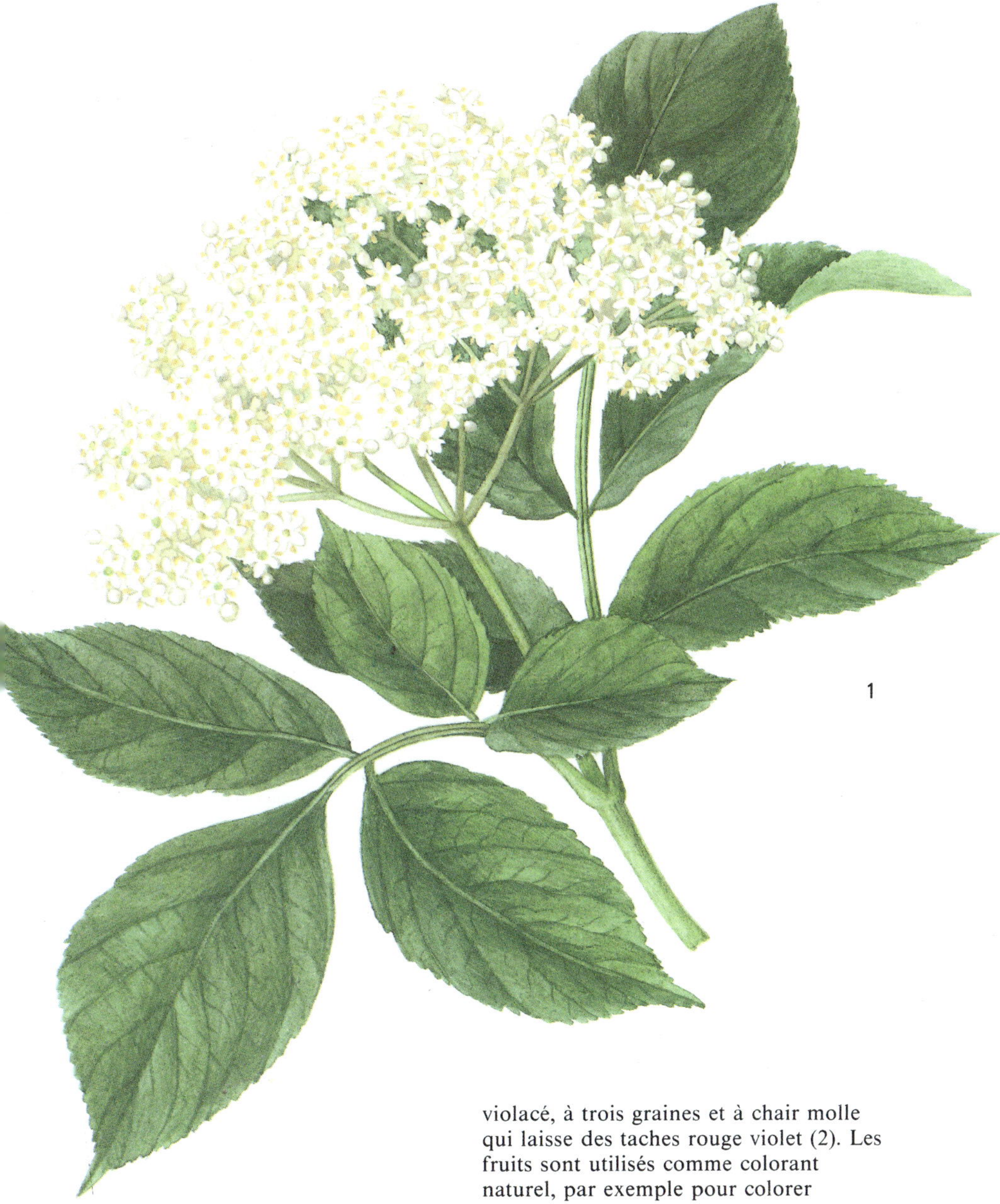

1

et pennées impaires à folioles ovales, irrégulièrement dentelées. Fleurs disposées en cymes terminales plates (1), régulières, pentamères, à calice tubulaire et corolle blanc jaune rotacée. Les fruits sont de petites drupes globuleuses, noir violacé, à trois graines et à chair molle qui laisse des taches rouge violet (2). Les fruits sont utilisés comme colorant naturel, par exemple pour colorer boissons et aliments. En médecine populaire on utilise aussi mais dans une moindre mesure, l'espèce voisine : le Sureau à grappes (*Sambucus racemosa*) et le Sureau hièble (*Sambucus ebulus*). Ceux-ci, toutefois, sont légèrement toxiques.

Chardon Marie Famille des Marguerites
Silybum marianum (L.) GAERTN. Composées

Le Chardon Marie a été cultivé en Europe centrale depuis le début du Moyen Âge comme plante médicinale reprise de l'Antiquité. Il était utilisé principalement pour les troubles digestifs de toutes sortes. Les fruits — des akènes — sont les parties utilisées médicinalement. Ils contiennent des flavono-lignanes, c'est-à-dire un groupe de silymarine dont la silybine est le plus efficace, plus une grande quantité d'huile fixe d'excellente qualité comme aliment. Les cachets contenant des proportions spécifiques de ces composants actifs sont utilisés en médecine pour traiter les maladies du foie telles que les hépatites, la cirrhose et les intoxications provoquées par l'ingestion de champignons contenant de l'amanitine toxique ou de la phalloïdine qui provoquent principalement des lésions au foie. Les flavono-lignanes ont un effet de protection et de désintoxication bénéfique. De nos jours le Chardon Marie est cultivé sur une grande échelle en Europe ainsi qu'en Amérique du Sud, fournissant ainsi l'industrie pharmaceutique en quantités suffisantes de drogue pour isoler le groupe silymarine ou les divers flavono-lignanes purs. Néanmoins la drogue elle-même est utilisée dans le traitement des calculs biliaires accompagnés de coliques hépathiques, de l'inflammation chronique du foie et des cirrhoses. Elle est prise sous forme d'infusion préparée avec 1 cuiller à café de drogue écrasée pour 1 tasse d'eau, le dosage étant de 3 tasses par jour après les repas ou le matin avant le petit déjeuner et au coucher. La tisane doit être très chaude et bue lentement à petites gorgées. Pour les personnes qui ne supportent pas la tisane on conseille l'extrait *Tinctura Cardui Mariae* (20 à 30 gouttes, 3 à 4 fois par jour) qui était déjà recommandé au début du XIXe siècle par le célèbre médecin allemand J. H. Rademacher, contemporain de l'homéopathe Hahnemann.

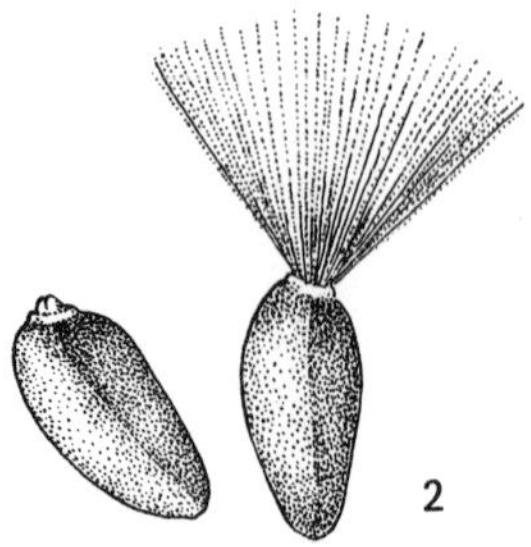

2

En Europe centrale le Chardon Marie (1) est une plante annuelle atteignant plus d'un mètre de haut, que l'on trouve occasionnellement échappée des cultures et naturalisée. Dans son pays d'origine c'est une plante annuelle qui passe l'hiver ou bisannuelle. Dans la région méditerranéenne, cette plante dangereusement épineuse est plantée comme haie autour des champs pour éviter que les récoltes ne soient pâturées. Cultivée dans les champs elle dépasse 2 mètres. Les grandes feuilles basales

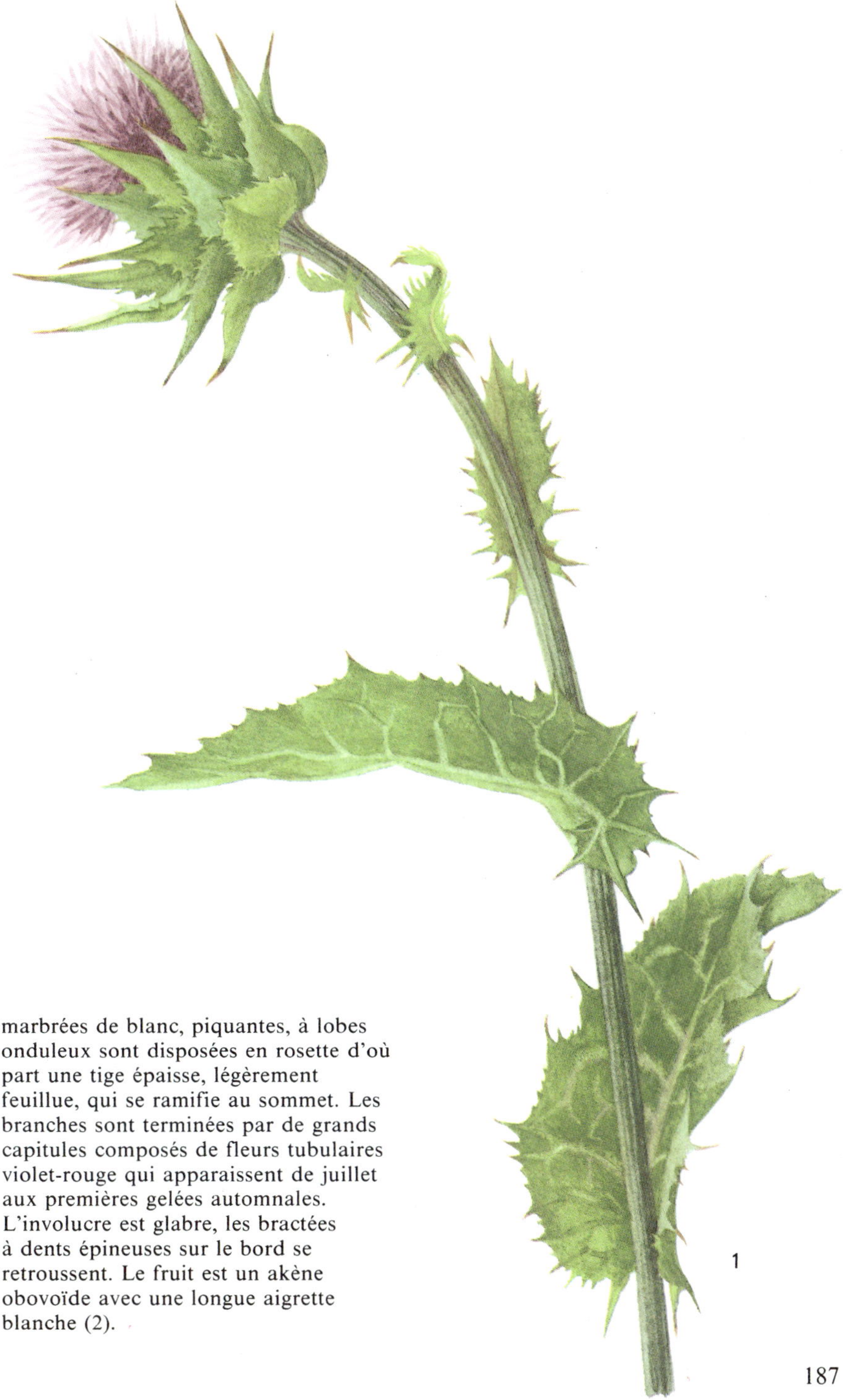

marbrées de blanc, piquantes, à lobes onduleux sont disposées en rosette d'où part une tige épaisse, légèrement feuillue, qui se ramifie au sommet. Les branches sont terminées par de grands capitules composés de fleurs tubulaires violet-rouge qui apparaissent de juillet aux premières gelées automnales. L'involucre est glabre, les bractées à dents épineuses sur le bord se retroussent. Le fruit est un akène obovoïde avec une longue aigrette blanche (2).

Grande Consoude Famille des Bourraches
Symphytum officinale L. Borraginacées

La Grande Consoude est une très ancienne plante médicinale, qui fut largement utilisée au Moyen Âge en particulier. Elle pousse en Europe et en Sibérie occidentale. Des recherches plus approfondies sur les propriétés thérapeutiques de cette ancienne plante vulnéraire ont révélé que les constituants de la racine, qui est encore employée médicinalement de nos jours, ont d'excellentes propriétés vulnéraires dans le traitement des contusions, petites ou grandes, des thromboses, ulcères variqueux, muscles et tendons enflammés, des maladies chroniques des articulations et des os, et des plaies rebelles. Les principaux éléments de l'effet de la drogue sont le dérivé de purine : l'allantoïne, les alcaloïdes de pyrrolizidine et aussi des substances auxiliaires tels que tanins, acides organiques et mucilage. La drogue n'a qu'un usage externe sous forme de liniments, de pommades, de compresses et de préparations pour le bain. Pour les compresses, les tampons de gaze imbibés d'une décoction de drogue conviennent le mieux. La décoction est préparée avec 1 cuiller à soupe de drogue écrasée pour 1 tasse d'eau. Des quantités plus importantes, pour un bain, par exemple, peuvent être préparées dans les mêmes proportions. Une hygiène stricte doit être respectée quand on applique la drogue sur des plaies suppurantes, des ulcères variqueux, des hémorroïdes et dans le traitement de l'inflammation de la moelle. Il est déconseillé d'utiliser la décoction par voie orale pour les ulcères de l'estomac et du duodénum et pour l'inflammation des voies respiratoires supérieures. Les alcaloïdes contenus dans la drogue peuvent provoquer, chez certains, des problèmes de santé.

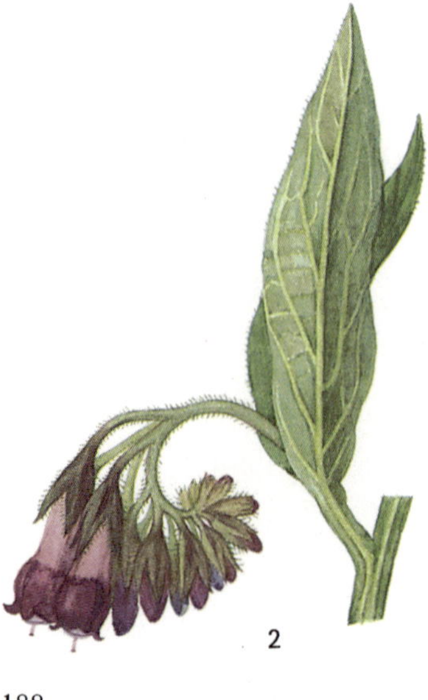
2

La Grande Consoude (1) est une plante de grande taille, à poils rudes que l'on sent au toucher, à racine polycapitée, ressemblant à un navet, blanchâtre à l'intérieur et foncée en surface. On la récolte au printemps avant la floraison ou en automne quand les fleurs sont passées. La Grande Consoude pousse dans les endroits herbeux humides, les fossés, les prairies et le long des cours d'eau, de la plaine à l'étage submontagnard. Elle atteint 1 m de haut. La tige est creuse, ailée et très

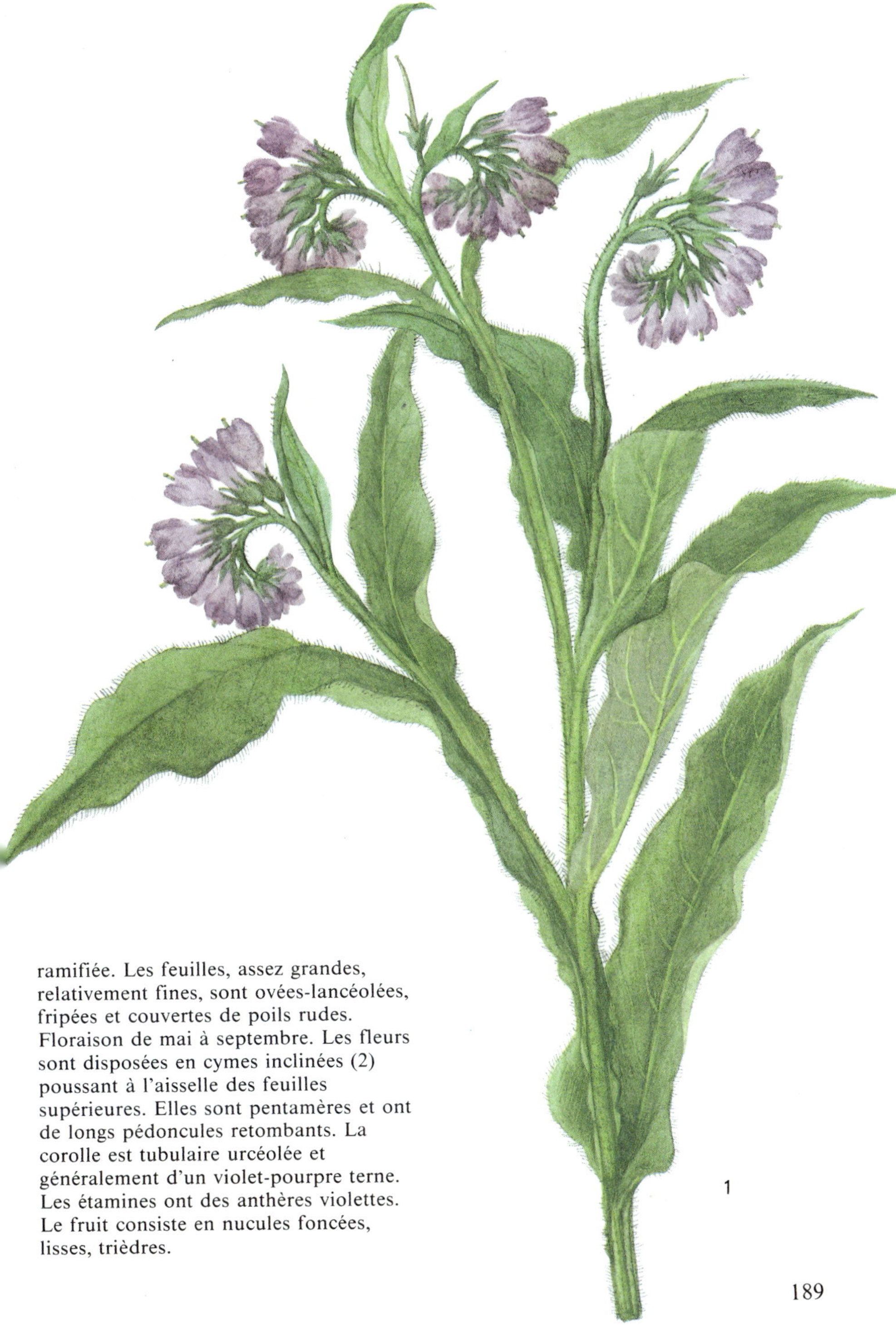

1

ramifiée. Les feuilles, assez grandes, relativement fines, sont ovées-lancéolées, fripées et couvertes de poils rudes. Floraison de mai à septembre. Les fleurs sont disposées en cymes inclinées (2) poussant à l'aisselle des feuilles supérieures. Elles sont pentamères et ont de longs pédoncules retombants. La corolle est tubulaire urcéolée et généralement d'un violet-pourpre terne. Les étamines ont des anthères violettes. Le fruit consiste en nucules foncées, lisses, trièdres.

Pissenlit Famille des Marguerites
Taraxacum officinale WIGGERS Composées

Le genre *Taraxacum*, distribué dans toute l'Eurasie, est extrêmement variable et seuls quelques spécialistes sont familiarisés avec sa systématique interne. Ceci est dû au fait qu'il se reproduit principalement par voie végétative et par transfert des caractères morphologiques de la plante mère, couplé à une hybridation occasionnelle et une reproduction végétative répétée (appelée apomixie). C'est pourquoi des centaines de « nouvelles petites espèces » ont été décrites de nos jours. La composition des principes actifs cependant ne varie pas beaucoup aussi n'y a-t-il pas lieu de s'inquiéter de la sous-espèce quand on ramasse la plante pour un usage médicinal. Dans ce but on utilise les racines ou les racines avec les feuilles. Elles contiennent des principes amers, des tanins, des substances glucosidiques et de l'inuline; les constituants du suc laiteux ont un effet bénéfique sur le fonctionnement du foie et des reins. Par ailleurs les feuilles contiennent des vitamines C et B_2, des colorants et d'autres substances auxiliaires. La drogue a une vaste panoplie d'utilisations thérapeutiques. Elle a un effet bénéfique sur la fonction du foie et des reins dans la mesure où elle évite la formation des calculs biliaires et rénaux et si ils existent déjà elle aide à leur élimination. C'est pourquoi on la recommande généralement pour les troubles digestifs et excrétoires. Elle soulage aussi des douleurs rhumatismales, y compris des arthroses douloureuses provoquées par l'excès de sels d'acide urique dans les cartilages et les tendons. Elle est utilisée sous forme d'infusion préparée en faisant légèrement bouillir 1 cuiller à soupe de drogue émiettée dans 1 tasse d'eau qu'on laisse infuser 20 mn environ. Le dosage est de 1 à 2 tasses de décoction, matin et soir. Les « cures » de printemps et d'automne sont très efficaces : elles consistent à boire le breuvage indiqué pendant un ou deux mois.

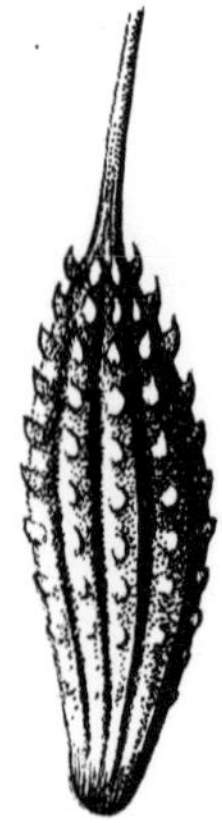

2

Le Pissenlit (1) est une plante familière à longue racine fusiforme, rustique. Toutes les parties de la plante contiennent un suc laiteux qui coule à profusion quand la plante est coupée ou endommagée. Feuilles en rosette dense sur le sol, de forme extrêmement variable et profondément pennées. Le Pissenlit est considéré comme une adventice difficile à éliminer dans les sols très riches. Au centre de la rosette

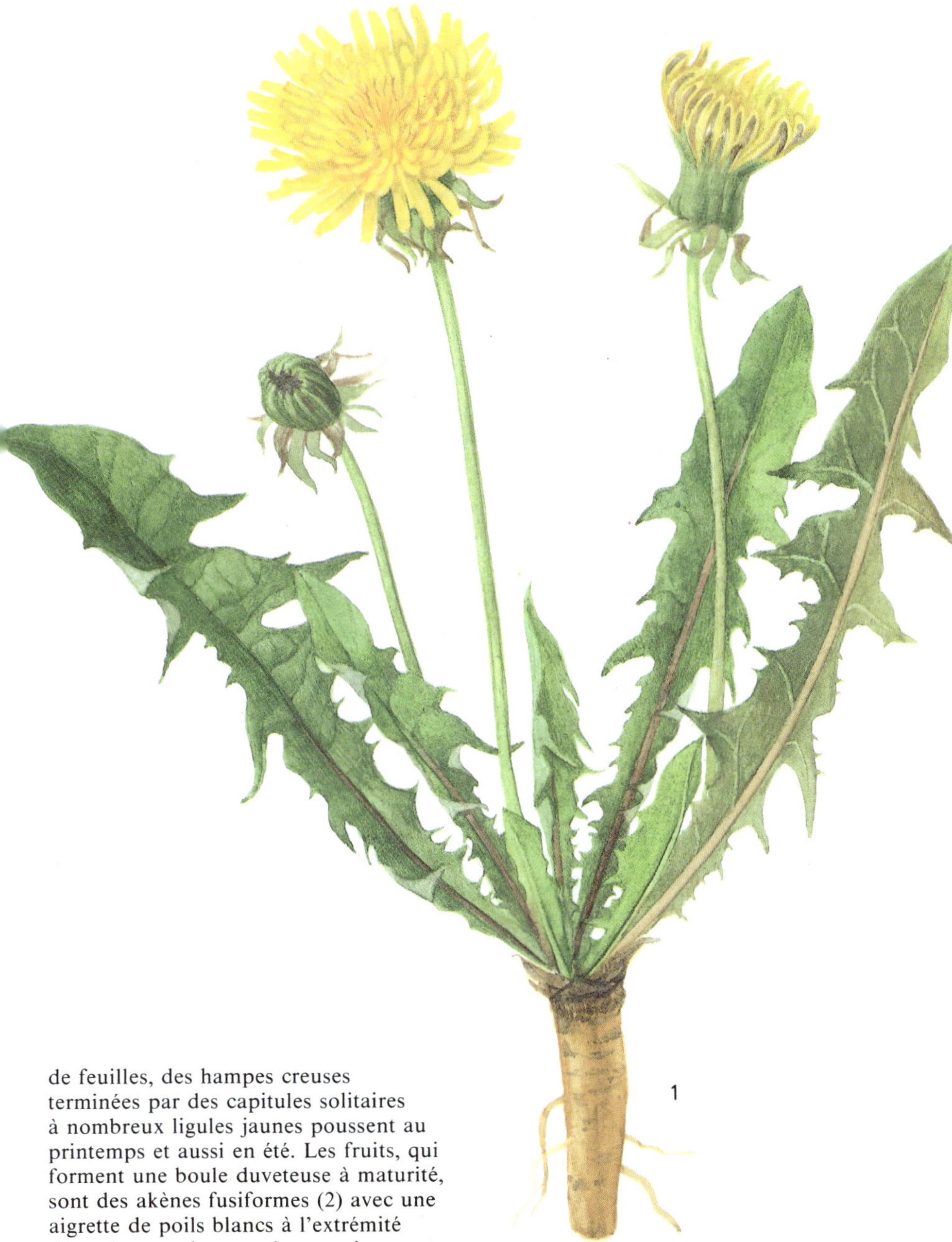

1

de feuilles, des hampes creuses terminées par des capitules solitaires à nombreux ligules jaunes poussent au printemps et aussi en été. Les fruits, qui forment une boule duveteuse à maturité, sont des akènes fusiformes (2) avec une aigrette de poils blancs à l'extrémité d'une longue tige ou « bec » qui permet aux akènes de se disperser même à grande distance de la plante mère.

Serpolet à feuilles étroites
Thymus serpyllum L. EMEND. MILL.

Famille des Sauges
Labiées

Cette espèce est extrêmement variable à la fois du point de vue des caractères morphologiques et chimiques, ceci s'appliquant à tous les membres du genre *Thymus.* C'est une espèce agrégée comprenant un grand nombre d'espèces plus petites. Le Serpolet est distribué dans les régions tempérées de l'Eurasie, jusqu'à l'Himalaya et à la Chine centrale et il y a des exemples isolés de sa présence dans les montagnes africaines de l'Atlas et en Éthiopie. Les tiges fleuries à feuilles denses, sans la partie basse, ligneuse, sont utilisées médicinalement. Leurs constituants comprennent une huile essentielle (jusqu'à 1 %) avec du thymol, des principes amers, des tanins et des substances auxiliaires. Il est estimé comme remède facilitant la digestion mais il a aussi un effet bénéfique sur les toux et l'enrouement. Il est fait bon usage de ses propriétés antispasmodiques, sédatives ainsi qu'antiseptiques, dans les troubles digestifs. Il est utilisé sous forme d'infusion préparée avec 1 cuiller à soupe de drogue émiettée pour 1 tasse d'eau, 3 fois par jour. Pour les maladies associées à un refroidissement, il est conseillé d'édulcorer l'infusion avec du miel ou de la combiner avec la drogue de Plantain lancéolé. En médecine populaire la drogue a longtemps été utilisée en admixtion aux bains pour son effet rafraîchissant, revigorant ainsi qu'antiseptique, sur les muscles fatigués et sur l'état d'épuisement après une période de dur labeur. Dans ce but, une infusion de 100 g de drogue est ajoutée dans l'eau du bain qui doit être assez chaude. L'infusion est aussi conseillée comme bain de bouche antiseptique pour l'inflammation des gencives et les aphtes, ainsi que comme gargarisme. Un extrait alcoolique de la drogue peut aussi être utilisé dans ce but. L'odeur agréable, la saveur légèrement amère, épicée, et les effets bénéfiques sur la digestion sont des raisons suffisantes pour l'utilisation du Serpolet en cuisine et comme ingrédient pour fabriquer des apéritifs et des liqueurs telles que la Chartreuse.

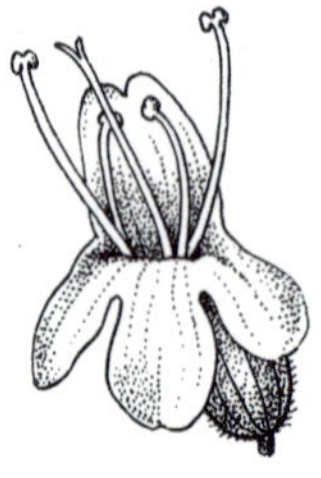

2

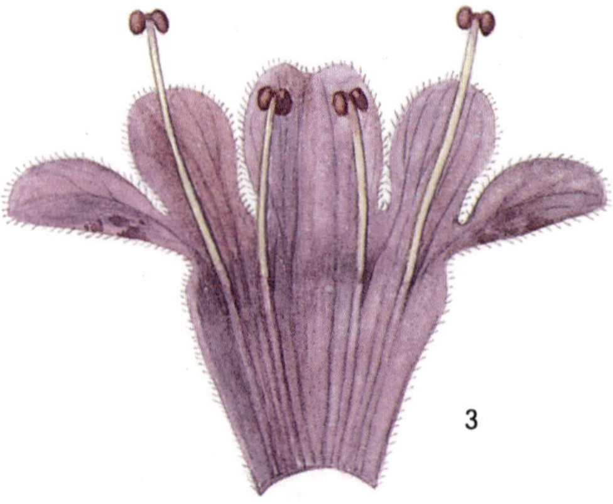

3

Le Serpolet (1) est une petite plante vivace en touffes, ou un sous-arbuste, à tiges ascendantes, ligneuses à la base. Il pousse principalement dans les régions chaudes sur des talus ensoleillés, dans les herbages, en bordure de champs, dans les lieux sablonneux et les bois clairs, de la plaine à la montagne. Floraison de mai à septembre. Les tiges ont jusqu'à 20 cm de haut et sont très variables à la fois dans leur type et leur pilosité. Les feuilles minuscules sont décussées et également polymorphes. Les petites fleurs sont disposées en pseudo-verticilles (3 à 8 dans chacun) formant des inflorescences terminales en épi. Elles sont symétriques (2, 3 — coupe longitudinale de la fleur étalée), avec un calice en forme de clochette et une corolle bilabiée rouge-violet clair ou foncé. Les étamines sont didymes. Les fruits sont de petites nucules ellipsoïdales.

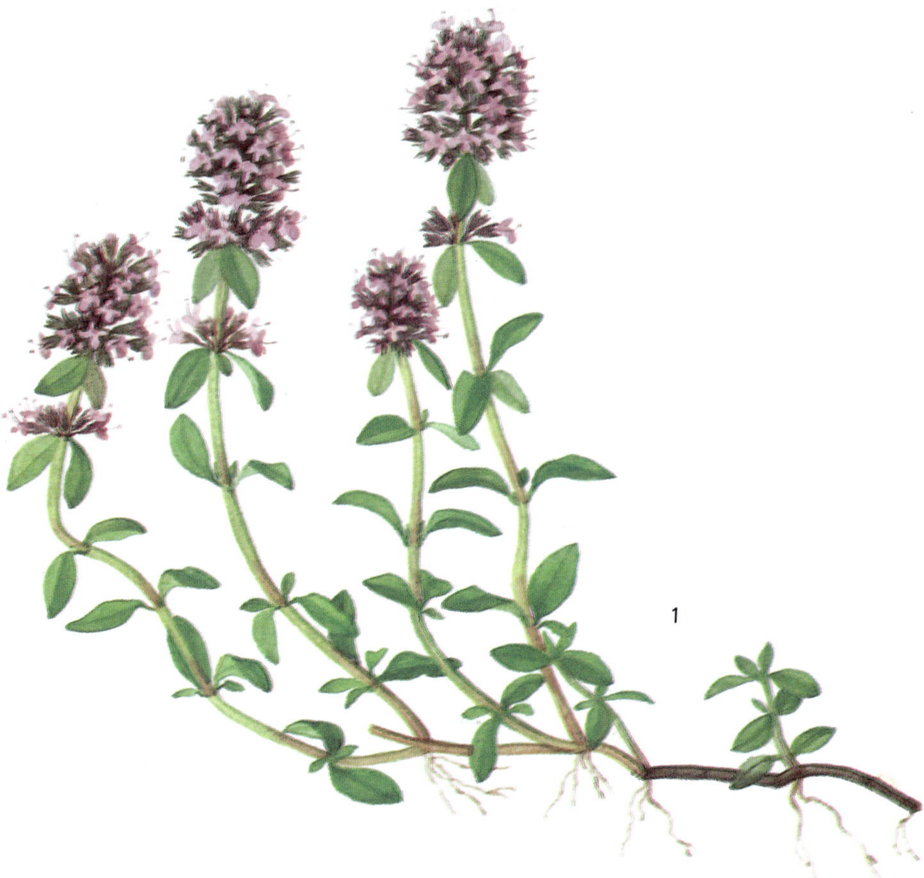

Thym — Famille des Sauges
Thymus vulgaris L. — Labiées

Le Thym est originaire de la péninsule Ibérique, du sud de la France, de la côte ouest et du sud de l'Italie ainsi que de la Grèce, où il pousse sur les pentes rocailleuses comme l'un des principaux composants des étendues discontinues de plantes à feuillage dur appelées « tomillares » en espagnol. Les tiges fleuries récoltées dans la nature ou cultivées sont les parties utilisées médicinalement. Elles contiennent principalement une huile essentielle (souvent plus de 3 %) avec thymol, carvacrol et cinéol comme composants principaux, ainsi que des tanins, des saponines, et principes amers et d'autres substances glucosidiques. Le Thym est utilisé essentiellement pour les maladies des voies respiratoires supérieures. Il dissout les glaires, calme les spasmes bronchiques, facilite l'expectoration de mucus et a un effet antiseptique. C'est un excellent expectorant à action antispasmodique. Il soulage les difficultés des personnes souffrant d'emphysème et d'asthme bien que ce ne soit pas un traitement pour ces maladies. Il est utilisé sous forme d'infusion préparée avec 1 cuiller à café de drogue émiettée pour 1 tasse d'eau, 3 fois par jour. La drogue est aussi efficace dans le traitement des troubles digestifs où elle exerce une action non seulement antiseptique et carminative mais aussi antispasmodique, c'est pourquoi le Thym est une herbe culinaire populaire. Le dosage pour les troubles digestifs est le même que pour les maladies respiratoires ; la drogue peut aussi être utilisée sous forme d'extrait alcoolique, en gouttes. On néglige souvent l'usage externe du Thym comme agent dermatologique pour traiter les éruptions rebelles, baigner les zones échauffées, pour les mycoses entre les doigts de pied. Les bains ont aussi un effet revigorant et rafraîchissant en cas de muscles fatigués et d'épuisement. On utilise alors une infusion à 5 %.

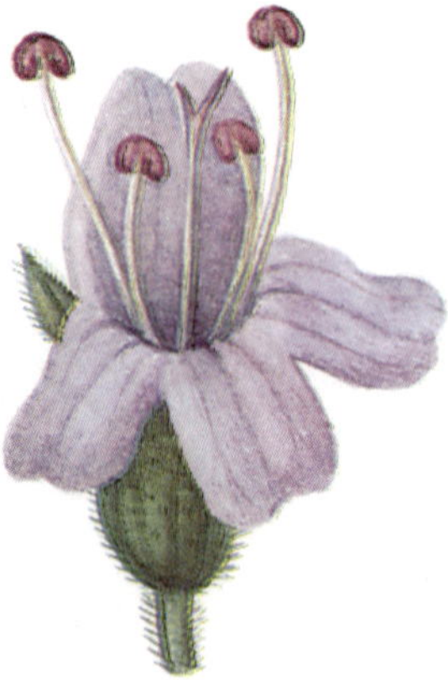

2

Le Thym (1) est un sous-arbuste fortement aromatique à tiges ligneuses à la base, pubescentes au-dessus et atteignant 30 à 40 cm de haut. Racine longue et fusiforme. Petites feuilles linéaires, décussées, à bords enroulés, glabres dessus, blanches tomenteuses dessous, et tachetées de glandes. Floraison de mai à septembre. Inflorescences en forme d'épi, composées de pseudo-verticilles avec 3 à 6 fleurs poussant à l'aisselle des

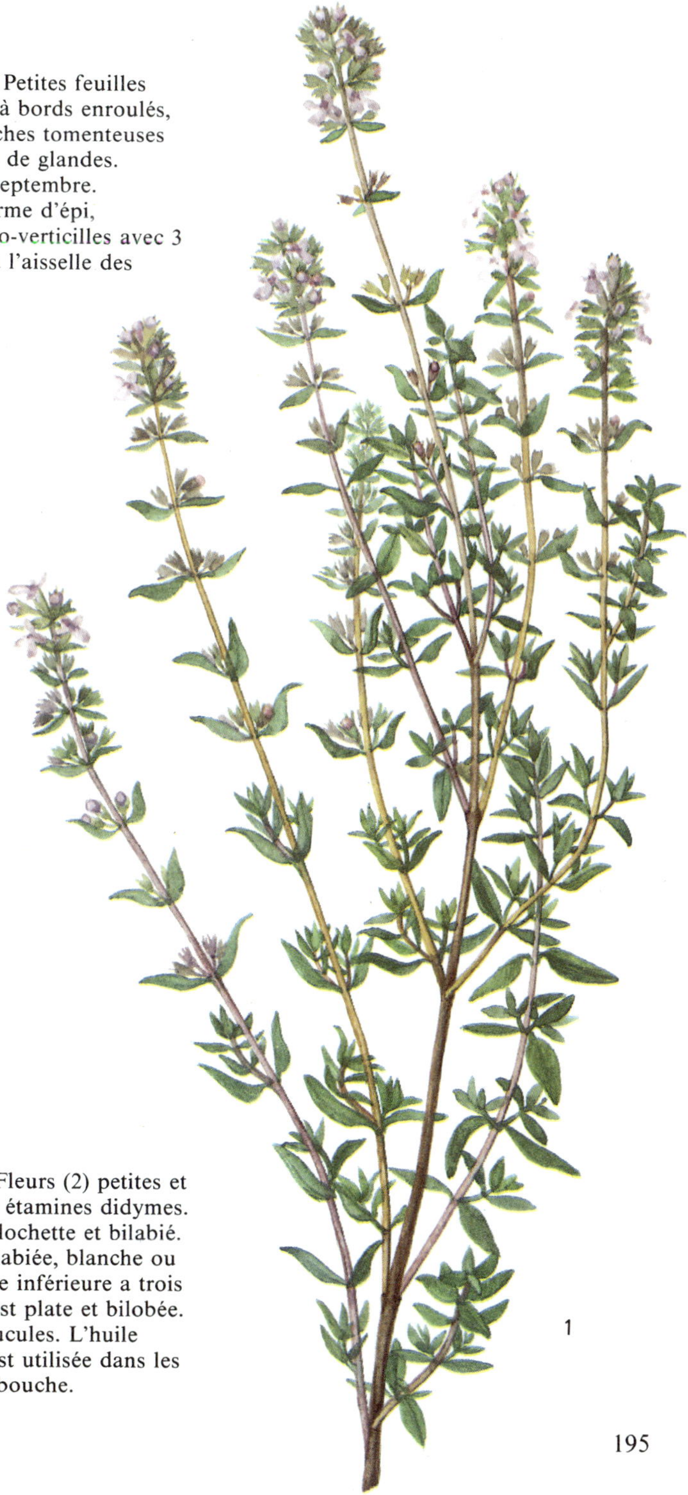

feuilles supérieures. Fleurs (2) petites et symétriques avec des étamines didymes. Calice en forme de clochette et bilabié. Corolle, elle aussi bilabiée, blanche ou pourpre pâle ; la lèvre inférieure a trois lobes, la supérieure est plate et bilobée. Les fruits sont des nucules. L'huile essentielle du thym est utilisée dans les dentifrices, bains de bouche.

1

Tilleul à petites feuilles — *Tilia cordata* MILL.

Famille des Tilleuls
Tiliacées

La plupart des espèces de la famille des Tiliacées se trouvent sous les tropiques. Le genre *Tilia* est en quelque sorte une exception bien que son aire de distribution s'étende jusqu'aux régions tropicales de l'hémisphère Nord. Quelque 20 espèces de Tilleul ont été décrites à ce jour. Parmi celles-ci, le Tilleul à petites feuilles et le Tilleul à grandes feuilles (*Tilia platyphyllos*) ainsi que des hybrides des deux — le Tilleul commun *Tilia* × *vulgaris* sont utilisés à des fins médicinales. Pour le marché des drogues végétales on récolte les fleurs — les inflorescences entières, y compris la bractée membraneuse. Elles sont ramassées par temps sec au début de la floraison. La drogue ne doit pas être brune ni contenir des fleurs fanées ni des fruits. Les fleurs de l'espèce communément cultivée le Tilleul argenté (*Tilia tomentosa*) et du Tilleul américain (*Tilia americana*) ne peuvent être utilisées médicinalement car leurs principes actifs n'existent pas dans les concentrations ou la proportion adéquates. La drogue contient des flavonoïdes, par exemple la tiliroside, une petite quantité d'huile essentielle (max. 0,1 %) composée principalement de farnesol, du mucilage, des tanins et des substances auxiliaires. Elles a des propriétés diaphorétiques, anti-inflammatoires, diurétiques et légèrement antispasmodiques et elle est donc largement utilisée pour les maladies associées à un refroidissement (avec ou sans température), c'est-à-dire catarrhe respiratoire, grippe, toux et rhume. Une tasse d'eau bouillante est versée sur 1 cuillerée à café de drogue émiettée qu'on laisse infuser 10 à 15 mn dans un récipient couvert. L'infusion doit être bue très chaude, édulcorée avec du miel ; on peut aussi ajouter du jus de citron. Elle doit être bue à petites gorgées — 3 à 5 tasses par jour. Pour provoquer la transpiration, un mélange de tisanes composé à parts égales de Tilleul, de baies de Sureau noir et de Camomille est très efficace.

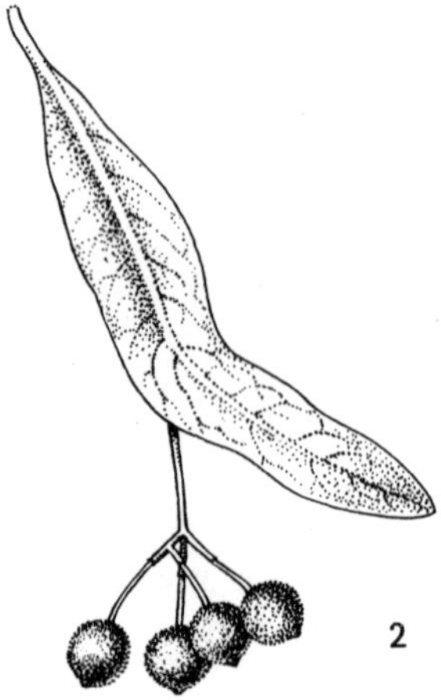

2

Les Tilleuls (1) sont de grands arbres à fût relativement court et à grande couronne sphérique. Isolés ils sont un caractère important dans le paysage des régions tempérées d'Eurasie. Ils sont aussi largement cultivés. Feuilles asymétriques cordiformes, nettement dentelées, vert foncé dessus vert grisâtre dessous, à poils roux à l'aisselle des veines. Floraison de juin à juillet. Fleurs

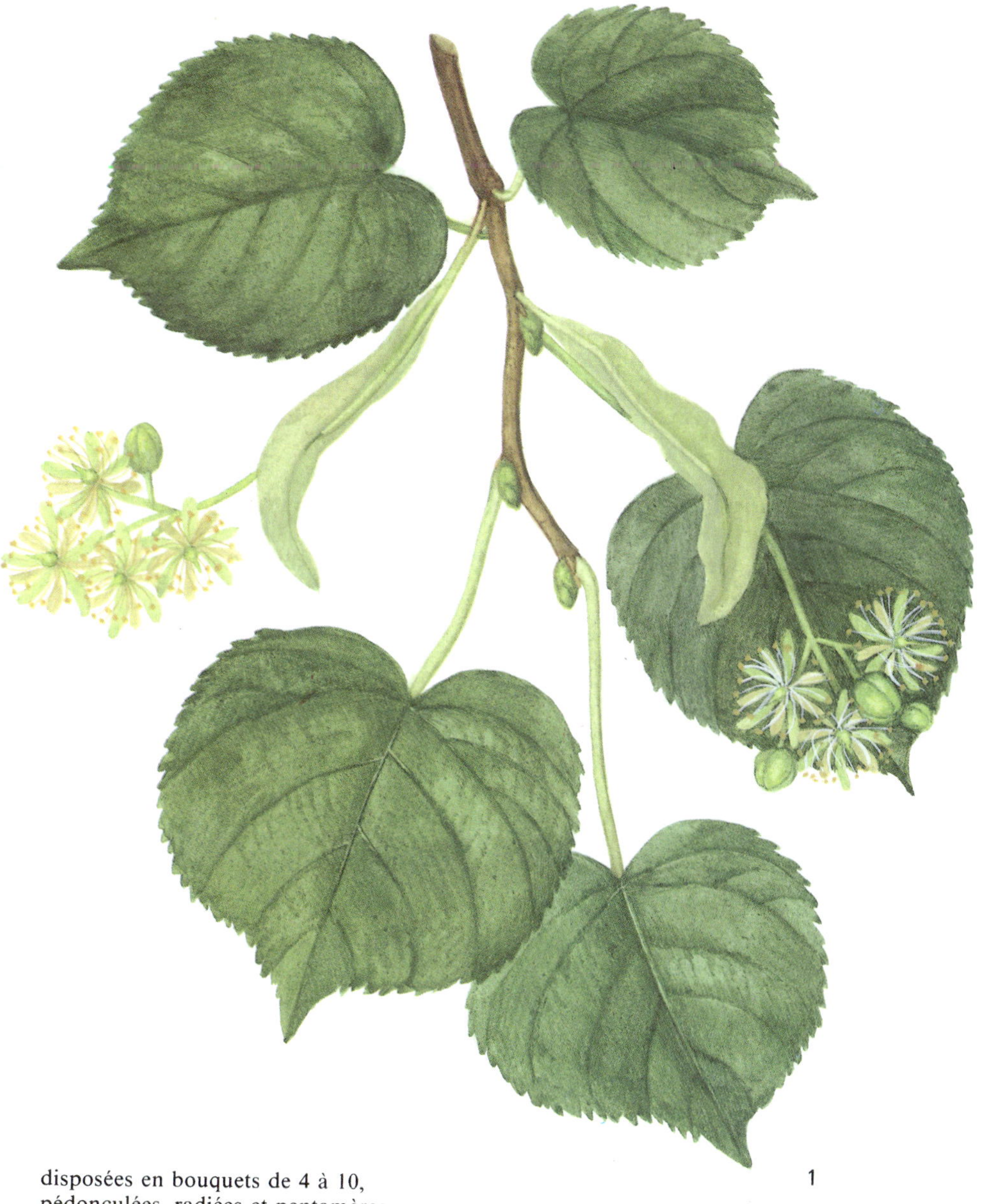

1

disposées en bouquets de 4 à 10, pédonculées, radiées et pentamères, à odeur caractéristique de miel. Une grande bractée membraneuse, réticulée est soudée au pédoncule du bouquet de fleurs. Les sépales exsudent un nectar sur la face externe. Pétales longs et ovés, blanc jaunâtre. Étamines (10 à 30) disposées en cinq faisceaux. Le fruit (2) est un akène mou, globuleux à pointe courte.

Fenugrec Famille des Pois
Trigonella foenum-graecum L. Légumineuses

Parmi les 80 espèces et plus appartenant au genre *Trigonella*, plusieurs ont été largement cultivées comme fourrage. Le Fenugrec est l'une d'elles. Il est originaire d'Asie Mineure, du Moyen-Orient et de Transcaucasie mais par la culture il s'est aussi étendu à l'Europe centrale. Les graines, obtenues exclusivement des plantes cultivées, sont les parties utilisées à des fins médicinales et cela depuis l'époque de Babylone et de l'empire égyptien. Elles contiennent du mucilage, une huile fixe, l'alcaloïde trigonelline, des sapogénines stéroïdales, des flavonoïdes et des substances auxiliaires. L'utilisation de la drogue est déterminée principalement par le mucilage et son effet émollient. Elle est utilisée pour soigner les tuméfactions, inflammations purulentes, furoncles, ulcères et infections à staphylocoques. Les graines sont réduites en poudre et mélangées avec de l'eau pour faire une pâte chaude qui est alors appliquée en cataplasme à l'endroit lésé, plusieurs fois par jour. Les graines moulues peuvent aussi être bouillies avec de l'eau pour faire une bouillie liquide que l'on applique comme une pommade sur la lésion. Le choix de la méthode dépend du patient. Les utilisations sont plus ou moins les mêmes que celles de la graine de Lin mais la drogue des graines de Fenugrec est plus efficace à cause de son alcaloïde et de la sapogénine. On conseille aussi de baigner les endroits lésés avec une infusion obtenue en faisant macérer la drogue écrasée dans de l'eau froide (1 part de drogue pour 10 parts d'eau) pendant plusieurs heures. La drogue est utilisée en médecine vétérinaire aussi, ajoutée à la nourriture pour améliorer l'appétit des animaux domestiques. Les graines servent aussi à aromatiser les aliments et leurs mucilages sont utilisés pour donner un apprêt à certains tissus dans l'industrie textile. Plante très mellifère.

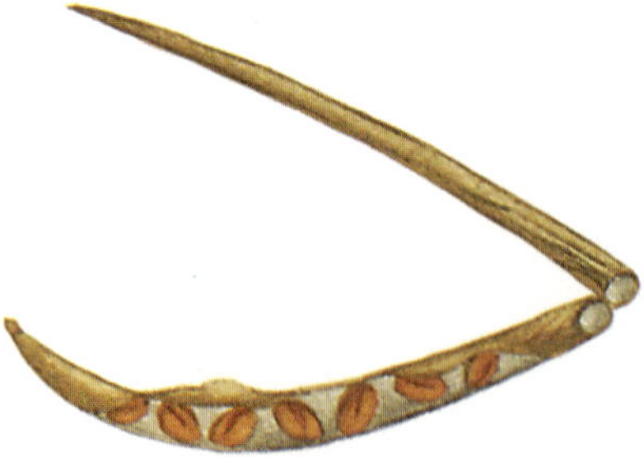

2

Le Fenugrec (1) est une plante annuelle à racine profonde ressemblant à la luzerne. Elle est cultivée depuis l'Antiquité dans les pays bordant la Méditerranée sur la côte d'Afrique (Maroc, Tunisie, Égypte), en Éthiopie, en Inde et en Chine. En Europe sa culture est assez limitée. Elle atteint 30 à 60 cm de haut. Tige ferme et ramifiée,

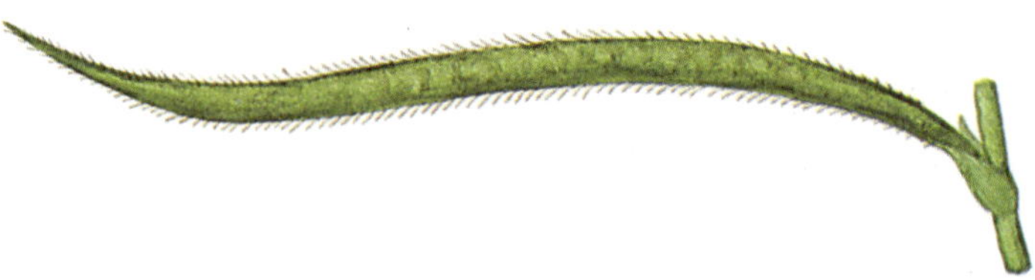

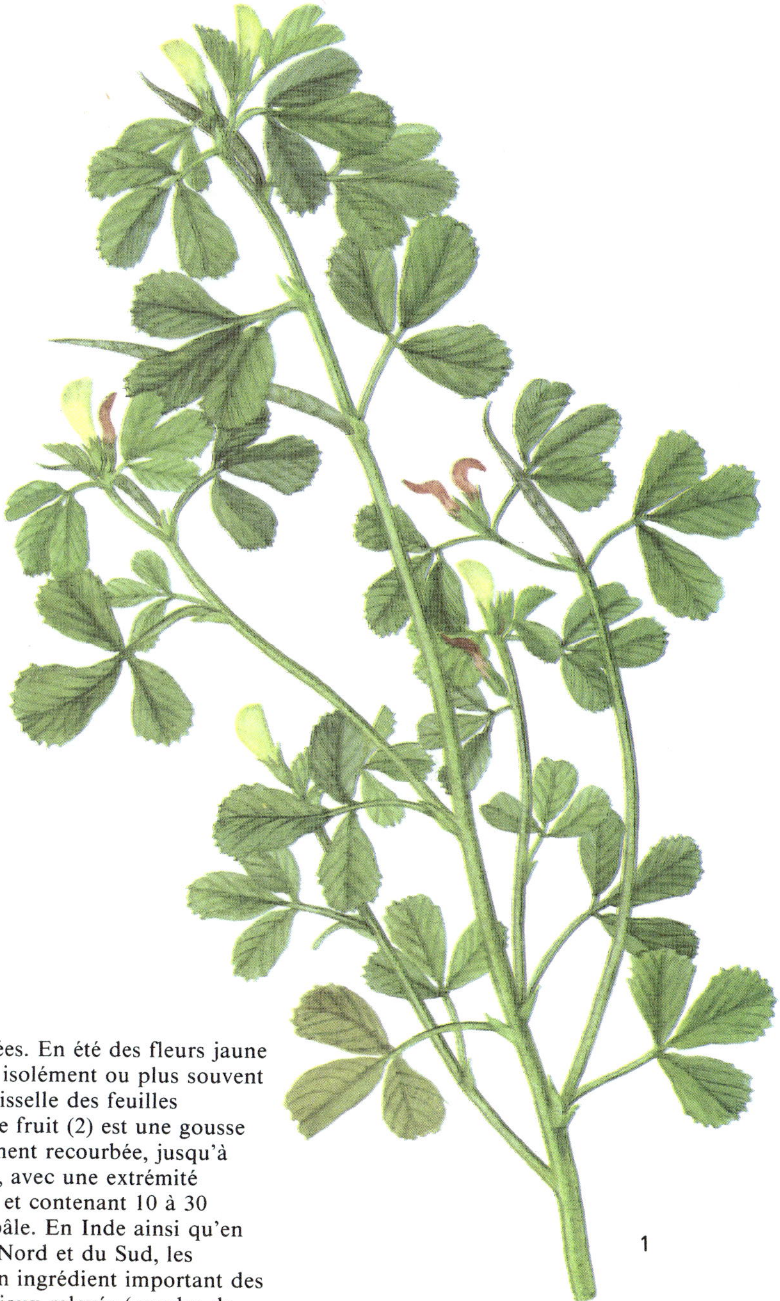

1

feuilles trifoliées. En été des fleurs jaune pâle poussent isolément ou plus souvent en paires à l'aisselle des feuilles supérieures. Le fruit (2) est une gousse mince, légèrement recourbée, jusqu'à 10 cm de long, avec une extrémité allongée (bec) et contenant 10 à 30 graines brun pâle. En Inde ainsi qu'en Amérique du Nord et du Sud, les graines sont un ingrédient important des mélanges spéciaux relevés (poudre de curry, chutney).

Grande Capucine Famille des Capucines
Tropaeolum majus L. Tropaeolacées

La Capucine fut introduite en Europe depuis le Pérou, à la fin du XVIIe siècle, comme plante ornementale remarquable. L'espèce très proche *Tropaeolum minus* L. était déjà connue en Europe, également comme plante de jardin depuis la découverte de l'Amérique. Ses usages médicinaux furent reconnus en Europe plus tard que dans son Amérique du Sud natale, à savoir quand on découvrit que le benzylisothiocyanate résultant de la fermentation d'un constituant de la plante avait d'importantes propriétés bactéricides. Elle a l'avantage d'être relativement non toxique et les micro-organismes pathogènes ne développent pas de résistance à son effet aussi souvent que cela se produit dans le cas des antibiotiques tels que la pénicilline et la streptomycine. Ce sont les fruits qu'on utilise médicinalement. L'inconvénient est que les fleurs n'apparaissent pas toutes en même temps et tombent aisément de la plante, ce qui explique pourquoi cette excellente drogue est souvent indisponible. Elle peut être utilisée pour traiter des infections rebelles du système urinaire ainsi que pour les infections des voies respiratoires supérieures. L'infusion se prépare en versant 1 tasse d'eau bouillante sur 1 cuillerée à café de drogue, écrasée juste avant l'utilisation, puis en laissant infuser le breuvage 20 minutes dans un récipient couvert. L'infusion est alors bue à petites gorgées, à raison de 3 à 5 tasses par jour. Il faut continuer à la prendre pendant plusieurs jours après la disparition des symptômes pour éviter qu'ils ne reviennent. Les produits du commerce pour traiter les infections urinaires (pilules, comprimés), sont enrobés de substances qui empêchent que les principes actifs ne soient libérés avant leur transit dans l'estomac et avant qu'ils n'aient atteint l'intestin grêle, ce qui augmente considérablement leur efficacité.

La Grande Capucine (1) est une plante vivace dans sa région d'origine, l'Amérique du Sud ; en Europe elle est annuelle. Tiges grimpantes atteignant 3 m de long, feuilles entières réniformes à rondes à pétiole au centre du limbe. Fleurs poussant isolément à l'aisselle des feuilles, pédonculées, de 3 à 6 cm de diamètre, symétriques, jaunes, orange ou rouge brunâtre. Calice prolongé en un éperon coloré proéminent, de 2 à 4 cm de long. Ovaire triloculaire, à maturité il se divise à partir du centre en 3 fruits indéhiscents à une graine avec un péricarpe épais, spongieux et plus tard tubéreux (2). Médicinalement on utilise aussi les fruits de l'hybride ornemental *Tropaeolum × cultorum*. Bourgeons et jeunes fruits sont conservés dans le vinaigre et remplacent les Câpres, fruits de *Capparis spinosa* L.

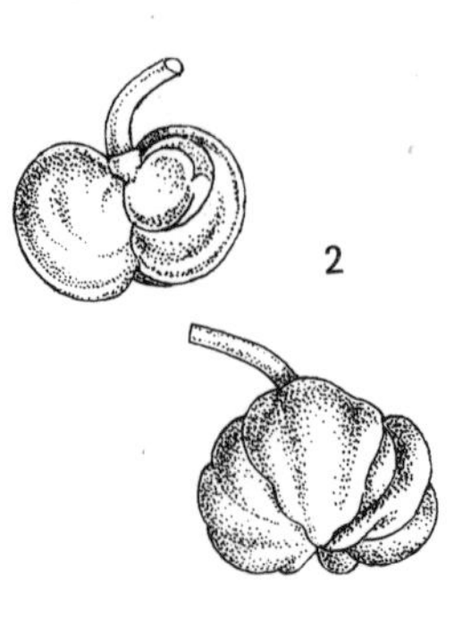

2

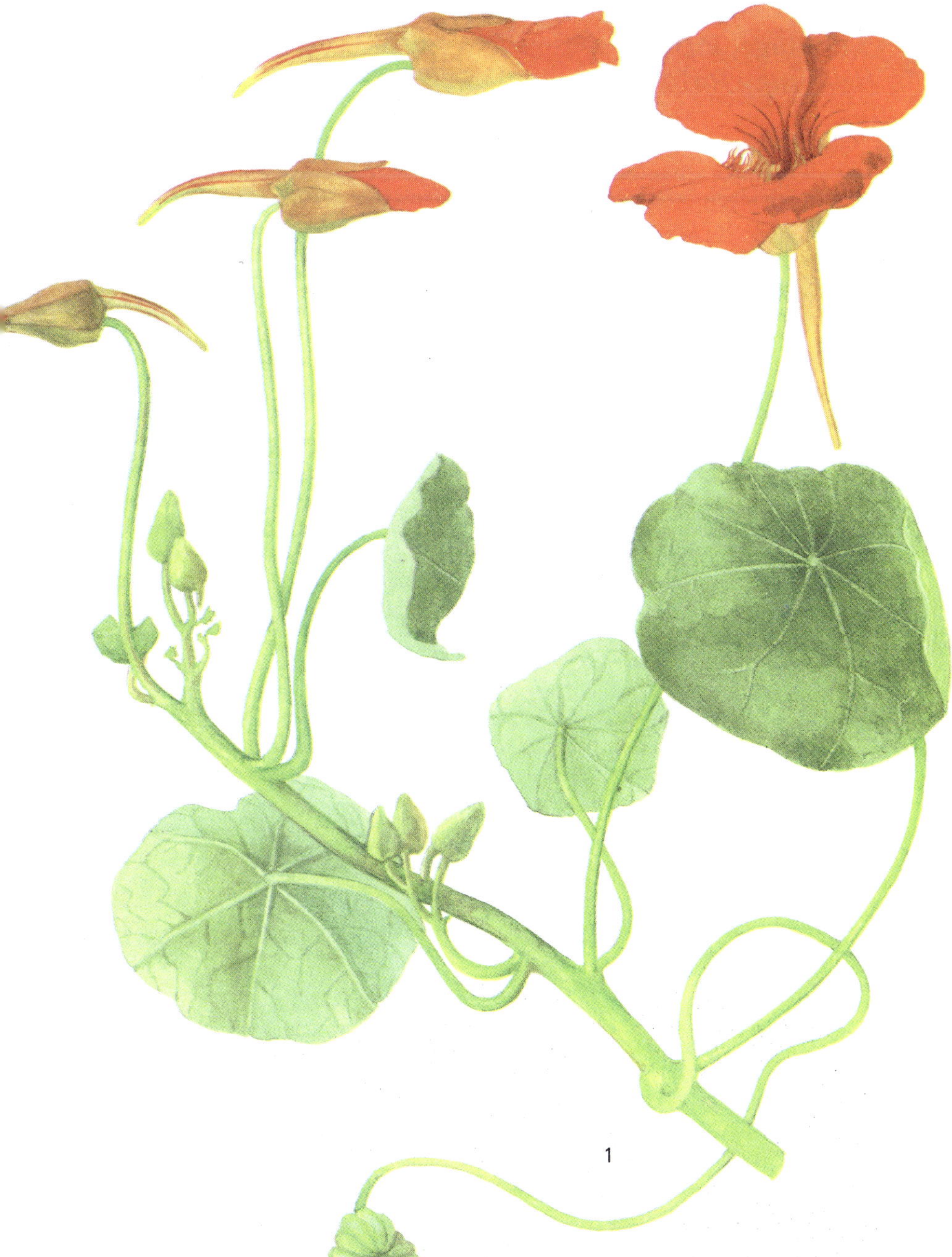

1

Tussilage, Pas-d'âne *Tussilago farfara* L.

Famille des Marguerites
Famille des Composées

Le Pas-d'âne, la seule espèce du genre *Tussilago,* est l'une des mauvaises herbes les plus répandues en Europe et en Asie occidentale. Ailleurs c'est une plante introduite qui s'est naturalisée. Médicinalement on utilise les capitules avant qu'ils ne commencent à se faner, et les jeunes feuilles. Les capitules doivent être ramassés avant qu'ils ne soient complètement ouverts car sinon ils s'ouvrent au cours du séchage, mûrissent et se séparent en akènes duveteux qui sont pratiquement sans aucun intérêt médicinal. La drogue des fleurs est jaune soufre avec un arôme de miel et une saveur mucilagineuse légèrement amère. Les deux drogues contiennent principalement du mucilage (environ 8 %) plus des glucosides flavoniques, des principes amers, des tanins et des traces d'alcaloïdes de pyrolizidine. Elles sont appréciées depuis longtemps pour leurs propriétés expectorantes et antispasmodiques dans le traitement de l'inflammation des voies respiratoires supérieures accompagnée de toux. Elles sont aussi efficaces pour soulager la toux chez les patients souffrant d'emphysème et de silicose. La drogue des feuilles, ou mieux encore les feuilles fraîches, est recommandée en compresses pour traiter les phlébites, les douleurs rhumatismales et pour faire mûrir les furoncles. Bien entendu, le Tussilage est utilisé pour soigner les maladies associées à un refroidissement et accompagnées de toux, surtout dans les cas chroniques. La drogue est utilisée sous forme d'infusion préparée avec 1 cuiller à soupe de drogue émiettée (fleurs ou feuilles) pour 1 tasse d'eau, matin et soir, ou 2 à 3 tasses supplémentaires, édulcorées au miel, au cours de la journée. Les drogues de Tussilage entrent dans la composition de nombreux mélanges de tisanes pour les rhumes de poitrine. Leur consommation est importante mais jusqu'à présent la récolte dans la nature fait face à la demande.

Le Tussilage ou Pas-d'âne est une petite plante vivace qui se propage rapidement par ses rhizomes à longs stolons. Elle pousse en abondance dans les terrains incultes, nus, au bord des routes, dans les fossés, les décharges et les champs, de la plaine à la montagne. Au début du printemps, des tiges écailleuses terminées par des capitules solitaires, jaune d'or (1) sortent des boutons floraux. Les feuilles, qui forment une rosette basale (2), apparaissent après la floraison. Elles ont un long pétiole, sont cordiformes rondes et ont jusqu'à 30 cm de diamètre. Lorsqu'elles apparaissent, les feuilles sont blanches, tomenteuses des deux côtés et plus tard seulement sur la face supérieure. Un capitule unique est composé de 200 à 300 fleurs. Le fruit est un long akène cylindrique avec une longue aigrette blanche composée de plusieurs anneaux de poils — le calice modifié de chaque fleur individuelle.

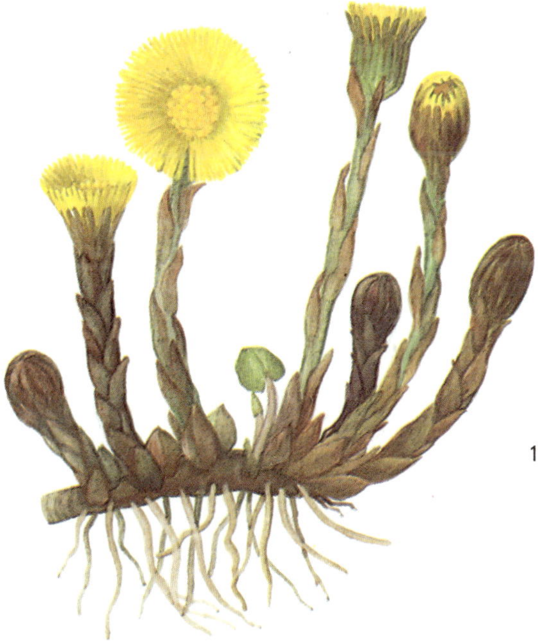

1

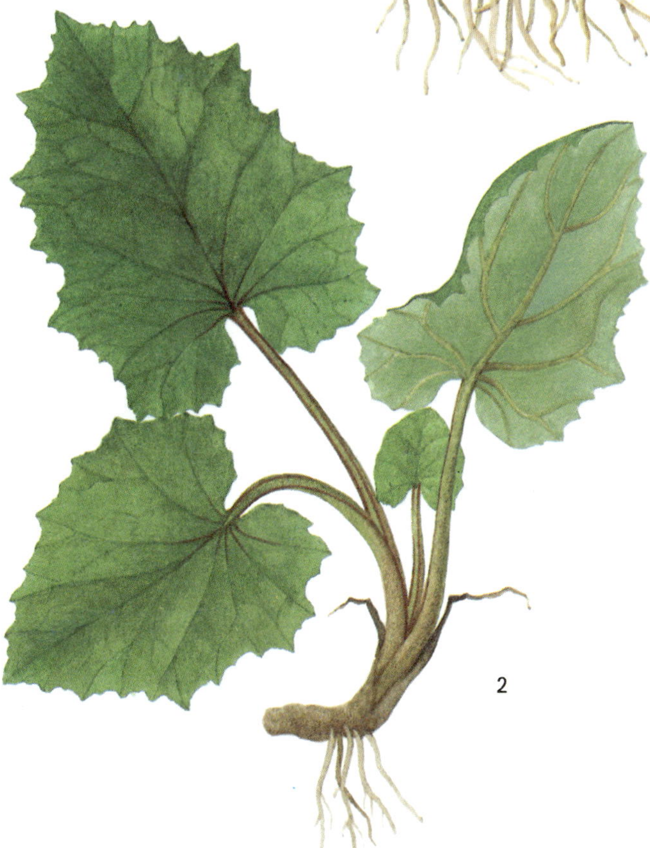

2

Grande Ortie et **Ortie brûlante** — Famille des Orties
Urtica dioica L. *Urtica urens* L. — Urticacées

Ces deux espèces du genre *Urtica* sont de nos jours des adventices communes dans le monde entier bien qu'elles soient originaires d'Eurasie et d'Afrique. Ailleurs, surtout en Amérique du Nord et du Sud et en Australie, elles se sont naturalisées. Les feuilles et les tiges avec les feuilles des deux espèces sont utilisées médicinalement et contiennent pratiquement les mêmes constituants : une grande quantité de chlorophylle, des vitamines A, B_2, C, E et K_1, de l'acide folique, de l'histamine, de l'acétylcholine, de l'acide formique, de l'acide acétique et de l'acide buthyrique, et d'autres substances minérales. Ils donnent à l'Ortie essentiellement des propriétés diurétiques, antirhumatismales et dépuratives (ces dernières en accélérant le métabolisme). En usage externe on utilise l'effet rubéfiant des poils urticants contenus dans la drogue. Celle-ci est utilisée sous forme de décoction préparée avec 1 cuiller à café de feuilles émiettées ou 1 cuiller à soupe de tiges et feuilles émiettées pour 1 tasse d'eau, légèrement bouillie pendant 5 mn et prise 3 fois par jour, de préférence après les repas. Elle est aussi utilisée comme tisane diurétique dans le traitement des douleurs rhumatismales ainsi que pour l'œdème provoqué par un mauvais fonctionnement du cœur et pour l'insuffisance vasculaire. Selon R. F. Weiss, elle peut être utilisée avec efficacité pour remplacer le traitement au thiazide sans les effets secondaires désagréables de ce dernier. Au lieu de la tisane il est possible d'employer le jus pressé des plantes fraîchement cueillies (après les avoir moulinées) ; le dosage est de 1 cuiller à soupe 3 fois par jour pendant 4 à 6 semaines. En usage externe, pour les douleurs rhumatismales, le lumbago et la sciatique, il est conseillé d'appliquer des Orties fraîches sur la région douloureuse, 2 à 3 jours de suite, suivis du même laps de temps avant de recommencer l'application.

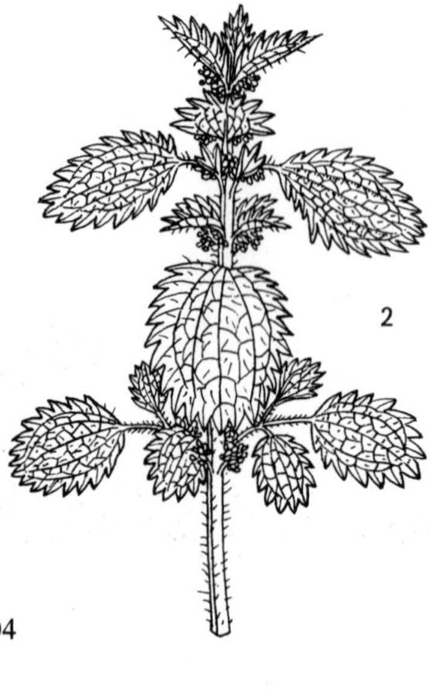
2

La Grande Ortie (1) est une vivace robuste à rhizome traçant qu'il est difficile d'extirper, et à tiges carrées. Toutes les parties de la plante sont couvertes de poils urticants. Les feuilles pétiolées sont en forme de cœur à la base et grossièrement dentelées ; la partie supérieure est couverte de poils apprimés et partiellement de longs poils urticants. Fleurs vertes, dioïques, disposées en panicules. Le fruit est un akène ovoïde. L'espèce est assez variable. L'Ortie brûlante (2) est une plante annuelle beaucoup plus petite atteignant seulement 40 cm de haut, c'est-à-dire la moitié de la taille de la

Grande Ortie. Sa brûlure cependant est plus forte. Les tiges sont molles, les feuilles mesurent 2 cm par 3. Toute la plante n'est couverte que de poils urticants. Fleurs unisexuées, plantes monodioïques. Il y a plus de fleurs dans les bouquets femelles que dans les bouquets mâles. Fleurs et akènes vert pâle.

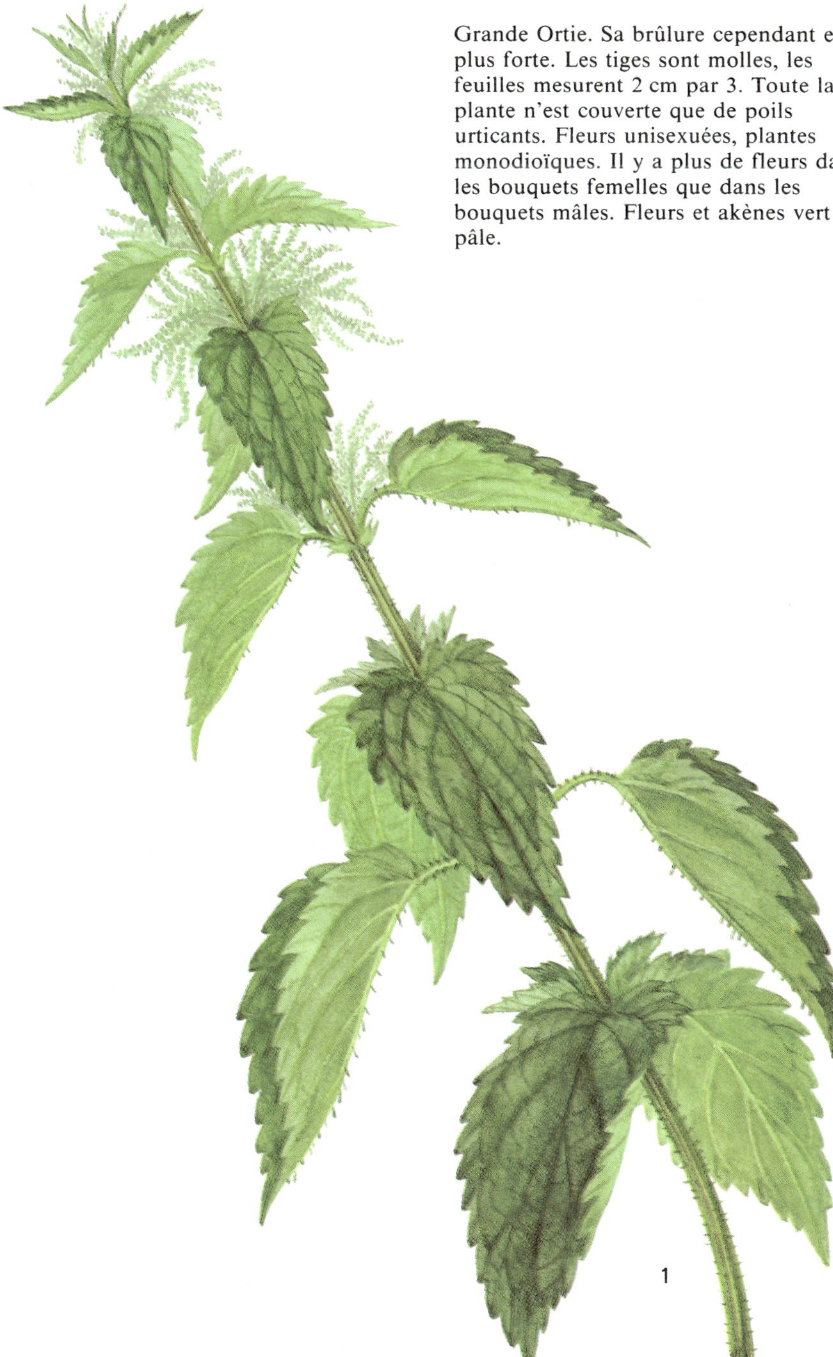

1

Myrtille
Vaccinium myrtillus L.

Famille des Bruyères
Éricacées

Le genre *Vaccinium* comprend de nombreuses espèces — plus de 200 — la plupart dans l'hémisphère Nord et dans les montagnes des régions tropicales. La Myrtille se trouve en Europe (dans le sud seulement en montagne), dans le Caucase et en Sibérie. Les feuilles sont utilisées à des fins médicinales. Elles contiennent environ 10 % de tanins de catéchol, des glucosides flavoniques et des glucoquinines. Les fruits sont aussi utilisés médicinalement. En plus des tanins, ils contiennent des pigments d'anthocyanine, des acides organiques et de la vitamine C. Ils sont très efficaces dans le traitement de la diarrhée, la dyspepsie et même de la dysenterie et sont recommandés comme remède efficace et inoffensif pour les petits enfants. Ils sont utilisés sous forme de décoction légèrement bouillie (1 cuiller à café de fruits séchés écrasés pour 1 tasse d'eau), plusieurs fois par jour, prise de préférence par cuillerées. Les fruits séchés réduits en poudre fine peuvent aussi être légèrement bouillis dans l'eau. Le breuvage sous forme de suspension est très efficace pour soigner la diarrhée. Les tisanes ne doivent pas être édulcorées ! Les baies fraîches avec du sucre et du lait, par contre, ont un léger effet laxatif et sont riches en vitamines. La drogue de feuilles entre dans la composition de produits pharmaceutiques du commerce utilisés dans le traitement des diabètes. En médecine populaire elle est connue pour son action antiseptique sur les infections des voies urinaires. Ici l'action n'est pas due à l'hydroquinone comme pour l'Airelle rouge voisine mais aux glucosides flavoniques. Elle est utilisée sous forme d'infusion préparée avec 1 cuiller à café de feuilles écrasées pour 1 tasse d'eau, 3 à 4 fois par jour à petites gorgées. L'effet antiseptique et astringent des deux drogues (des feuilles et des baies) est utilisé sous forme de bain de bouche et gargarisme pour les stomatites.

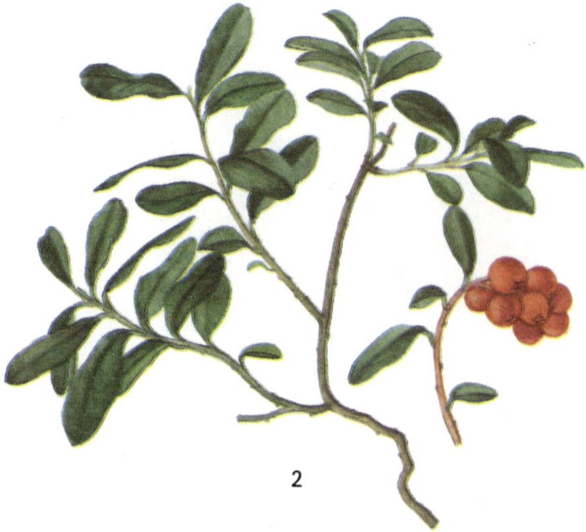

2

La Myrtille (1) est un petit arbrisseau ramifié touffu à rhizome traçant et à nombreuses tiges triangulaires dressées. Il forme souvent des tapis dans les bois de Pins, les forêts ouvertes de conifères et les landes. Les feuilles ont un pétiole court, elles sont ovées et caduques. Les fleurs poussent isolément ou en bouquets lâches à l'aisselle des feuilles supérieures, d'avril à juillet. La corolle teintée de rose est globuleuse-urcéolée avec de petites dents. Le fruit est une baie globuleuse, juteuse à nombreuses graines. L'espèce voisine, l'Airelle rouge (2) (*Vaccinium vitis-idaea*) a des feuilles très brillantes dessus et des baies globuleuses,

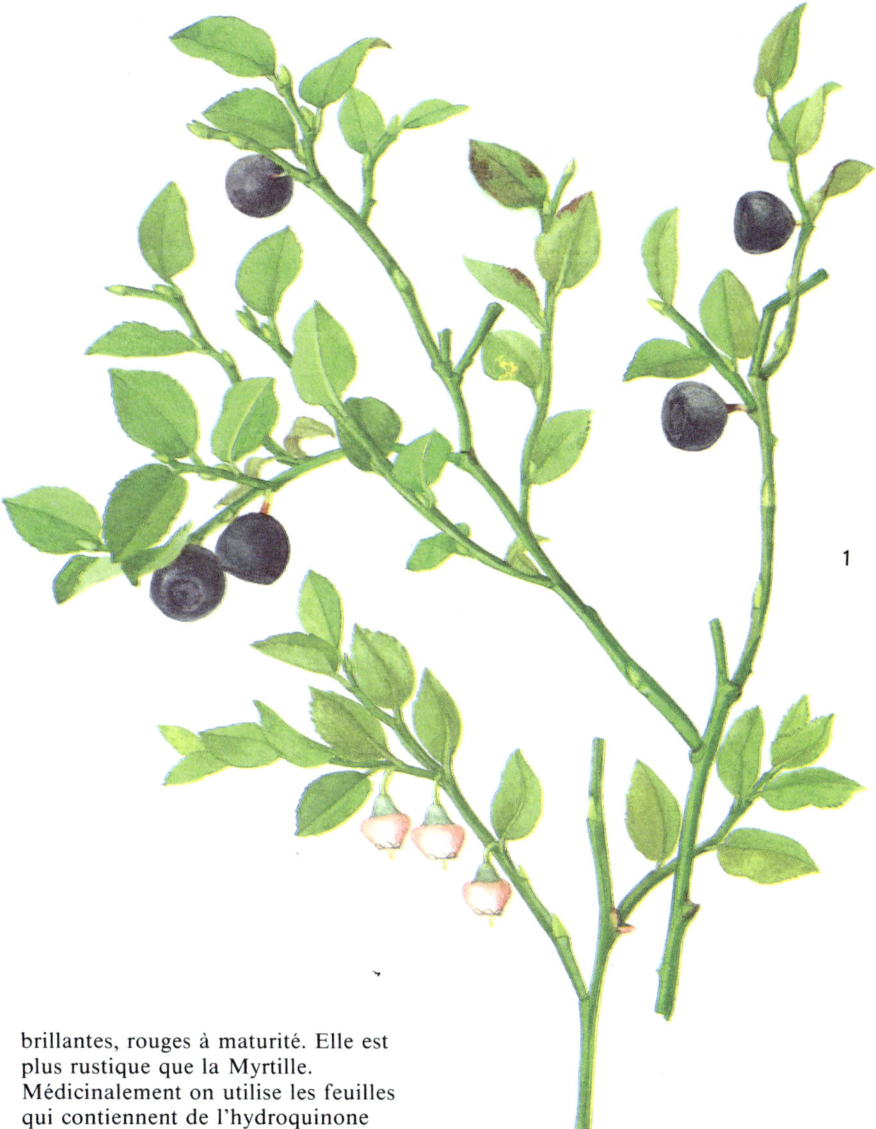

brillantes, rouges à maturité. Elle est plus rustique que la Myrtille. Médicinalement on utilise les feuilles qui contiennent de l'hydroquinone à action antiseptique excellente pour les infections des voies urinaires. La drogue est utilisée sous forme d'infusion préparée avec 1 cuiller à café de feuilles finement écrasées pour 1 tasse d'eau, macérée plusieurs heures ou encore comme décoction légèrement bouillie, prise 3 fois par jour.

Valériane officinale Famille des Valérianes
Valeriana officinalis L. Valérianacées

Le genre *Valeriana* est très divers, comprenant des herbes, des arbrisseaux ainsi que des plantes grimpantes. La Valériane officinale est originaire de toute l'Eurasie et sa racine a été utilisée médicinalement depuis l'époque médiévale. Elle contient environ 1 % d'huile essentielle de composition très diverse, plus des valépotriates très efficaces mais instables, de l'acide isovalérique et des traces d'alcaloïdes de pyridine. Comme la récolte dans la nature ne suffit pas à couvrir la grande demande pour la drogue, la plante est maintenant cultivée. La drogue est un sédatif efficace et a une action calmante et antidépressive. Pour cette raison elle est largement utilisée en médecine populaire pour différentes névroses, allant de l'agitation pathologique accompagnée de maux de tête et d'insomnie, jusqu'au « cœur qui cogne ». Elle est surtout utilisée sous forme d'infusion préparée en versant 1 tasse d'eau bouillante sur 1 cuillerée à café de drogue écrasée et en laissant infuser 20 mn, après quoi on la boit lentement — 2 à 3 tasses par jour. Avant de se coucher on conseille de boire une infusion préparée en versant 1 verre d'eau tiède sur 1 cuillerée à soupe de drogue écrasée, macérée pendant 8 heures environ. La drogue peut aussi être utilisée sous forme de teinture — 1 cuiller à café sur un morceau de sucre ou dans de l'eau, 2 à 3 fois par jour — ainsi que sous forme d'extrait. Elle est toutefois plus largement utilisée dans un certain nombre de préparations commerciales très variées et combinée à d'autres drogues qui rehaussent son effet. On recherche couramment la possibilité d'obtenir la drogue à partir d'espèces très voisines contenant de plus grandes quantités de principes actifs.

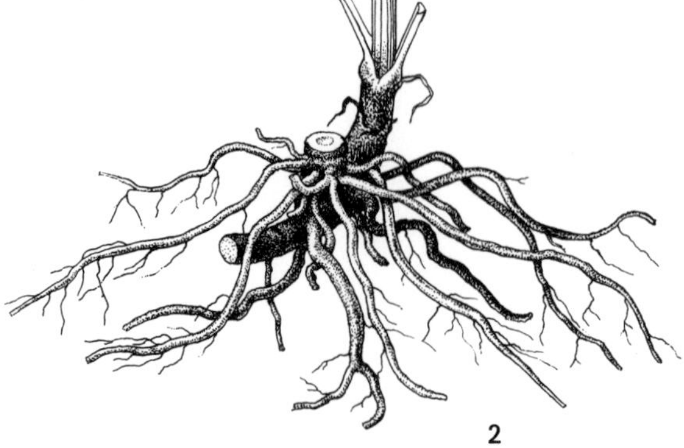

2

La Valériane officinale (1) est une plante vivace à rhizome cylindrique peu traçant et nombreuses racines filiformes. La drogue n'acquiert son odeur prononcée, caractéristique, qu'après séchage. La plante pousse au hasard dans les prairies et sur les talus couverts d'arbustes, généralement le long des cours d'eau. Les tiges sont dressées, creuses et atteignent jusqu'à 1 m de haut (2). Les feuilles basses (3) sont pétiolées, les supérieures sessiles ; elles sont pennatiséquées à pennées-impaires, extrêmement polymorphes. Floraison de mai à septembre. Les fleurs (4), disposées en panicules corymbées, sont petites et asymétriques : les corolles sont rose pâle à blanches. Le fruit est un akène dont l'aigrette est formée des restes plumeux des dents du calice. La viabilité des graines est très limitée, ce qui explique pourquoi sa culture échoue souvent.

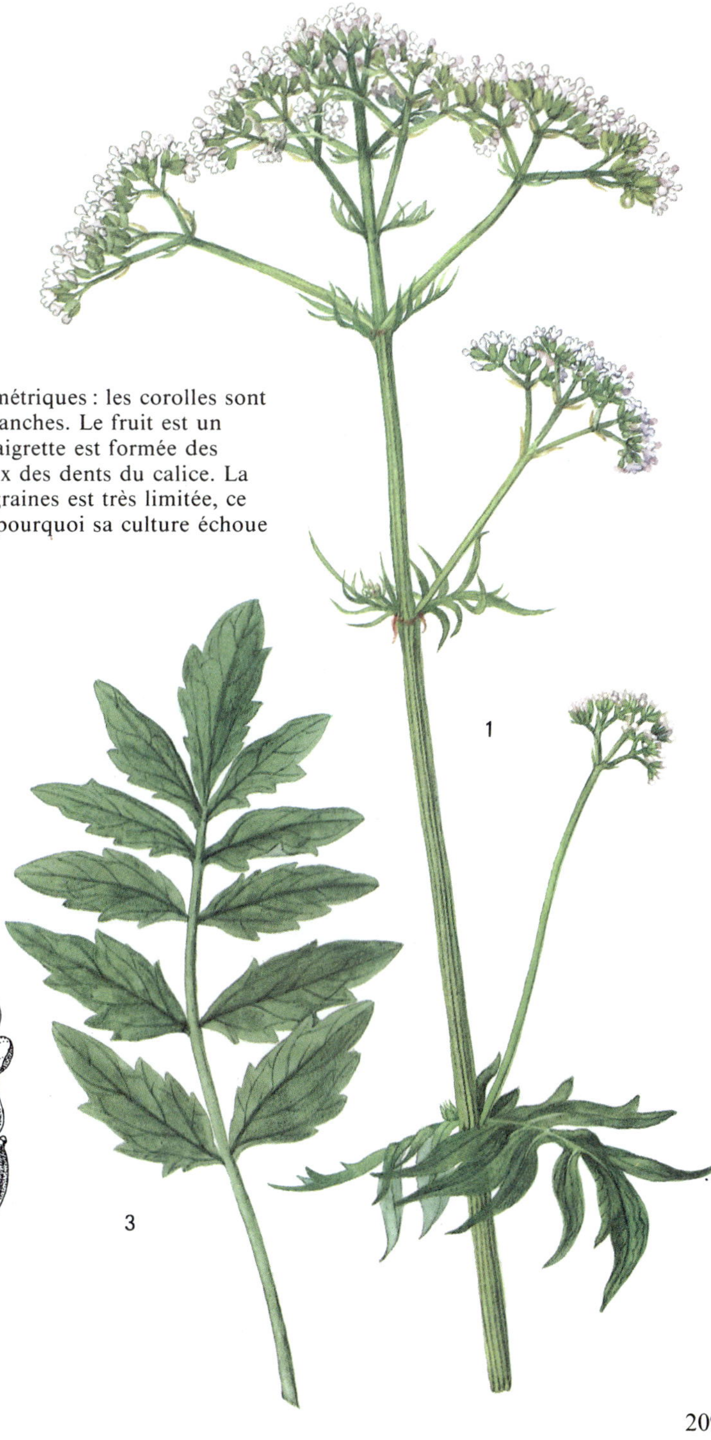

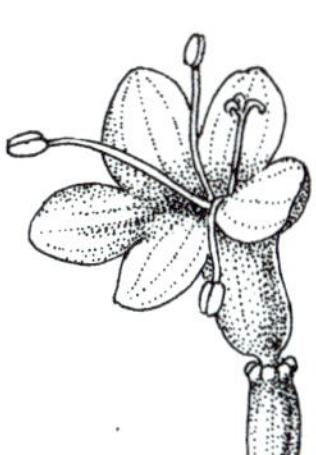

Vératre blanc *Veratrum album* L.

Famille des Lis
Liliacées

Le genre *Veratrum* compte moins de 50 espèces distribuées dans l'hémisphère Nord. Parmi celles-ci, le Vératre blanc est la plus familière en Europe. En gros elle comprend deux espèces : *Veratrum album* et *Veratrum lobelianum*. La distribution de cette dernière s'étend très à l'est à travers la Sibérie jusqu'à la Mandchourie et le Japon. Le Vératre blanc pousse dans les montagnes de l'Europe centrale et méridionale, surtout dans les Alpes. L'Hellébore vert (*Veratrum viride* Ait.) se trouve en Amérique du Nord. Toutes ces espèces sont importantes du point de vue pharmaceutique mais toutes sont extrêmement toxiques. Médicinalement ce sont les rhizomes et racines, déterrés en automne, qu'on utilise. Ils contiennent jusqu'à 1,5 % d'un riche groupe d'alcaloïdes dont la composition varie. La proportion mutuelle des divers alcaloïdes ou leur absence est déterminée génétiquement aussi bien par l'âge de la plante que par sa situation. Ordinairement la drogue est obtenue exclusivement en récoltant la racine dans la nature. Compte tenu de la demande relativement faible et de la possibilité d'importation des Balkans et de l'URSS, le Vératre n'est pas cultivé bien que dans plusieurs endroits il soit devenu une plante en voie de disparition. Les alcaloïdes de protovératrine abaissent la tension artérielle. Le groupe des alcaloïdes a une action antinévralgique marquée et s'est avéré efficace dans le traitement des douleurs névralgiques soudaines et très intenses (USA). Pour les névralgies importantes on conseille aussi des pommades contenant les alcaloïdes isolés. La drogue est également prescrite sous forme de teinture. Les préparations faites avec cette drogue ne doivent jamais être utilisées en auto-médication sans le contrôle d'un médecin car elles peuvent s'avérer fatales.

2

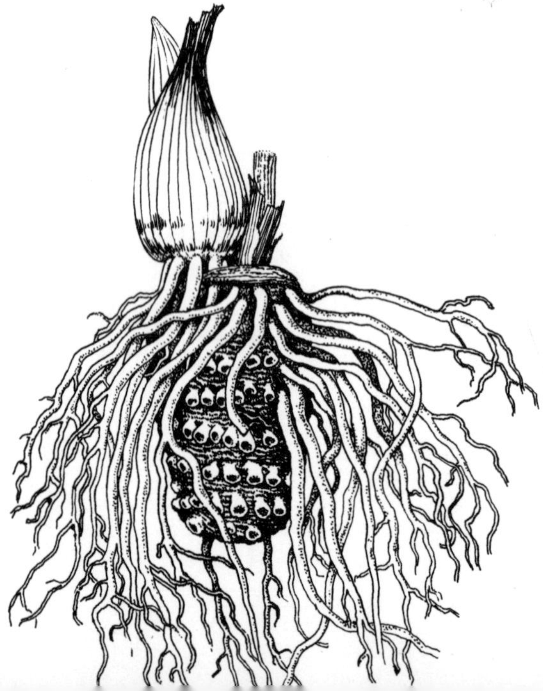

Le Vératre blanc (1) est une plante vivace des prairies de montagne et des pentes situées près des sources. Un trait caractéristique de la plante est son court rhizome bulbeux, foncé, avec une masse de racines fines, filiformes, de couleur claire poussant à la base (2). Les tiges robustes, généralement de plus de 1 m de haut, sont très feuillues. Les grandes feuilles ovales à lancéolées, à base engainante, sont cannelées longitudinalement et pubescentes dessous. Floraison de juin à août. Les fleurs, disposées en inflorescences en grappes, jusqu'à 50 cm de long, sont trimères et les segments du périanthe sont vert blanchâtre, jaunâtres ou blancs. Le fruit est une capsule qui à maturité se sépare en trois follicules avec de nombreuses graines ailées. La drogue n'a pas d'odeur mais provoque des crises d'éternuement. Jadis elle était ajoutée au tabac à priser.

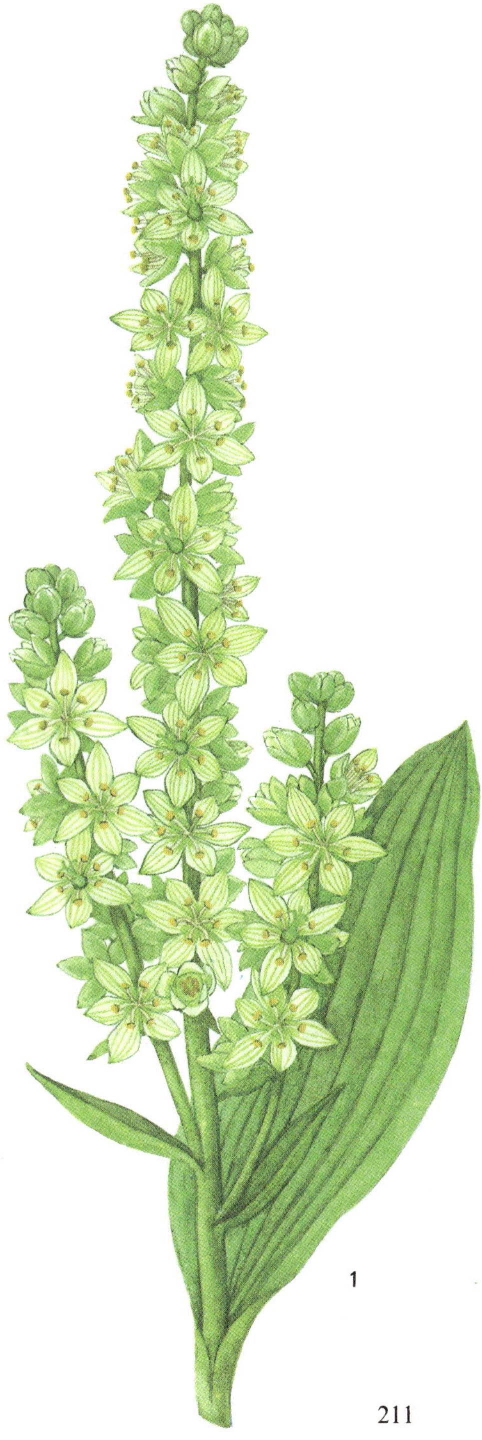

1

Faux Bouillon-blanc Famille des Scrofulaires
Verbascum densiflorum BERTOL. Scrofulariacées

Parmi les 350 espèces et plus du genre *Verbascum* distribuées dans toute l'Eurasie, c'est surtout le Faux Bouillon-blanc qui a une valeur médicinale. Pour le marché des drogues végétales on récolte les pétales et les étamines que l'on extrait du calice. Ils contiennent principalement des mucilages, des saponines, des pigments caroténoïdes, des glucosides flavoniques et des traces d'huile essentielle. Ces constituants déterminent l'utilisation médicinale de la drogue. Elle a une action expectorante combinée (provoquée par les saponines) et une action calmante, vulnéraire (due aux mucilages). Les pigments et le glucoside flavonique, l'hespéridine, donnent à la drogue son action bactéricide et anti-inflammatoire à laquelle l'huile essentielle bien que présente en faible quantité seulement, contribue elle aussi. La drogue est un remède éprouvé pour la toux dans la bronchite chronique et entre donc dans la composition de nombreuses tisanes pour les rhumes de poitrine et les maladies associées à un refroidissement et accompagnées de toux. Elle est utilisée sous forme d'infusion préparée avec 1 cuiller à soupe de drogue pressée pour 1 tasse d'eau, 2 à 5 fois par jour. L'infusion peut être édulcorée au miel. La drogue a aussi des propriétés diurétiques et légèrement antispasmodiques qui sont très prisées surtout en pédiatrie. Elle n'a que rarement un usage externe. On la conseille comme lavement dans le traitement de l'inflammation du gros intestin, pour les hémorroïdes internes et aussi en compresses sur les ulcères variqueux. Pour ces utilisations on l'emploie sous forme d'infusion préparée avec 5 cuillers à soupe de drogue pour 1 litre d'eau préalablement bouillie. La drogue des fleurs de l'espèce voisine, la Molène Faux-Phlomide (*Verbascum phlomoides*), a les mêmes propriétés. On ne récolte pas les espèces de Bouillon-blanc à petites fleurs.

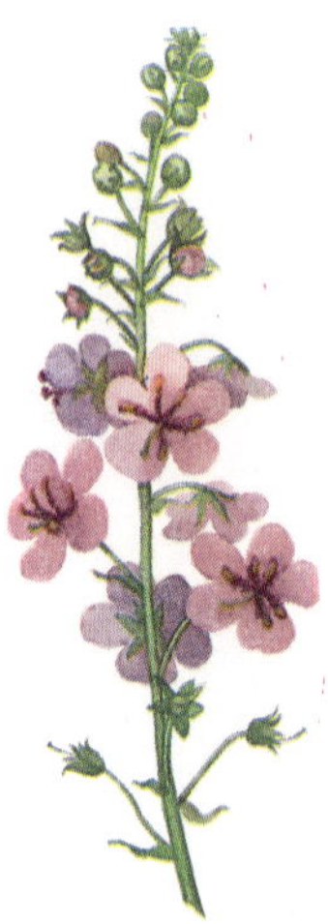

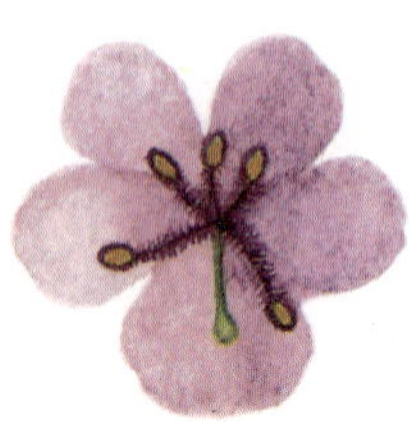

4

Le Faux Bouillon-blanc (1) est une plante des collines, des pâtures et des clairières ensoleillées. La première année elle forme une rosette basale de grandes feuilles épaisses, feutrées-floconneuses. La seconde année elle produit une grande tige pouvant atteindre 2 m de haut, terminée par une inflorescence en épi de grandes fleurs pentamères, symétriques, à corolle rotacée, jaune pâle. Le Bouillon-blanc à petites fleurs (2) et leurs nombreux hybrides ne conviennent pas à des fins médicinales car leurs teneurs en principes actifs sont insuffisantes, ce qui explique pourquoi on ne ramasse pas les fleurs de la Molène noire (*Verbascum nigrum*) (3) avec ses corolles jaune vif d'environ

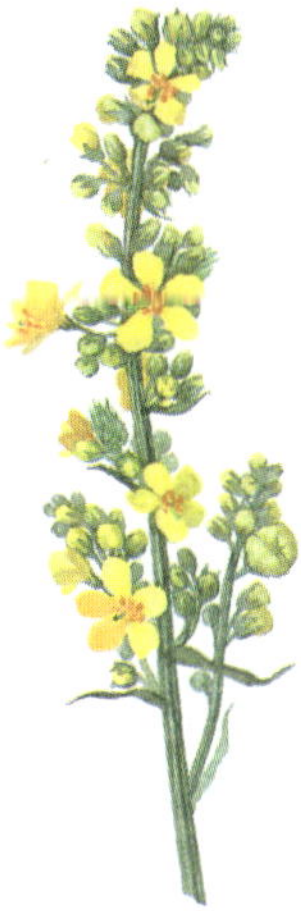

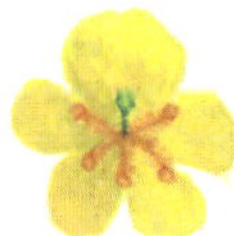

2

2 cm de diamètre et ses étamines violettes et poilues. Toutes les Molènes sont très décoratives. La Molène pourpre (*Verbascum phoeniceum*) aux fleurs violet foncé, de taille moyenne (4) est une espèce très séduisante.

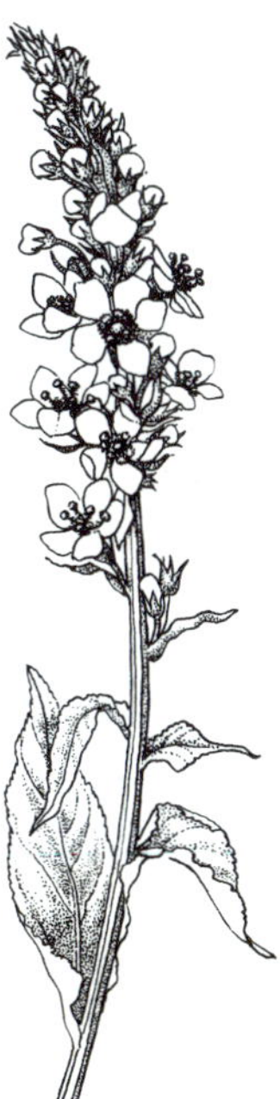

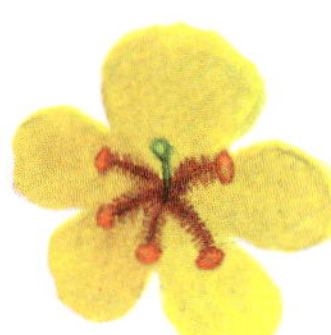

3

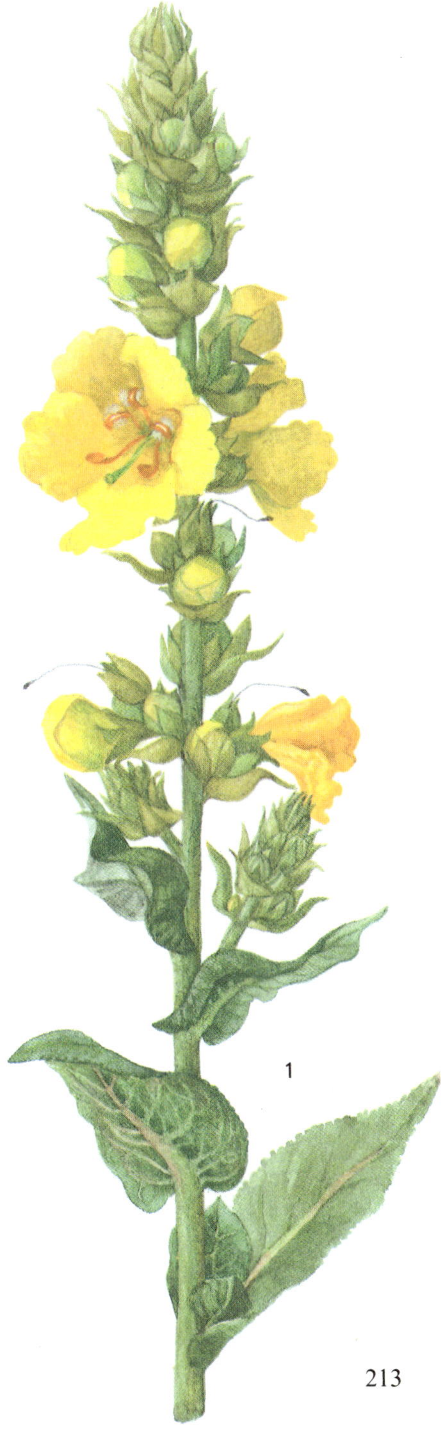

1

Verveine officinale — Famille des Verveines
Verbena officinalis L. — Verbénacées

La Verveine officinale appartient à un genre comprenant quelque 200 espèces distribuées en Amérique du Nord et du Sud. On la connaît en Europe depuis l'Antiquité, surtout dans les régions chaudes. Au Moyen Âge elle était considérée comme dotée de pouvoirs médicinaux extraordinaires. Le nom allemand de la plante, par exemple, dérive de la croyance qu'elle guérit les blessures causées par des armes en fer. De nos jours les recherches occasionnelles en font une plante médicinale prometteuse. Son importance, toutefois, est surfaite. Le principe actif essentiel de la drogue, composée des tiges séchées, coupées au début de la floraison, est le glucoside verbénaline, plus des principes amers, du mucilage, des tanins et une petite quantité d'huile essentielle à arôme de citron. En médecine populaire elle est à juste titre conseillée pour ses propriétés diurétiques et stomachiques. Elle est aussi réputée pour avoir une action spécifiquement constipante. La phytothérapie courante d'Europe centrale se montre toutefois réservée dans l'utilisation de la drogue. Elle est bien plus populaire en Europe méridionale où elle est aussi conseillée comme tonique pour combattre la fatigue et la dépression. Elle corrige les irrégularités menstruelles mineures, ses propriétés diurétiques éliminent les œdèmes provoqués par des troubles cardio-vasculaires et elle est conseillée dans le traitement des inflammations de la rate et du foie. La drogue est utilisée sous forme d'infusion ou de brève décoction préparée avec 1 cuiller à café de drogue émiettée pour 1 tasse d'eau, 3 à 5 fois par jour. En usage externe elle est employée sous forme de compresses appliquées sur les plaies rebelles et les ulcères. C'est seulement un substitut plutôt doux pour l'espèce voisine, le Gattilier (*Vitex agnus-castus*) dans le soulagement des migraines prémenstruelles.

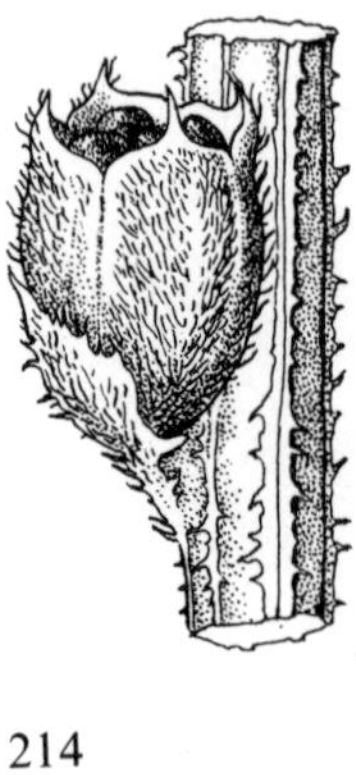

2

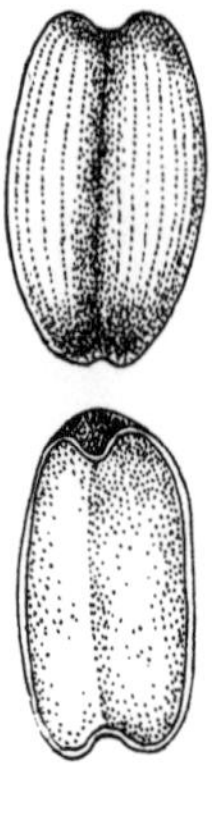

3

La Verveine officinale (1) est une plante annuelle ou vivace atteignant quelque 50 cm de haut, à tige dressée, raide, carrée, pas très ramifiée vers le sommet. Les feuilles opposées, vert-gris, sont lobées, raides et à poils grossiers. Elle pousse en bordure de champs et dans les lieux incultes, seulement en régions chaudes. Floraison de juillet à août. Petites fleurs disposées en inflorescences en grappes, à l'aisselle des bractées sessiles. Calice tubulaire et glanduleux, corolle indistinctement bilobée et généralement violet pâle. Les fruits (2) sont des nucules cylindriques

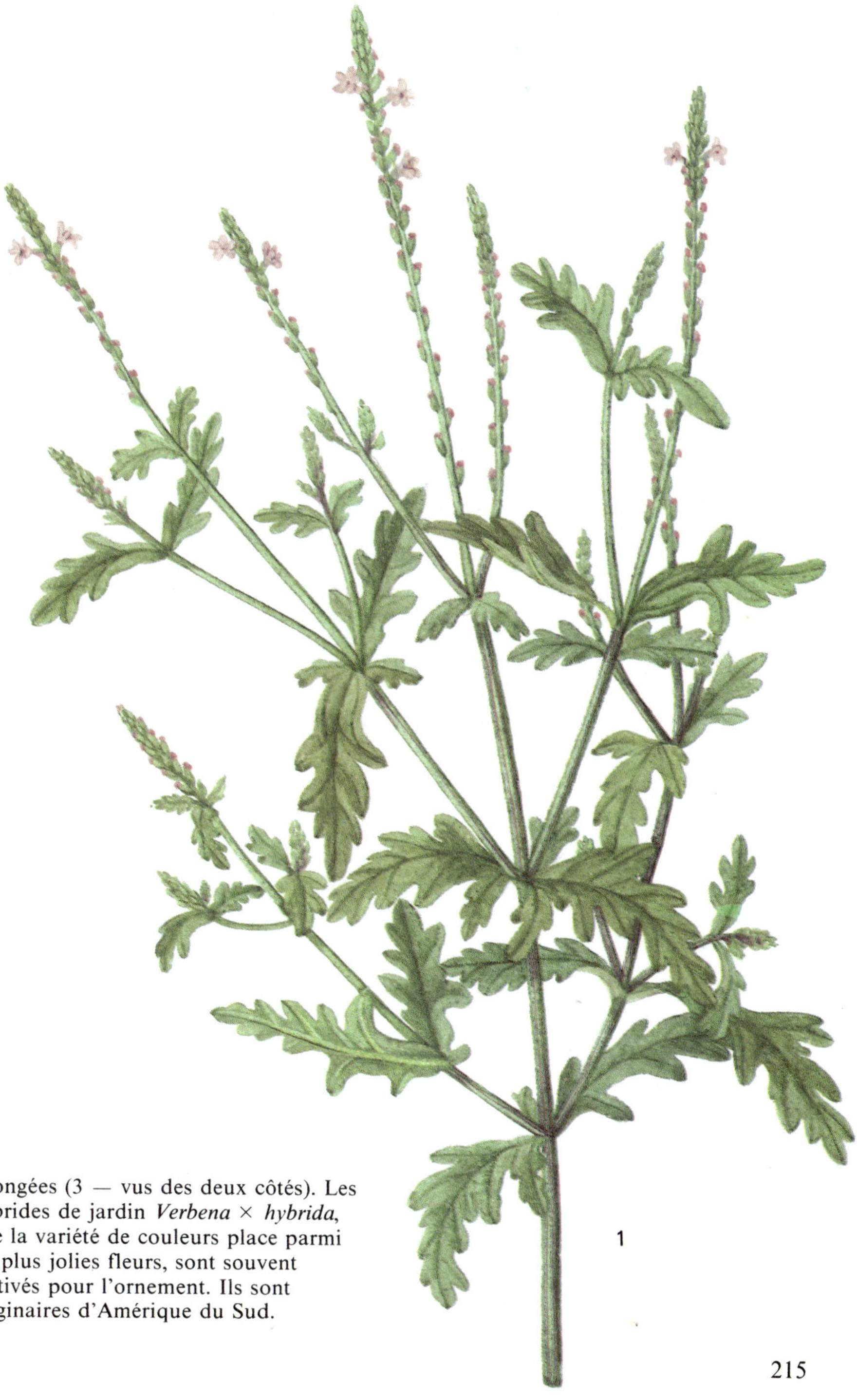

allongées (3 — vus des deux côtés). Les hybrides de jardin *Verbena* × *hybrida*, que la variété de couleurs place parmi les plus jolies fleurs, sont souvent cultivés pour l'ornement. Ils sont originaires d'Amérique du Sud.

Pensée sauvage
Viola tricolor L.

Famille des Violettes
Violacées

Le genre *Viola*, comptant 450 espèces, est le plus grand de toute la famille et ses membres sont distribués pratiquement dans le monde entier. La Pensée sauvage pousse en Europe, en Sibérie occidentale, au Moyen-Orient et en Afrique du Nord, souvent comme adventice des champs. Les parties utilisées médicinalement sont les tiges fleuries récoltées uniquement dans la nature. Les constituants comprennent surtout des saponines, des glucosides flavoniques et des substances auxiliaires. L'effet de la drogue est accru par la présence de mucilage et de tanins. Elle est utilisée en usages interne et externe; par voie orale surtout dans le traitement de l'inflammation des voies respiratoires supérieures en raison de sa teneur en saponine. Les propriétés diurétiques et antiseptiques de la drogue sont utilisées dans les tisanes pour les infections des voies urinaires. La drogue est employée sous forme d'infusion préparée avec 1 cuiller à café de drogue émiettée pour 1 tasse d'eau, brièvement infusée, ou avec 1 cuiller à soupe de drogue pour $^1/_4$ l d'eau froide infusée pendant 8 heures. Le dosage est de 2 à 4 tasses par jour après les repas. En usage externe, la drogue est conseillée sous forme de compresses principalement pour les maladies de la peau chez les petits enfants (dermatoses et eczémas infantiles). Les compresses sont préparées en imbibant un tampon de gaze dans l'une des infusions indiquées ci-dessus. Il est conseillé de compléter le traitement externe par un traitement oral, c'est-à-dire en prenant une tasse d'infusion deux fois par jour. Selon R. F. Weiss, l'infusion peut être utilisée pour remplacer l'eau dans la préparation des aliments pour enfants. Dans le cas d'adultes, il faut tenir compte que le traitement prendra nécessairement plus longtemps bien que l'action de la drogue soit tout aussi sûre.

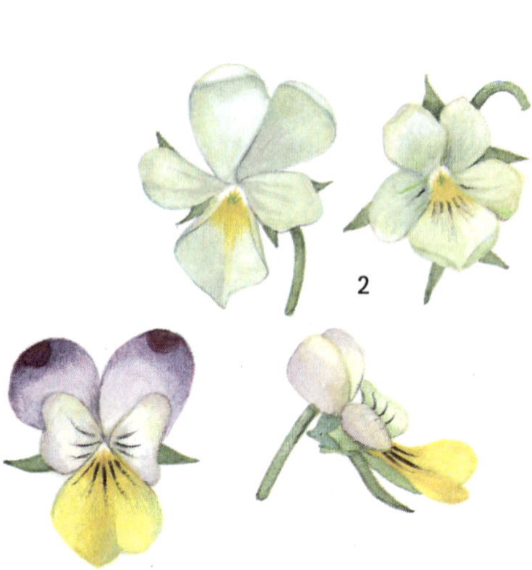

La Pensée sauvage (1) est une plante annuelle ou bisannuelle au caractère d'adventice. Elle pousse dans les champs, sur les talus, au bord des cours d'eau et dans les lieux incultes. Floraison d'avril à octobre. Elle a des tiges partiellement traçantes, ascendantes, souvent très ramifiées, atteignant 20 cm de haut. Les pétales sont jaune pâle ou les deux pétales supérieurs sont bleu violet et les trois inférieurs ont des stries longitudinales foncées ; le pétale le plus bas présente un long éperon émoussé (2). La Pensée sauvage existe en plusieurs races, toutes pouvant être récoltées pour le marché des drogues végétales car toutes ont des propriétés équivalentes. La Violette odorante (*Viola odorata* L.) est aussi utilisée médicinalement mais a une plus grande importance en parfumerie. Certaines espèces ont été pratiquement exterminées par une cueillette inconsidérée et sont à juste titre

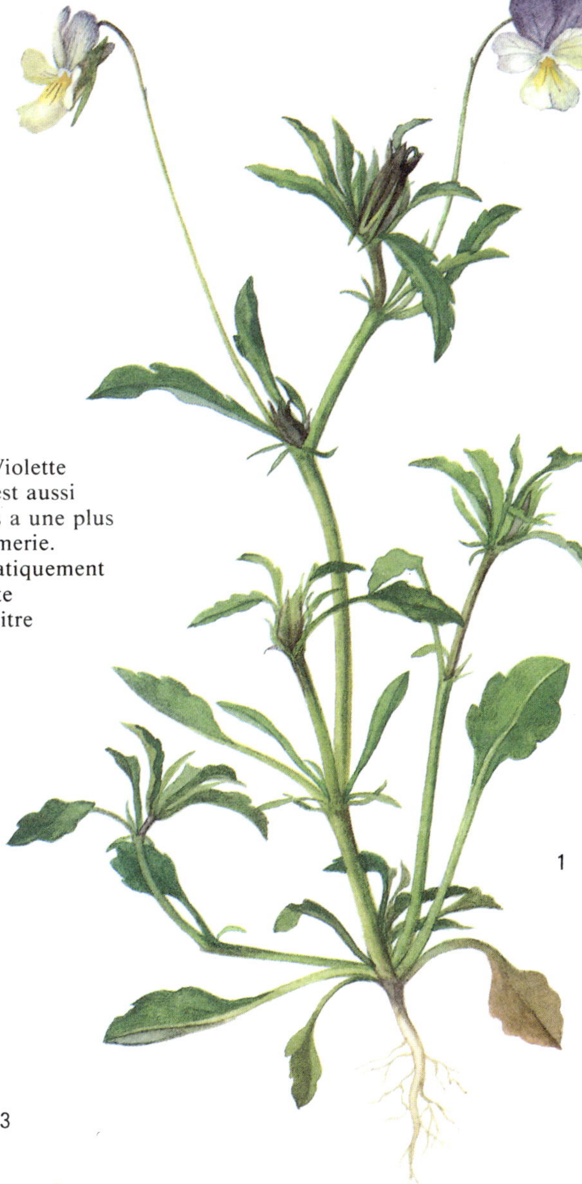

1

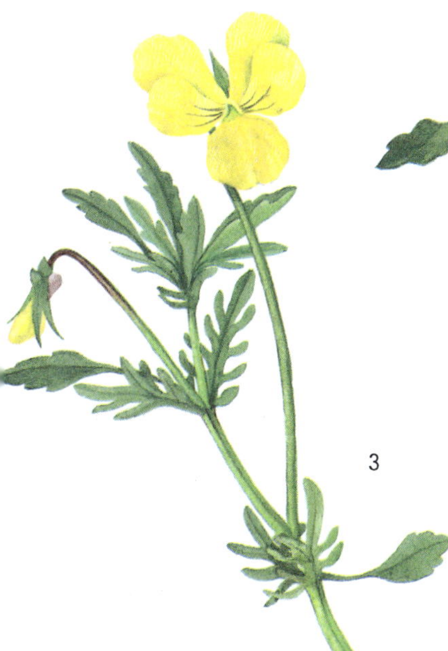

3

protégées par la loi. Parmi celles-ci, la Pensée des Vosges (*Viola lutea* ssp. *sudetica*), une violette de montagne vivace à fleurs jaune foncé (3).

Gui Famille du Gui
Viscum album L. ssp. *album* Loranthacées

Le genre *Viscum* compte quelque 64 espèces que l'on trouve principalement en Afrique, Asie et Australie. Trois sous-espèces du Gui parasite — une sur les arbres à feuillage caduc et deux sur les conifères — sont originaires d'Europe. Le Gui est l'espèce qui nous intéresse le plus. Médicinalement on utilise les extrémités feuillues des jeunes rameaux sans les tiges basales épaisses et sans les baies. Ces extrémités sont ramassées exclusivement dans la nature et comportent donc, bien qu'en petites quantités, également les sous-espèces de Gui parasites des conifères — ssp. *abietis* et ssp. *austriacum.* La drogue contient des polypeptides toxiques et des viscotoxines, ainsi que des lectines, des acides triterpéniques, de l'acétylcholine et des substances glucosidiques. Ces constituants abaissent efficacement la tension artérielle dans les cas bénins. La drogue est un médicament doux pour le traitement de cette affection mais elle surpasse de beaucoup les préparations synthétiques qui provoquent des effets secondaires indésirables. La drogue est utilisée sous forme d'infusion préparée avec 1 cuiller à café de drogue écrasée brièvement infusée dans 1 tasse d'eau, 2 à 3 fois par jour ; la drogue peut aussi macérer plus longtemps — 8 heures par exemple. R. F. Weiss recommande de combiner des parties égales de drogue de Gui, d'Aubépine et de Mélisse pour préparer une infusion de 2 cuillers à café de mélange pour 1 tasse d'eau, prise à petites gorgées matin et soir. À côté de son effet bénéfique sur la pression artérielle élevée et sur l'artériosclérose, à la lumière de recherches récentes, la drogue donne un espoir d'utilisation possible dans le contrôle des tumeurs malignes. C'est aussi une matière première dans la production commerciale de préparations pharmaceutiques.

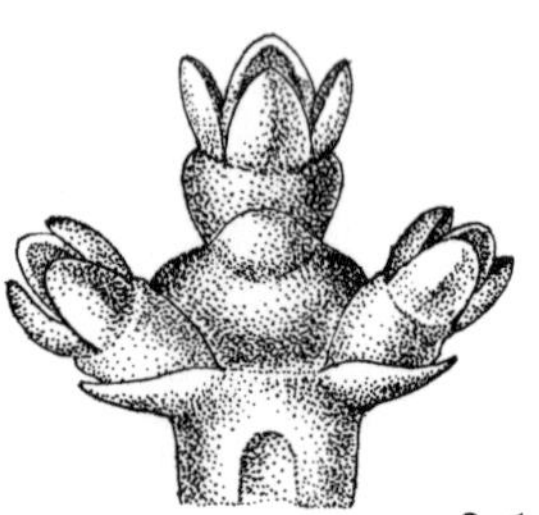

2 ♂

Le Gui (1) est un petit buisson parasite, dioïque, à feuilles persistantes, qui pousse sur les branches des feuillus et des conifères. Les tiges, qui se ramifient par fourchement répété, sont rondes et cassantes. Les feuilles sont oblongues-ovales, à marge entière, épaisses et coriaces. Les fleurs mâles et femelles (2) sont petites, vert jaunâtre et discrètes. Le fruit, de la taille d'un pois, ressemble à une baie. Dans les plantes

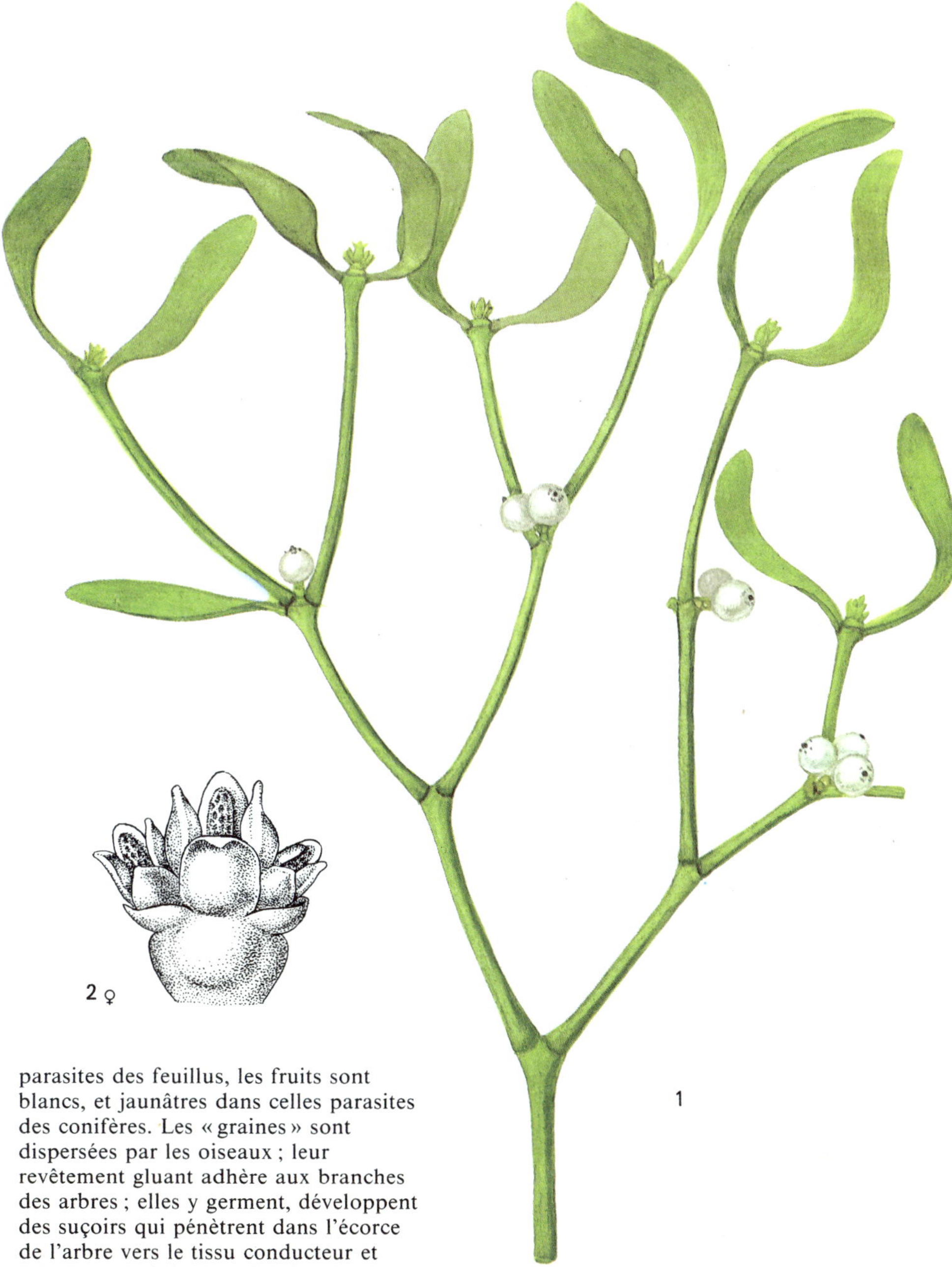

1

2 ♀

parasites des feuillus, les fruits sont blancs, et jaunâtres dans celles parasites des conifères. Les « graines » sont dispersées par les oiseaux ; leur revêtement gluant adhère aux branches des arbres ; elles y germent, développent des suçoirs qui pénètrent dans l'écorce de l'arbre vers le tissu conducteur et grâce auxquels le parasite absorbe des sels minéraux et de l'eau de la plante-hôte.

Index des noms français

Les chiffres en gras renvoient aux planches

Index des noms latins

Les chiffres en gras renvoient aux planches

Table